Über dieses Buch

Mit diesem Buch legt der berühmte Psychiater Bürger-Prinz seinen Lebensbericht vor. Bekannt geworden ist er weiten Kreisen durch seine sensationelle Gutachtertätigkeit vor Gericht. Unter seiner Leitung ist die Psychiatrische Universitätsklinik in Hamburg zu einer anerkannten Forschungsstätte geworden. Die Summe aus seinen reichen Erfahrungen zieht Bürger-Prinz in diesem faszinierenden Buch. Er berichtet über bemerkenswerte Fälle aus seiner langen Praxis: seelische Krankheiten, die unauffällig, gleichsam unter der Oberfläche, verlaufen, Krankheiten, die so überraschend ausbrechen, wie sie verschwinden, und Krankheiten, die einen unerklärlichen Verlauf nehmen. So erleben wir plastisch, wie die Psychiatrie den Schlüssel zur Heilung bringt. – Ein eindringlich geschriebenes Buch, das man mit reichem Gewinn liest.

Juli 1973
Vollständige Taschenbuchausgabe
Droemersche Verlagsanstalt
Th. Knaur Nachf. München/Zürich
Lizenzausgabe mit freundlicher
Genehmigung des Hoffmann & Campe
Verlages, Hamburg

Umschlaggestaltung
Jan Buchholz/Reni Hinsch
Gesamtherstellung Ebner, Ulm
Printed in Germany
ISBN 3-426-00318-X

Hans Bürger-Prinz:
Ein Psychiater berichtet

Droemer Knaur

Inhalt

Bildnachweis:
Jürgen Wiechmann (1, 2, 4–21), Stern Archiv (3)

VORWORT

Nachts etwas geschrieben haben, mit voller Hingabe und aller Intensität, morgens um vier aber alles in den Papierkorb werfen – das war für mich eine übliche Situation. Es fiel mir immer außerordentlich schwer, etwas Geschriebenes stehenzulassen oder es sogar zum Drucker zu geben.

Die Gültigkeit menschlicher Aussagen war – außer in Glücksfällen – zeitlich noch nie besonders lang – was in keinerlei ursächlichem Zusammenhang mit der von Theologen gepredigten menschlichen Kurzsichtigkeit stehen muß. Diese ist so kurz gar nicht. Sonst eben wüßten Menschen nicht schon seit Jahrtausenden um die Problematik aller Feststellungen im Meer des ewig sich Wandelnden.

Darum geht es. Auch die Psychiatrie – vielleicht sogar besonders sie – ist eine vorläufige Wissenschaft; nicht als Kategorie, sondern in der jeweiligen Summe und Qualität dessen, was sie von ihrem zentralen Thema, dem kranken Menschen, weiß – der sich ständig wandelt in einer sich ständig wandelnden Welt. Vor allem auch Statistiker – für die Medizin längst unentbehrlich – müssen sich trotz Computer und sonstiger Hilfsmittel oft schon wahrhaft beeilen, wenn ihre Ergebnisse noch das Heute und nicht bereits das Gestern treffen sollen. Für Soziologen gilt vielfach dasselbe.

Natürlich gibt es beständige Eckpfeiler, Orientierungsmarken. Mit jener Vorsicht sei es gesagt, die selber ja als Wesentlichstes mit dazu gehört und sich nicht als Zaghaftigkeit versteht, beileibe nicht – sondern als Erfahrung, daß jedes Ergebnis vorerst ein noch immer wieder um und um zu Kehrendes ist, bevor man ihm Einlaß in den Raum des Praktikablen gestattet. Oft erst findet man in der Umkehrung das eigentlich (beschränkt) Gültige.

Die Popularität all dessen, was im Wortstamm die Silbe »Psych« oder »Psycho« trägt, ist heute auch bei uns beträchtlich. Dinge, die in die Breite gehen, pflegen aber mindestens zunächst nicht gerade verständlicher zu werden. Sicher auch ist die Popularität von Psychiatrie, Psychologie usw. – wie vieles andere ebenfalls – teilweise ein modisches Echo, besonders jetzt, auf die Situation in den USA, wo vor allem die Psychoanalyse zu einem nahezu alltäglichen »Gebrauchsgegenstand« wurde – wie mir scheint ein Symptom dafür, daß diese in sich selbst so kontaktarme Gesellschaft der USA, beherrscht von einem rücksichtslosen Leistungs- und Erfolgs-

prinzip, eine riesige »Leerstelle« aufwies, die mit überlieferten, zum Beispiel religiösen Haltungen nicht mehr füllbar war. Dahinein floß die Analyse, wurde zum Medium des Selbst- und Fremdverstehens und zu einer entscheidenden, regulierenden Institution des Verhaltens der Menschen untereinander.
Erstaunlich erschien mir immer, wie die analytische Literatur von tief angreifenden kritischen Ansätzen, etwa bei Max Scheler, kaum Kenntnis nahm. Vieles machte überhaupt den Eindruck rabulistischen Räsonnements und pseudowissenschaftlichen Phantasiereichtums, dazu gab es störend viele Banalitäten. Aber auch die Psychiatrie hat in der Auseinandersetzung mit der analytischen Methode, so sie überhaupt in gebührendem Maße stattfand, nicht gespart mit unzureichenden Ansätzen, wie zum Beispiel das Buch von Oswald Bumke über die Analyse und ihre Kinder.
Während vieles darauf hindeutet, daß die amerikanische Psychiatrie den analytischen Trend langsam hinter sich läßt, um wieder die »klassische« Psychiatrie voranzutreiben, hört man oft bei uns, ein Psychiater, der sich noch keiner Analyse unterzog, sei nicht ernst zu nehmen – Ansichten, die wir, wie ich sagen darf, in besserer Form schon vor vierzig Jahren durchgespielt haben. Damals erhielt ich von meinem Lehrer Gruhle den Auftrag, eine Analyse durchzumachen – ein Versuch, der dann unter übrigens sehr mühevollen Anstrengungen nach dreizehn Monaten scheiterte.
Mein Widerstand war angeblich zu groß. Andererseits erschien mir vieles der analytischen Darlegungen als reichlich wenig verbindlich. Ich fand mein Selbstverständnis nicht entscheidend gefördert – vier Jahre Westfront hatten dazu mehr vermocht.
Sigmund Freud als Lektüre war faszinierend, weil in den Ansätzen immer genial. Ein hervorragend kluger Bankier wie Somary, der in seinen Studienjahren in Wien dem Freudkreis angehörte, schreibt in seinen Erinnerungen, daß jemand dort gefehlt habe, der Freud von fünf Einfällen vier wegstrich und an die restlichen strengste Kritik legte.
Die Überdehnung der analytischen Theorie auf anthropologische Aussagen, Ethnologie, Soziologie und schließlich Politik muteten mich immer wieder als unter Umständen geistvolle, aber doch intellektuelle Kunststücke an. Schließlich erfolgte dann durch einen Verkünder der Analyse die Herausnahme dieser Methode aus dem naturwissenschaftlichen Bereich als einer unvergleichlichen, die nur in die Geisteswissenschaft hineingehöre. Diese Standortfixierung lohnt wohl kaum noch einer Auseinandersetzung. Jahrelange intensive ethnologische Studien und eine philosophische Erzie-

hung bei Max Scheler, Nicolai Hartmann, Karl Jaspers haben mich immer wieder davon zurückgehalten, der Psychoanalyse den Platz einzuräumen, den sie beansprucht. Die ethnologischen Studien haben mich auch vielfältig gewarnt, allzu schnell Beobachtungen und Einsichten auf diesem Wissenschaftsgebiet in die Probleme der Psychiatrie hineinzutragen.

Es ist nicht zu bezweifeln, daß es Patienten gibt, Krankheitszustände und Verhaltensstörungen, die nach analytischen Methoden genetisch aufgelöst und erfolgreich behandelt werden können. Aber die beanspruchte allgemeine Verbindlichkeit bleibt trotzdem zweifelhaft. Viele Phänomene lassen sich sehr viel einfacher ausdrücken, als es sich im analytischen Begriffssystem darstellt.

Ähnlich beginnen noch heute Psychoanalytiker über Mutter und Vater zu sprechen, ohne daran zu denken, daß ganz allgemein die Vaterfigur ihren alten Sinn schon in den Zeiten der großen Arbeitslosigkeit (etwa 1929 und später) verlor, und ohne den Ausspruch Vilfredo Paretos zu kennen, daß ein neues Geld eine neue Moral bedeute. Statt dessen nun heute auch noch die Kontamination mit welt- und pseudoweltanschaulichen und politischen Vorzeichen – all dies erschien mir keine Situation, in der sich zur Zeit gut über diese Dinge sprechen ließe; weshalb ich sie ausblockte.

Das Eindrucksvollste war mir immer die Figur von Sigmund Freud selbst. Neben Pareto eins der Altersgesichte, die außer depressiver Unerlöstheit einen Zug von Gelassenheit verraten, der wohl zum Bedeutsamsten gehört, zu dem ein Mensch gelangen kann.

Die Auseinandersetzung erforderte zudem eigentlich ein Buch für sich und es braucht schon Mühe und Platz genug, psychiatrische Grundbegriffe aus der verbalen Inflation, in die sie heute fast sämtlich hineingeschwommen sind, einigermaßen sauber wieder herauszuholen.

Schon gar nicht ist dies eine Autobiographie im Sinne von »ich wurde geboren am ... mein Vater war ... zur Schule ging ich in ...« und so weiter. Ich war immer ein erbärmlich schlechter Archivar meiner selbst. Der Sinn für autobiographische Zettelkästen geht mir völlig ab. Den weitaus größeren Teil meines Lebens verbrachte ich in Kliniken, freilich, wie ich glaube, ohne zu vergessen, daß das, was eine Klinik überhaupt nötig macht, schließlich die Welt außerhalb der Klinikmauern ist. Der Chirurg oder der Serologe mag ohne besondere Beschäftigung mit dieser Welt auskommen. Der Psychiater ganz gewiß nicht. Weshalb es für mich stets ein besonderes Glück bedeutete, Freunde zu besitzen, die nicht von meinem Fach, nicht einmal überhaupt Ärzte waren. Man sagt heute bei vielen Anlässen, die Welt erweise sich in zunehmendem Maße als berechenbar. Mir scheint das Gegenteil der Fall zu sein. Zwar wird – zu Recht – immer mehr gerechnet. Wobei man nicht selten übersieht, wie gleichzeitig immer größere Räume des Unberechenbaren sich auftun. Wenn sich besonders der Mensch selber heute schon vielfach als ein »total manipulierbares« Wesen versteht, steckt eben darin eine neue Distanz der Selbstansicht, die im Grunde genau das Gegenteil bezeugt. Ob die Zukunft immer schöner wird, ist freilich keine ernstzunehmende Diskussion. Daß sie auf Grund immer erfolgreicherer Machbarkeit der Dinge immer langweiliger würde, halte ich für ebenso flau. Es hat auf jeden Glauben immer noch eine größere Antwort gegeben. Des Atemberaubenden wird deshalb kaum ein Mangel sein. Wohl eher umgekehrt.

Carrels Formulierung »Der Mensch, das unbekannte Wesen« darf ruhig in die Steigerung gehoben werden: das immer unbekanntere Wesen. In einem Seminar bei Max Scheler über den Sozialismus (um 1920) kam das Problem des Fortschritts in die Diskussion und die Frage, ob im Laufe der Geschichte das Mögliche sich vermehre oder abnehme. Es erscheint mir zweifellos, daß das Mögliche immer mehr zunimmt. Ganz gewiß gilt dies für den Menschen als Menschen. Auch Ludwig v. Bertalanffy, den ich früher schon in Wien kennenlernte, nennt sein letztes Buch: ». . . vom Menschen aber wissen sie nichts«. Diese Aussage macht v. Bertalanffy angesichts von allmählich etlichen tausend Tests, Statistiken usw.

Der Leib, der lebendige menschliche Organismus, also der beseelte Leib, weist in der Geographie des Menschen ganz offenbar noch riesige weiße Felder auf.

1 AUF DER KEHRSEITE DES DASEINS

Psychiater pflegen zu sagen, und ich glaube, sie sagen es nicht zu Unrecht, daß sie sich mit ihrer Wissenschaft auf der Kehrseite der Medaille bewegen, auf der Kehrseite des Daseins.

Sie meinen damit einen Bereich, dessen wesentliches Kennzeichen darin liegt, daß hier vieles unbestreitbar gänzlich anders aussieht; anders in einer Weise, die auf den beobachtenden Neuling fast immer bestürzend wirkt, aber auch den Erfahrenen kaum je unberührt läßt. Denn hier rollen Prozesse ab, wie man sie von nirgendwoher sonst kennt. Ein Beispiel möge das verdeutlichen.

Es war ein Krankheitsfall, mit dem ich bereits zu Anfang der dreißiger Jahre zu tun bekam, und zwar in der psychiatrischen Universitätsklinik Leipzig. Wohl allen beteiligten Ärzten – und das waren nicht wenige – dürften diese damaligen Geschehnisse unvergeßlich geblieben sein. Ich schilderte sie seitdem regelmäßig meinen Studenten.

Es handelte sich um eine Frau, die mit knapp 21 Jahren geheiratet hatte. Man darf sagen, daß ihr Mann keine ganz alltägliche Erscheinung war, vor allem nicht, was seine Einkünfte betraf. Per anno versteuerte er ein Einkommen von mehr als einer Million Reichsmark.

Das Paar lebte entsprechend: prachtvolle Villa, jeder erdenkliche Luxus, und sie selbst bildhübsch, lebenssprühend – kurz, eine ungewöhnliche Ansammlung glücklicher Umstände.

Die Ehe hatte noch kein Jahr gedauert, als diese Frau in eine tiefe Schwermut verfiel. Sie sprach kaum mehr, sie verweigerte jegliche Nahrung und mußte gefüttert werden. Ihr Mann, völlig ratlos gegenüber diesem ihm unerklärlichen Zustand seiner Frau, bemühte sich rührend um ihre Versorgung. Sie hatte ihre Tagschwester, ihre Nachtschwester, nachmittags kam eine Gesellschafterin, die ihr vorlas. Medizinisch aber konnte man zunächst nicht mehr tun, als für einen guten Schlaf der Patientin zu sorgen, und man konnte auch jene Zustände, in denen sie über Stunden schrecklich gequält und unruhig war, mit Medikamenten dämpfen. Aber irgendeine äußere Ursache, einen äußeren Anlaß für diese Depression wußte niemand; die Unglückliche selbst natürlich am wenigsten. Es gab auch ganz gewiß keinen solchen äußeren Anlaß.

Diese Kranke wurde nun also der »große Fall« für die damalige Psychiatrie überhaupt. Buchstäblich aus der ganzen Welt holte man Spezialisten heran, man zog die besten Köpfe aller erdenklichen psychiatrischen Schulen und Richtungen hinzu. Sie versuchten zu analysieren, psychotherapeutisch zu behandeln und was immer sonst es noch gab. Kurzum, es geschah alles derzeit Menschenmögliche.

An der Leipziger Universität wurde die Patientin im Laufe der Jahre von einem Ordinarius dem andern übergeben. Mein damaliger Chef, Paul Schröder, war der dritte in dieser Reihe. Mit Recht galt er als einer der hervorragendsten Kliniker jener Zeit, den wir alle, seine Mitarbeiter, ungeachtet seiner oft nicht gerade unschwierigen Art, hoch verehrten. Und ich, damals sein Oberarzt, bekam nun den Auftrag, die Patientin laufend zu beobachten. Ich ging also alle acht bis zehn Tage zu ihr und berichtete sodann dem Chef.

Obwohl zu diesem Zeitpunkt der Ausbruch ihrer Krankheit bereits volle 15 Jahre zurücklag, gaben wir nicht auf. Zwar handelte es sich um ein einzigartiges Geschehnis, denn von einer über anderthalb Dezennien währenden Depression hatte man bis dato weder etwas gehört noch eine Erwähnung im medizinischen Schrifttum gefunden. Gab es da den Funken einer berechtigten Hoffnung, an einem derart fest etablierten Krankheitszustand noch je etwas ändern zu können?

Wir versuchten es, nicht nur weil wir es pflichtgemäß versuchen mußten, sondern durchaus in dem spontanen und – wenn man so will – unbelehrbaren Willen, das scheinbar Unmögliche möglich zu machen. Ich weiß nicht, wie viele Nächte wir damals durchdiskutierten, immer wieder Neues erwägend, probierend, variierend. Nur genutzt hat es nichts. Wir vermochten nicht mehr zu erreichen als alle unsere Vorgänger. Nämlich nicht das geringste – nichts, das die Situation entscheidend geändert hätte.

Um so verblüffender war das Ende.

Siebzehn Jahre waren inzwischen vergangen, die Kranke selbst stand jetzt im Alter von 38 Jahren, und graue Strähnen durchzogen ihr brünettes Haar, – als sie plötzlich gesund wurde. Innerhalb weniger Wochen, aus dem Winter heraus, blühte sie auf. Wieso, weshalb? Wir wußten es nicht. Wir besaßen für dieses uns völlig überraschende Ereignis keine bessere Erklärung als für ihre Erkrankung, also keine.

Ich gestehe, daß wir uns diese Ratlosigkeit nicht unbedingt anmerken ließen, nach außen hin, und in den Augen der Wiedergenesenen standen jetzt ganz klar wir als die obsiegenden Ärzte da, als »diejenigen, welche«. Intern freilich gaben wir uns keinen

Illusionen hin. Oder wie Paul Schröder es auszudrücken pflegte: »Für solche und ähnliche Patienten ist der letzte Arzt mit der letzten Pille immer der Beste. Aber wehe, wenn der Arzt selbst sich darüber hinwegtäuscht, daß er nichts als Glück gehabt hat.«

Als die Patientin gesundheitlich vollends wiederhergestellt war, kam es zu einem Nachspiel, zu einem Epilog, den alle Beteiligten wohl ebensowenig vergessen konnten wie das Vorangegangene. Für mich persönlich brachte dieses Nachspiel eine Szene, die mir noch in allen Details gegenwärtig ist, wenngleich ihre Quintessenz lediglich in zwei gesprochenen Sätzen lag. Das jedoch, was sie besagten, was sie illustrierten, was sie bedeuteten, gehört zu den großen Unfaßbarkeiten, mit denen das Schattenreich des seelisch kranken Menschen oft wie umzäunt zu sein scheint.

Die Patientin gab ein Fest. Sie gab es zur freudigen Feier ihrer Wiedergesundung und aus Dankbarkeit gegenüber all denen, die ihr in den dunklen Jahren beigestanden hatten. Also lud sie unter anderem alle noch irgend erreichbaren Ärzte ein, von denen sie je behandelt worden war. Es wurde eine einzigartige Zusammenkunft, die Zahl der anwesenden Mediziner füllte selbst diese weiträumige Luxusvilla zur Genüge, und man schildert die ganze Situation wirklich nur notdürftig, wenn man sagt: Es war ein rauschendes Fest!

In dieser Nacht saß ich neben ihr, der Genesenen. Ich beobachtete sie: völlig locker, gelöst und unbeschwert genoß sie den nur noch schwer überschaubaren Trubel um sich herum, genoß es, daß man sich um sie drängte, führte eine blendende, von Einfällen nur so schäumende Unterhaltung – es schien, als wäre sie das Glückskind einer ewig vergnügten Gesellschaft.

Und da tat ich etwas, von dem ich nicht erst seit heute weiß, daß ich es »eigentlich« niemals hätte tun dürfen. Aber ich wollte einfach in Erfahrung bringen: Wie, um alles in der Welt, sieht das jetzt in diesem Menschen aus, in Wahrheit? In einem Menschen, dem das Schicksal die besten Jahre seines Lebens genommen hat?

In einem gezielten Moment unterbrach ich sie deshalb. »Ja, aber liebe gnädige Frau«, sagte ich, »siebzehn Jahre Ihres Lebens sind unwiederbringlich vorbei!«

Sie zögerte keine Sekunde. Sie ergriff ihr Sektglas, hob es mir entgegen und rief: »Prost, Doktorchen, das Leben fängt erst an!«

Es war keine Laune, keine heroische Verstellung. Es war eine gänzlich unbeschwerte Antwort.

Man muß es in dieser kaum mehr überbietbaren Deutlichkeit erlebt haben, um auch dies Unbegreifliche als Tatsache anzuerkennen: daß nämlich diese Krankheit selbst nach Jahren schwerster Bedrängnis, die sie den Betroffenen aufbürdet, am Ende – nicht die geringste Spur hinterläßt.
Das ist zunächst schlechthin unfaßbar, da psychotisch Kranke – der hier geschilderte Fall gehört in den Formenkreis der sogenannten endogenen, zyklischen oder periodisch-phasischen Psychosen – wirklich Schwerstes durchzustehen haben. Sie durchleben und durchleiden entsetzliche Unruhezustände, quälen sich vor allem mit Schuldgefühlen, mit endlosen Selbstvorwürfen, sie taugten zu nichts, sie hätten im Leben nie das geringste geleistet, und das beste wäre überhaupt, sie gingen ins nächste tiefe Wasser.
Man sollte also doch meinen, Menschen müßten anders sein, wenn sie aus solchen Dunkelkammern des Schicksals wieder auftauchen. Aber das ist eben keineswegs so. Man kann sagen: die Genesenen fangen dort wieder an, wo sie seinerzeit, als sie erkrankten, aufgehört haben, auch wenn fast ein halbes Leben zwischen diesen beiden Schicksalsmarken liegt. Sie wissen zwar alles, was sie durchgemacht haben, aber es ist nicht mehr in ihnen, nicht als lebendige Erfahrung, in keiner Weise. Ich spreche deshalb hierbei von »ahistorischen Krankheitszeiten«. Primitiv ausgedrückt: von dem Kranksein bleibt nichts zurück, es ist einfach weggewischt.
Vor allem auch: Solche psychotischen Vorgänge rasten ein und rasten aus – wie nach dem Zeitdiktat einer von unbekannter Hand eingestellten Uhr. Zu Recht könnte man zum Beispiel mutmaßen, daß derartige Krankheiten in Kriegs- und Nachkriegszeiten, in Zeiten schwerer Belastungen also, weit häufiger aufträten als in Wohlstandsepochen. Doch wie eifrig immer man die Statistiken durchforstet, man findet keinerlei Anhaltspunkte für derart bestimmte Häufigkeitsschwankungen.
Man muß eingestehen, daß uns die Auslöser dieser Psychosen und psychotischen Prozesse so rätselhaft sind wie die Faktoren, die ihre Dauer bestimmen. Hier spielen Vorgänge eine Rolle, von denen wir heute wie vor vierzig Jahren sagen und sagen müssen: das liegt noch immer weit außerhalb aller Erkenntnisse. Das rechnet unter die große Nummer »Schicksal«. Und diese rätselhaften Dramaturgien seelischer Krankheiten sind es, die uns von der »Rückseite des Daseins« sprechen lassen.
Nun muß man unbedingt hinzufügen, daß wir heute schon über ein beträchtliches Repertoire an Möglichkeiten zur medikamentösen Dämpfung der Leidenszustände verfügen. Wir können damit

den Kranken vieles ersparen oder zumindest erträglicher gestalten. Das ist ein großer Fortschritt, nur muß man sich andrerseits entschieden davor hüten, zu glauben, daß man damit auch schon den eigentlichen Krankheitsprozeß im mindesten abkürzt, seine fest eingestellte Uhr im mindesten vorzeitig zum Stillstand brächte. Das gelingt meiner Überzeugung nach nur äußerst selten.

Freilich fällt es gegenüber solcher Unerbittlichkeit nicht gerade leicht, Illusionen zu widerstehen und auf dem Boden der Tatsachen zu bleiben. Auch ist mancher Arzt, der nun Jahr für Jahr dieser Wirklichkeit illusionslos ins Auge sah, daran gescheitert, das heißt, mancher ist am Leidensweg seiner Patienten selbst mit zerbrochen, worüber noch zu sprechen sein wird.

Ausflucht in einen Optimismus läge also nahe. Er bedeutet hier jedoch eine ganz besondere Gefahr. Denn nicht nur, daß sich diese Kranken so oft mit dem Vorsatz tragen, ihr Leben gewaltsam zu beenden. Sie verfolgen diesen Vorsatz dann häufig auch mit einer Konsequenz, die ans Unvorstellbare grenzt.

Es war schon in meiner Hamburger Zeit, als wir in unserer Klinik eine postpartale Psychose behandelten, eine Erkrankung im Anschluß an eine Geburt. Bei der Mutter handelte es sich um eine recht bekannte Pianistin.

Eines Tages ging es ihr wirklich schon wieder sehr gut, sie befand sich in ausgeglichener Stimmung und hatte, wie wir sagen, nur noch eine ganz geringfügige Medikamentendecke. Man beschloß also, sie einmal versuchsweise nach Hause zu beurlauben, damit sie ihr Kind sehen und überhaupt wieder einmal einige Stunden in ihrer gewohnten Umgebung zubringen könne. Danach sollte sie zur Beobachtung vorerst noch wieder zu uns zurückkehren.

Dieser Versuch war auch insofern gerechtfertigt, als hier, genau wie im vorigen Fall in Leipzig, die häuslichen Umstände jede Fürsorge garantierten.

Der Mann der Kranken, ein Chemiker mit einem großen Unternehmen, war ein sehr klarer Kopf, umsichtig, jedem Rat zugänglich. Natürlich sprachen wir vorher ausführlich miteinander, und wir schärften ihm ein: »Ihre Frau ist ihrer ganzen Anlage nach außerordentlich differenziert, passen Sie sehr gut auf und lassen Sie sie nie allein! Damit wir ganz sicher sind.«

»Ja, selbstverständlich«, sagte er, »das werde ich ganz bestimmt tun.«

Worauf folgendes geschah: Er holte sie mit dem Auto aus der Klinik ab, und schon vor dem Haus, in dem sie in der dritten

Etage ihre Stadtwohnung hatten, wurden sie von der Kinderschwester mit dem Säugling im Arm empfangen.
Es gab eine freudige, rührende Szene, denn sie hatte ihr Kind ja noch nie richtig gesehen. Alle zusammen gingen sie dann hinauf, der Mann schließt die Wohnungstür auf und, wie er es später schilderte: sie strahlt und lacht, sie herzt das Kind, geht sodann von der Diele aus durch das Wohnzimmer, reißt plötzlich die Balkontüre auf und springt mit dem Kind in die Tiefe. Beide waren sofort tot.
Dieses Geschehen zeigt wohl zur Genüge, vor welche Entscheidung und Verantwortung ein Arzt gestellt ist, wenn es darum geht, einen abklingenden Krankheitsprozeß in seinen Maßen und Fortschritten zu beurteilen. Wann ist ein Patient so weit, daß man ihn in eine leichtere Abteilung verlegen kann, wann ist er so weit, daß man ihn wenigstens versuchsweise entlassen kann? Bei welcher Entscheidung man – wie verständlich immer – dem heftigsten Drängen der Angehörigen nun einmal kein Gehör schenken darf. Natürlich können die Angehörigen meist nicht einsehen, warum der Vater, die Mutter oder wer immer es ist, noch nicht nach Hause dürfen. Dem Laien bieten solche Kranken in diesen Stadien das Bild eines gesunden Menschen. Das Entsetzen, wenn sie sehen, daß es anders ist, kommt leider meist zu spät.
Endogen-depressive Psychosen sind die Krankheit mit der höchsten Selbstmordziffer überhaupt! Und es besteht kaum ein Zweifel darüber, daß sehr viel mehr Menschen solche Krankheiten durchmachen, als man gemeinhin glaubt.
Viele dieser Erkrankungen laufen unter völlig anderen Diagnosen, das heißt, die Krankheit wird verkannt, ja, nicht selten merkt überhaupt niemand, daß der oder jener längst in eine Klinik gehört. Wenn demgegenüber dann zum Beispiel behauptet wird, die Manifestation periodischer Psychosen im 40. Lebensjahr sei für die Durchschnittsbevölkerung so und so häufig – und was es an dergleichen statistischen Befunden mehr gibt –, dann kann man sich denken, was von solchen Zahlen zu halten ist. Sie sind alle falsch. Die harte Wirklichkeit übertrifft mit ihrer hohen Dunkelziffer ganz sicher alles, was sich heute errechnen läßt.
Diesen Krankheiten liegen mutmaßlich – wenigstens nach moderner Überzeugung – biochemische Mechanismen zugrunde, von denen wir heute noch nichts wissen oder uns zumindest noch in allerersten Ansätzen dazu befinden. Ihre Aufhellung wird – wenn sie sich überhaupt als möglich erweisen sollte – nicht nach Jahren oder Jahrzehnten zählen, wie man es bei anderen Ent-

deckungen und Aufklärungen schon schlechthin gewohnt ist. Wir sind da bereits sehr verwöhnt. Bei allem sonstigen Fortschritt, auf dem Gebiet dieser psychischen Erkrankungen wird man in der Forschung noch mit sehr langen Zeiträumen rechnen müssen. Und man kommt dem Verständnis nicht näher, wenn man diese Größenordnungen verkennt.

Es fällt schwer, einzugestehen, ist aber nicht zu leugnen: Es hat früher hochberühmte und ihrer wissenschaftlichen Leistung nach durchaus zu Recht berühmte Psychiater gegeben, die ihre Studienkollegs wie eine Art Zirkus abrollen ließen. Man bekam da die merkwürdigsten Abnormitäten vorgeführt, und zwar wirklich in einem Stil vorgeführt, als handelte es sich um Seehunde, die mit Bällen spielen, oder um eine nervenkitzelnde Tigernummer. Jedenfalls, als seien dies Absonderlichkeiten jenseits der sozialgesellschaftlichen Ordnungen.

Psychiatrie als Wissenschaft war relativ neu, sensationell und spielte auch innerhalb der Gesellschaft diese sensationell-abseitige Rolle. Daß etliche Wissenschaftler diese exotische, manegenhafte Couleur von sich aus noch übertrieben, ist bitter.

Zum Glück hat sich das alles gründlich gewandelt. Heute ist die Psychiatrie eines der fünf großen Fächer der Medizin, wenn auch die Studienordnung speziell in Deutschland dafür noch keinen Hinweis gibt; sehr im Unterschied zu den USA, England, Skandinavien und anderen Ländern. Dort hat der Psychiater inzwischen nahezu die Rolle des Hausarztes übernommen, um nicht zu sagen des Beichtvaters – worin freilich auch wieder eine Übertreibung liegt, nach der anderen Seite hin.

Nun, warum auch sollte es ausgerechnet in Verbindung mit der Psychiatrie so ganz an absonderlichen Begleitumständen fehlen? Wozu im übrigen auch die Vorstellung gehört, daß Leute, die diesem bei uns immer noch als leicht »absonderlich« geltenden Fach ihre Lebensarbeit widmen, ihrerseits sozusagen schon von Kindesbeinen an entsprechend absonderliche Talente oder Neigungen produziert haben müßten. Etwa so wie ein Höhlenforscher schon als Junge alle ihm erreichbaren Felseingänge abenteuernd erkundet und damit Eltern und Verwandtschaft erstaunt beziehungsweise in Panik versetzt.

Zu meiner persönlichen Laufbahn kommend, muß ich demgegenüber gestehen, daß ich keinerlei derartige Vorzeichen von mir gab. Ich war bereits erwachsen, als ich nicht im entferntesten daran dachte, Psychiater zu werden. Noch als eingeschriebener Student erschien mir meine berufliche Zukunft ziemlich rätselhaft.

Mein Adoptivvater wollte überhaupt, daß ich Jurist würde. Er selbst war einer, ein ausgezeichneter übrigens, der mir durch seine

Verbindungen glänzend hätte die ersten Wege ebnen können. Aber er hatte in seiner Laufbahn schon einen bezeichnenden, mich nicht gerade ermutigenden Wechsel vollzogen. Und zwar geschah dies auf Grund eines Erlebnisses, auf das er in einer für ihn typischen Weise reagierte. Er gab nämlich von einem Tag zum andern seine richterliche Laufbahn auf, nachdem er zum erstenmal als Beisitzer die Verkündung eines Todesurteils miterlebt hatte.
Mehrmals beschrieb er mir diese makabre Szene: wie der Angeklagte, ein sehr einfacher Mann, damals mit blutleerem Gesicht im Gerichtssaal stand, am ganzen Leibe zitternd, und wie dieser Mann sodann während der Urteilsverkündung, als die entscheidenden Worte gefallen waren, in die Knie brach, wie vom Blitz getroffen; und wie er schließlich buchstäblich auf dem Boden rutschend, die Arme flehentlich zu den Richtern emporgereckt, immer wieder in den Saal hineinschrie: »Nur nicht die Rübe ab! Nur nicht die Rübe ab!« Das war seine Formulierung für die Bitte, ihm doch nicht den Kopf abzuschlagen.
Die Szene erschütterte meinen Vater derart, daß er kurz und bündig entschied: »Das kann ich nicht!« Er hängte seinen Talar an den nächsten Nagel und ging in die Industrie, wo er dann als Syndikus tätig war.
Hinter dem fast preußisch gestrengen, geradlinigen Gerüst, mit dem Vater sein Wesen umgab, wortkarg und leise in seinem Auftreten, verbarg sich eine hohe Sensibilität. Er besaß ein außergewöhnlich feines Gespür für Zeitströmungen, für heranreifende Dinge, die er sehr sicher zu beurteilen wußte. Auch jene Gerichtsszene beeindruckte ihn nicht nur in ihrer unmittelbaren Bedeutung für den Delinquenten und nicht nur als ein juristisches Problem an sich. Er war ein Mann von einem ganz außerordentlichen Sozialverständnis und gehörte zu den damals noch nicht sehr zahlreichen Männern, die begriffen hatten, daß das, was nach dem Ersten Weltkrieg heraufkam, keineswegs einfach nur die Sozialdemokratische Partei war. Sondern daß das Soziale schlechthin als grundsätzliche Kategorie in die Welt hineinrückte.

Zur Juristerei hatte ich überhaupt keine Lust, und die abgebrochene richterliche Laufbahn meines Vater konnte sie wie gesagt auch nicht wecken. Hinzu kam, daß ich meine Berufswahl in der Zeit unmittelbar nach dem Ersten Weltkrieg treffen mußte, als man keine Ahnung hatte, wie alles weitergehen würde; das war ja nicht nur nach 1945 so. Und überhaupt mußte ich erst noch mein Abitur nachholen, was eine sehr komische Angelegenheit wurde.

Sie spielte sich auf einem Kölner Gymnasium ab. Unter den einundzwanzig Schülern unserer Sonderklasse waren wir siebzehn ehemalige Offiziere, einzelne trugen noch – wegen Sonderaufgaben – ihre Uniformen, mit langen Schleppsäbeln, die auf den steinernen Schultreppen einen Höllenlärm verursachten. Hatten wir uns über die Penne geärgert, gingen wir zu den Engländern ins Kasino. Die Briten behandelten uns glänzend, irgendwelche Sieger-Allüren gab's bei ihnen nicht, jedenfalls nicht in dieser Umgebung, man saß bis in den Morgen beieinander und ging dann jedesmal mit entsprechendem Kater in die Schule.

Trotz dieser abenteuerlichen Zeitumstände aber wurde beim Abitur kein Pardon gegeben. Fast die Hälfte unserer Klasse ließ man gnadenlos durchfallen; da halfen weder Verdienst noch Orden.

Da ich mich noch für kein bestimmtes Ziel entscheiden konnte, belegte ich dann auf der Bonner Universität Chemie; um überhaupt erst einmal Student zu sein und – auf gut deutsch gesagt – Semester zu schinden. Nebenher besuchte ich die Kunstgewerbeschule, da ich auch immer etwas daran gedacht hatte, Bildhauer zu werden, und jetzt die Möglichkeiten zu einer künstlerischen oder kunstverwandten Laufbahn nicht ganz aus den Augen verlieren wollte. Bis es schließlich in diesem ziemlich planlosen Hin und Her zu einem langen Gespräch mit meiner Mutter kam.

Und da sagte »Mumi«, wie wir sie alle nannten: »Tja, Juristerei willst du nicht, zu Chemie kann ich nichts sagen, davon verstehe ich nichts. Kunst? Nein. Das ist aus heutzutage – also, vielleicht ist es das Vernünftigste, du nimmst ein Fach, bei dem du später noch sehen kannst, was du daraus machst.« Und da ging ich in die Medizin. So prosaisch war das.

Ich muß hier einfügen: es ergab sich nicht von ungefähr, daß dieser realistisch abwägende Ratschlag, der meine Berufswahl im Grundsätzlichen bestimmte, von »Mumi« kam. Ich kann meiner Adoptivmutter nur als einer in vieler Hinsicht erstaunlichen Frau gedenken. Zunächst einmal war es so, daß ihr Erscheinen – wo immer – das Gefühl auslöste, als habe jemand einen warmen Ofen ins Zimmer gebracht. Von Figur mittelgroß, etwas rundlich, besaß sie ein ungemein lebendiges, allen Regungen Ausdruck gebendes Gesicht, und die Atmosphäre der Herzlichkeit, die sie verbreitete, hatte unter anderem zur Folge, daß sie einen sehr großen, weiten Freundes- und Bekanntenkreis besaß, in dem sie sich einer wahrhaft beneidenswerten Beliebtheit erfreute.

Allerdings, diese Kontaktbereitschaft schloß nicht aus, daß »Mumi« auch sehr entschieden reagieren konnte in Fällen, in denen sie einen Kontakt ablehnte. Sie war leidensfähig mit einem unerhörten Durchstehvermögen. Geradezu leidenschaftlich aber war sie allem Musischen zugetan. Selbst eine ausgezeichnete Pianistin, bewegte sie sich am liebsten unter Künstlern – darunter viele Musiker und Bühnenkünstler.

Und dennoch blieb ihre hervorstechendste Eigenschaft jene sehr nüchterne, gänzlich unvorlaute und einfühlsame Lebensklugheit, mit der sie buchstäblich in jeder Situation wußte, was zu tun und zu sagen war. Sie wußte, wie man es im Rheinischen auszudrücken pflegt: »Zu jedem Töpfchen ein Deckelchen drauf.«

So erinnere ich mich auch, wie sie mich, den Sechzehnjährigen, aufklärte – eine damals noch eher unübliche Maßnahme. Und zwar geschah dies einen Tag bevor ich in die Kaserne zu den Soldaten einrückte. Sachlich und ohne alle Umständlichkeiten setzte sie mir die Dinge auseinander, wobei sie sich von meinem Erstaunen, einer Folge meiner völligen Ahnungslosigkeit, nicht im geringsten aus der Fassung bringen ließ. Als sie mir gewisse periodische Eigenheiten des weiblichen Geschlechts erklärte, reagierte ich dann zutiefst erschrocken. Ich weiß noch, daß ich fassungslos aufsprang und rief: »Was, und das jeden Monat!?«

Woraufhin Mumi milde lächelnd erwiderte: »Ja, drum heißt das ja auch so.« Und sie fügte hinzu: »Ich erkläre dir das alles jetzt, weil du in der Kaserne einen Aufklärungsunterricht erleben wirst, der dir nicht gut bekäme, wenn du noch gar nichts wüßtest.« Womit sie natürlich recht hatte. Jener »Unterricht« fiel hart aus, besonders nach damaligen Begriffen, konnte mir aber dank Mumis Vorbereitung dann eben nicht mehr so schrecklich imponieren. Nur, auf die gleiche vorsorgliche Idee wäre Vater nie gekommen.

Auf meinen gänzlich leidenschaftslosen, von rein praktischen Aspekten bestimmten Einzug in die Medizin folgte jedoch sehr bald der Wandel zu hohem Interesse und schließlich zu einer Faszination, die mich eigentlich zu kaum einer Stunde meines Lebens mehr verließ. Die ersten Schritte dahin verdanke ich einem großartigen Lehrer, dem Internisten Professor Moritz. Bei ihm auch hatte ich das erste unvergeßliche Erlebnis in der Medizin; es handelte sich aber nicht, wie meist sonst, zum Beispiel um die erste Operation, bei der man zusah, oder um den so oft beschriebenen ersten Tag in der Anatomie. Oberflächlich gesehen war das Ganze nichts weiter als ein Zwischenfall im Lehrbetrieb; seltsamerweise spielte auch hier wieder ein Glas Sekt und ein »Toast« eine Rolle.

Es geschah während eines Kollegs, in dem uns Moritz einen Kranken mit schwerem Typhus vorführte. Beim damaligen Stand der Medizin wartete auf den Patienten mit hoher Wahrscheinlichkeit nur noch der Tod, und er wußte es, weil dieser Ausgang eines schweren Typhus einfach eine allbekannte Tatsache war. Entsprechend verhielt es sich mit der Zugänglichkeit des Kranken, so daß Moritz ihn zunächst einmal fragte, ob er irgendeinen Wunsch habe. Und da äußerte der Kranke, er möchte ein Glas Sekt trinken.

Als allgemeine Aufmunterung des Kreislaufs war das therapeutisch sogar durchaus indiziert. Moritz ließ also sofort aus dem Ärztekasino eine Flasche Sekt holen, goß ein und reichte dem Kranken das Glas.

Als der Kranke das Glas nun mühsam zum Mund hob und trank, da erscholl aus unserem studentischen Auditorium der laute Ruf: »Prost!«

Ich glaube schon, daß man die Situation nachempfinden kann. Es war jedenfalls wie ein Keulenschlag, der einen traf.

Moritz überspielte die nächsten Sekunden, indem er in aller Ruhe den Prostrufer feststellen ließ und dann sogleich im Unterricht fortfuhr. Hinterher aber tat er etwas, von dem ich fürchte, daß es heute Protestaktionen auslösen würde. Er sorgte nämlich dafür, daß dieser Student augenblicklich relegiert wurde, und zwar so, daß er auch an keiner anderen Universität mehr studieren durfte.

Es bedeutete im übrigen für mich die erste Konfrontation mit einem Problem, das in der Medizin gar nicht wichtig genug genommen werden kann: die Art und Weise, in der man einem Kranken begegnet. Später habe ich dann oft genug als Lehrer vor ähnlichen Situationen gestanden. An der Hamburger Universitätsklinik passierte es mir, daß einer meiner Studenten mit aufgekrempelten Ärmeln und in so einer Art Sepplhose an das Bett einer kranken Frau trat. Ich wies ihn sofort aus dem Saal, da dies, gelinde gesagt, kein Anzug für eine Krankenvisite sei.

Natürlich gab es erst einmal Gescharre und Gemurre. »Gut«, sagte ich, »stellen Sie sich vor, in diesem Bett läge Ihre Mutter oder Schwester.« Die Bemerkung genügte vollkommen.

Selbstverständlich kann man bei jungen, unerfahrenen Menschen in diesen Bereichen nicht allzuviel voraussetzen. Genaugenommen kaum das Allernötigste. Und dies erst recht nicht in der Psychiatrie, wo alles Verhalten noch doppelt und dreifach wiegt, allerdings entsprechend schwierig beherrschbar ist.

Man steht da zunächst vor der ganz primitiven Tatsache, daß der psychiatrisch Kranke oft ein Bild bietet, oder geradezu eine Schaustellung seiner selbst gibt, deren »Lächerlichkeit« zu widerstehen wirklich viel schwerer fällt, als sich das der Laie gemeinhin vorstellt. Da führt man zum Beispiel den Studenten einen Kranken vor, der an einer Manie leidet, der jetzt den unglaublichsten Unsinn herunterredet, in rasendem Tempo, eine halbe Stunde lang. Dabei ernst zu bleiben, mißlingt dann unter Umständen sogar dem unterrichtenden Arzt. Und der Kranke nimmt uns das auch gar nicht so übel, durchaus nicht – sofern die Situation entsprechend ist. Aber, wann ist sie das? Man kann nicht verlangen, daß Studenten solche Situationen sofort durchschauen.
Da steht vorn ein Mann, der fast ekstatisch glücklich aussieht und auch davon spricht, wie glückselig er sei, er sei überhaupt Christus, er sei allmächtig und werde die Welt erlösen.
Nun, dann sofort zu »schalten«, wie man heute sagt, nämlich sofort zu wissen, daß es sich hier um das Ausbruchsverhalten eines Menschen handelt, der in Wirklichkeit entsetzlich unglücklich sein kann und im Innern auch genau weiß, daß er Unsinn redet – dies sofort zu erkennen, so daß es einem dann wiederum ohne Mühe den Mund verschließt, kann man das von Lernenden verlangen? Pannensituationen sind also oft unvermeidlich und stellen an die Geistesgegenwart des Lehrers ziemliche Ansprüche.
Freilich, es gibt auch den Lehrer, den diese Probleme weniger beunruhigen. Der auch nicht ausschließlich darauf ausgerichtet ist, den Lernstoff darzustellen, sondern auch sich selbst. Sicher, dergleichen gibt es überall, wo gelehrt wird. Nur daß die Psychiatrie mit ihrem kognitiven und explorativen Schwergewicht im Gespräch zwischen Arzt und Patienten hier allerdings besonders verführerische Ebenen bietet. Ich glaube, daß ein guter Mann in unserem Fach knappe, präzise Fragen stellen und dann vor allem selbst zuhören können muß. Was und wie ein Patient spricht, darin liegt das Anschauungsmaterial – das es freilich zu erläutern gilt. Pointierte Dialoge zugunsten des Arztes, bewundert von einem Auditorium, sind dagegen keine Psychiatrie. Aber man kann sich die Suche nach einem hierfür passenden Ausdruck sparen.

Gegen Ende meines Studiums fragte mich Professor Moritz, ob ich als sein Assistent ganz in die Innere Medizin kommen wolle. Dieses Angebot führte zu einem letzten Hin und Her. Denn neben Medizin hörte ich in Köln auch Philosophie, bei Max Scheler, Nicolai Hartmann, Helmut Plessner, und ich war nahe daran, überhaupt aus der Medizin wieder auszuscheren, um ganz bei der Philosophie zu bleiben.

Es wurde keines von beiden. Ich famulierte des öfteren in der Psychiatrischen Klinik, die Professor Aschaffenburg leitete. Oberarzt war Professor Kurt Schneider. Er promovierte übrigens bei dem Philosophen und Soziologen Max Scheler mit einer psychopathologischen Arbeit, die Schelers Gefühlstheorie zur Basis hatte. Schneider war aber Psychiater und blieb es auch. Das Hinausblicken weit über das eigene Fachgebiet wurde damals sehr eifrig betrieben, wohl entschieden zum Nutzen der Sache; heute ist das leider durch das enorme Anschwellen des Stoffs selbst engbegrenzter Spezialgebiete kaum mehr möglich. Obwohl andrerseits der Blick über die Grenzen heute wichtiger ist als je, zum Beispiel in die Soziologie, die Biochemie, Neurophysiologie, Psychologie usw.

Kurt Schneiders hervorragendes Arzttum und sein Fach beeindruckten mich dann bald so stark, daß sozusagen im Parallelogramm der Kräfte zwischen Innerer Medizin und Philosophie die Psychiatrie für mich das Endgültige wurde. Kurt Schneider, dessen außergewöhnliche Art mir zu dieser nie mehr bereuten Entscheidung verhalf, hatte übrigens später eine denkwürdige Begegnung. Er war meines Wissens der einzige Psychiater, der jemals ein Gespräch unter vier Augen mit einem Mann führte, über dessen geistige Verfassung die ganze Welt hinreichend gerätselt und auch genügend Unqualifiziertes behauptet hat: Adolf Hitler. Schneider berichtete über dieses Gespräch; doch möchte ich darauf in einem anderen Zusammenhang zurückkommen.

Also Psychiatrie. Wie gesagt, noch bei Studienbeginn hätte ich mir diese Wahl nicht träumen lassen. Nur eines war mir bald schon sehr klar geworden: daß nämlich jede medizinische Tätigkeit, zu der ein ausgeprägtes räumliches Vorstellungsvermögen erforderlich wäre, für mich niemals in Frage kam. So vor allem natürlich die Chirurgie, die in den Augen des Laien ja nach wie vor eine Art

Gipfelstellung genießt, verständlicherweise. Ich bin auch später immer wieder einmal gefragt worden, ob ich nie mit dem Gedanken gespielt hätte, Chirurg zu werden, und ob ich nicht glaubte, daß ich es auch in diesem Fach zu etwas gebracht hätte. Das Erstaunen war dann immer sehr groß, wenn solche Fragen eine eruptive Heiterkeit bei mir auslösten; oder im Gegenteil eine Gänsehaut. Aber etwas Schlimmeres als mich selbst bei chirurgischer Tätigkeit vermag ich mir wirklich kaum auszudenken. Und wann immer ich Chirurgen bei ihrer Arbeit beobachtete, packte mich die Bewunderung. Die größte Fähigkeit zur Verräumlichung begegnete mir bei R. A. Pfeiffer, Leipzig, der durch seine Injektionsdarstellungen der Gehirngefäße sehr bekannt wurde.

Pfeiffer ging wirklich im Gehirn spazieren, er vermochte sich im menschlichen Hirn gewissermaßen zu bewegen wie jemand, der in einer Großstadt jeden Platz, jede Straße und buchstäblich jeden Pflasterstein kennt, und für den die Frage, wie man von wo nach wohin kommt, sozusagen überhaupt keine Frage ist, jedenfalls keine, die geringstes Nachdenken erforderte. Mir wäre das unmöglich.

Diesen Mangel an räumlicher Anschauung bekam ich während des Studiums natürlich empfindlichst in der topischen Anatomie zu spüren. Zwar, solange man nur mündlich Auskunft geben mußte, konnte ich alles mühelos »herunterrasseln«, Nervenverläufe, Muskelansätze und was sonst immer. Denn in einem hatte ich Glück, ich besaß ein sehr gutes Gedächtnis, ich brauchte nie zu Hause zu sitzen mit Zeigefinger in den Ohren und zu pauken; wenn ich etwas gehört hatte, behielt ich es mühelos. Das war ein großer Vorzug bei sogenannten »Paukfächern«, in denen man nur auswendig lernen muß. Auf dem Gymnasium waren meine Lieblingsfächer die sonst eher gefürchteten alten Sprachen gewesen, Latein und Griechisch, weil sie mir während des Unterrichts sozusagen wie von selbst ins Ohr fielen.

Aber wenn man nun in der topischen Anatomie vor die Präparate selbst gesetzt wurde und es jetzt hieß, sich hier im Realen zurechtzufinden – das gelang mir wirklich nur mit großer Mühe. Da habe ich mich gewaltig anstrengen müssen, um das, was ich rein wissensmäßig im Kopf hatte, hier am Präparat, in der räumlichen Anordnung, wiederzufinden. Da bin ich echt ins Schwitzen gekommen und habe mein Soll an Mühe, das mir anderswo erspart blieb, reichlich nachgeliefert.

Daß ich – um dies noch anzufügen – bei einer solchen Unterausstattung mit plastischem Gefühl je den Vorsatz trug, in die

Bildhauerei zu gehen, erscheint mir heute wie eine höchst absonderliche Idee. Andrerseits ist Plastik immer meine große Liebe in der Kunst geblieben. Ich glaube, daß das, was eine Zeit in der Kunst ist, sich mehr in der Plastik offenbart als in der Malerei. Wogegen in einem der besten Bücher, die ich kenne, über die Soziologie der modernen Kunst, mein Freund Arnold Gehlen eine ganz andere Meinung vertritt.

Ich fühle mich versucht, noch ein weiteres zu bekennen: ich besitze nicht die geringste Beziehung zu irgend etwas Technischem. Alle Apparate sind mir ein Rätsel, das ich nur stumm verehre. Das gilt auch für alle die Apparaturen, wie sie heute in jeder modernen Klinik stehen, zu denen natürlich laufend immer noch neuere hinzukommen und von denen ich also nun höre und sehe, was die jungen Köpfe alles damit wollen, beziehungsweise was sie alles damit treiben. Ich habe eine Hochachtung vor Computer-Systemen und was es sonst noch gibt. Mein Umgang mit diesen Kompliziertheiten aber beschränkt sich auf eine einzige Frage, auf der ich allerdings bestehe: wie lautet das Resultat?

Ich will ein Resultat. Wie es zustande kommt, ist mir vollkommen gleichgültig, das müssen andere wissen. Ein Kind, das eine Mark oben in den Schokoladenautomaten hineinwirft, verlangt, daß unten eine Tafel Schokolade herauskommt. Das ist auch mein Standpunkt. Alles übrige interessiert mich nicht. Daß man aber mit einer so kindlichen Einstellung tatsächlich gut fährt, indem man nämlich trotzdem von der Technik gut bedient wird, ist für mich einer der Gründe, sie generell zu bewundern.

Ich hatte wie erwähnt schon mehrmals bei Kurt Schneider in der Psychiatrie famuliert. Jetzt, nach der Entscheidung für dieses Fach, arbeitete ich ganz an der Psychiatrischen Universitätsklinik Köln, deren erster Oberarzt Kurt Schneider war. Und erzählenswert aus solchen Anfängerzeiten sind natürlich hauptsächlich nur Dinge, wie sie nun einmal zum Schicksal eines Neulings gehören: Fehler und Irrtümer. So erinnere ich mich vor allem einer Episode, hinter deren harmloser Komik doch gleich etwas ganz Grundsätzliches deutlich wurde.

Bei der Patientin, die ich zur Untersuchung bekommen hatte, handelte es sich um eine junge Frau, die ich sodann wie üblich Kurt Schneider vorzustellen hatte. Diese Patientin bot nun für einen Neuling ein sehr verführerisches Bild, allerdings in anderem Sinne, wie man diese Formulierung zunächst verstehen könnte. Ihr Charakter und ihre Verhaltensweisen ließen nämlich an Extravaganz und Facettenreichtum schlechthin nichts zu wünschen übrig. Womit für einen Anfänger stets die Versuchung gegeben ist, zu glauben, hier könne er einmal seine Gabe der Interpretation, der subtilen Differenzierung unter Beweis stellen. Kurz, er könne ein Feuerwerk abbrennen.

Und das tat ich. Farbe für Farbe sezierte ich diesen ungemein schillernden Regenbogen, als den sie sich mir darstellte, und Kurt Schneider blickte schon etwas unruhig, wippte mit dem Fuß, während ich redete und redete und in der Beschreibung des Falles derart viele Epitheta auf die Patientin häufte, daß man sagen konnte, auf diesen Menschen passe ja eigentlich so gut wie alles.

Sie war demnach sensitiv wie auch gefühlsarm, sie war unglaublich temperamentvoll wie auch zugleich antriebslos. Schließlich hatte ich einen derart umfangreichen Katalog zusammen, daß es höchste Zeit wurde, zu fragen: wie bekommt man diese bunte Fülle noch auf einen Nenner? Auf einen das Ganze bestimmenden Grundton?

Aber Kurt Schneider fragte nicht. Er statuierte ein Exempel. Mit grausam freundlichem Tonfall unterbrach er mich plötzlich, indem er lakonisch feststellte: »Na, sagen wir, 's ist 'ne hysterische Dame!«

Eine hysterische Dame. Das waren drei Worte, die das Wesentliche trafen, die aber leider unter meinen dreitausend Worten nicht vorgekommen waren.

Diese Art, den Wald vor Bäumen nicht zu sehen, stellt in der Psychiatrie eine Gefahr dar, der man zu Anfang besonders leicht erliegt, gegen die man aber – und das ist vielleicht noch wichtiger – auch später immer wieder angehen muß. Dank des immensen Reichtums im Repertoire menschlicher Ausdrucksformen läßt sich nämlich fast jeder Fall ad libitum detaillieren. Und lassen wir einmal die Versuchung zur Brillanz ruhig beiseite. Mindestens ebenso häufig tritt die Versuchung von ganz anderer Seite heran: sich nämlich mangels Übersicht ins Detail zu flüchten. Und schließlich noch gibt es diese Hyperdetaillierung vor allem auch als Kehrseite einer an und für sich sehr berechtigten, notwendigen Subtilität und Rationalität. Dann aber gleitet jeder, auch der erscheinungsarme Fall, ins Uferlose ab. Man endet in einer gefährlichen Alles-Beweisbarkeit.

Demgegenüber bei der gewissenhaften Ausfächerung eines Kasus nicht die Orientierungspfähle zu übersehen, die zum Wesentlichen führen, bedeutet deshalb den absolut entscheidenden Punkt in der Könnerschaft eines Arztes. Immer gilt es, im Feuerwerk vielfältigster Erscheinungen die eine Formel zu finden, die sozusagen mit einem Schlag alles wieder überschaubar macht. Müßig zu sagen, daß damit nicht gemeint ist, alles über einen Leisten zu schlagen.

Realiter: ich hatte alle Ausdrucksformen, deren jene Frau fähig war, für echt genommen. Ihre Widersprüchlichkeiten hätten mir die Frage nahelegen müssen, ob sie wirklich echt sind. Sie konnten es kaum sein und waren es auch nicht. Dies aber ist das Kennzeichen des hysterischen Charakters.

Das Hysterische – ein in der Umgangssprache bekanntlich inflationärer und längst völlig ausgelaugter Begriff – produziert Eigenschaften passend zur jeweiligen Situation. Eine solche Frau betritt zum Beispiel die Straße, an der Hand ihr Kind, sie sucht Läden und Geschäfte auf und bietet während dieser Zeit das Muster einer innigliebenden, zärtlichen, treusorgenden Frau und Mutter. Denn hier in der Öffentlichkeit trifft sie Menschen, die sie kennen oder kennenlernen und deren Ansichten über sie das Bild, das »Image« ausmachen, das sie sich wünscht.

Nach Hause zurückgekehrt, in die vier eigenen Wände, wird die gleiche Frau möglicherweise wie verwandelt sein: der sprichwörtliche Hausteufel, der Familie und Personal bis aufs Blut tyrannisiert. Und so wird es zahllose Situationen geben, in denen sie jeweils eine andere ist; nämlich auf die Situation hin abgestimmt.

Allerdings, die Kennzeichnung des Hysterischen verlangt noch eine Feinkorrektur. Es geht nämlich genaugenommen nicht an, einfach zu sagen, die Eigenschaften solcher Menschen seien nicht echt, sie seien bloß gespielt. Das verfehlt in einer ganz wesentlichen Nuance den hysterischen Charakter. Bei ihm sind Eigenschaften austauschbar oder jederzeit produzierbar. Aber: in dem Augenblick, da er sie produziert und darstellt, sind sie echt.

Das mag etwas haarspalterisch klingen. In Wirklichkeit ergeben sich daraus schwerwiegende Konsequenzen. Es wäre nämlich höchst gefährlich, zum Beispiel die schweren Erregungszustände eines Hysterikers nicht ernst zu nehmen. Ein solcher Mensch ist vielmehr durchaus fähig, das, was man leichthin als »Szene« abzutun geneigt ist, bis zur letzten, realen Konsequenz durchzuspielen; das heißt, durchzuführen. Nie ist es so, daß die Durchschaubarkeit solcher »Anwandlungen« deren Bedeutungslosigkeit bezeugt. Eine Frau, die über Wochen, Monate oder Jahre in regelmäßiger Wiederkehr solche psychischen Mechanismen durchspielt, damit ihre Familie malträtiert, unter Druck hält – eine

solche Frau bietet leider nicht die geringste Garantie, daß sie eines Tages nicht doch tatsächlich das tut, wovon sie jahrelang nur geredet und geredet und immer nur wieder geredet hat: »Ich bringe mich um!« Aber längst glaubte es niemand mehr.
Der Realvollzug erschreckt die Umwelt dann entsprechend, und in der Klinik haben die Anästhesisten auf der Intensivstation alle Hände voll zu tun, solche Patienten durchzubringen.
Diagnostisch ungemein schwierig können die Dinge werden, wenn sich hinter hysterischen Verhaltensweisen noch ein zweites, etwas ganz anderes verbirgt. Und ich glaube, es ist interessant, sich gleich noch ein Beispiel für eine derartige Überlagerung anzusehen. Es ist ein Fall aus meiner späteren Zeit in Hamburg.
Es war wieder eine junge Frau, die wir zunächst zwei Jahre in der Klinik hatten. Das, was sie darbot, waren ganz eindeutig hysterische Mechanismen, allerdings in einem Grad und von einem Phantasiereichtum, die so ziemlich alles übertrafen, was wir auf diesem Gebiet bislang in der Klinik erlebt hatten: Schreikrämpfe, schwerste Angstzustände, Lähmungserscheinungen, Dämmerzustände und natürlich heftigste nächtliche Unruhen. Das alles medikamentös noch in erträglichen Grenzen zu halten, wurde oft schon äußerst schwierig.
Aufschlußreich: die Lebenssituation der jungen Frau. Sie verfügte über hohe finanzielle Mittel und unterhielt damit auch ihren jungen Mann, der noch studierte. Daraus ergaben sich bald harte Auseinandersetzungen, vor allem mit der Mutter, die dem Schwiegersohn vorwarf, sich der Familie aufs Portemonnaie zu legen, was ein sehr ungerechter Vorwurf war. Die junge Frau hatte alle Mühe gehabt, den Mann zur Ehe und zur Annahme des Geldes zu überreden, da er nichts so fürchtete, wie eben in die Rolle des unterhaltenen Schoßhündchens zu geraten.
Es kam zu »wilden Szenen«, die dadurch nicht leichter wurden, daß die junge Frau auch an ihrer Mutter sehr hing. Uns in der Klinik erschien es nicht im mindesten zweifelhaft, daß diese Konfliktsituation – die Angst, den Mann zu verlieren, ihn unter diesen Umständen mit ihrem Geld nicht halten zu können – den Nährboden darstellten, aus dem die unglaublich massiven hysterischen Produktionen der jungen Frau erwuchsen.
Es glückte uns dann, nach vielen Mühen, die häuslichen Verhältnisse der Patientin so weit ins reine zu bringen; sie selbst kam langsam auch wieder in Ordnung. Vor allem natürlich hatten wir die Schwiegermutter erheblich ins Gebet genommen, von ihren Vorwürfen abzulassen. Auch hatte der junge Mann rasche Fort-

schritte im Studium gemacht, begann sich also gleichwertig zu fühlen und war daher doch dazu zu bringen, bei seiner Frau zu bleiben. Eines Tages konnten wir sie also wieder nach Hause entlassen.

Doch einige Jahre danach – wurde sie erneut bei uns eingeliefert. Und das, was wir jetzt bei ihr zu sehen bekamen, war etwas entschieden anderes. Man durfte es ohne weiteres als eine »blühende« Manie bezeichnen.

Diese Manie klang wieder ab und – das stand zu erwarten – es folgte ein Abgleiten in eine tief depressive Verstimmung. Und während dieser depressiven Phase endlich erfuhren wir, worum überhaupt es sich in Wirklichkeit bei ihr handelte und schon immer gehandelt hatte.

Jetzt, in ihrer Depression, ließ sie nämlich gut erkennen, wie es damals in ihr aussah. Ich gestehe, uns allen fiel es wie Schuppen von den Augen. In dieser eindeutigen Depression bot diese Frau psychisch in der Tiefe nämlich das gleiche Bild wie schon früher. Nur daß wir damals die schweren hysterischen Darstellungen für das Wesentliche hielten, während sie in Wirklichkeit nur die damalige Äußerungsform einer darunter verborgenen echten und schweren psychischen Erkrankung waren: einer Psychose. Sie war jetzt wieder durchgebrochen. Von Hysterie keine Spur mehr.

Die häusliche Konfliktsituation, die wir für den Auslöser hielten, bildete also in Wirklichkeit nur einen darstellenden Inhalt nach außen hin, während die wilde Bewegtheit der Szenerie, die Angst, den Mann zu verlieren und alles übrige, in Wahrheit von einem ganz anderen Motor gespeist worden war. Eben von der Krankheit.

Natürlich bewegten uns daraufhin die entsprechenden Gedanken. Schon die Entdeckung als solche war eine schmerzliche Sensation, um es einmal so auszudrücken. Hätten wir uns nicht viel früher, nämlich während ihres ersten Klinikaufenthaltes, fragen müssen, wie es überhaupt möglich sei, daß ein junger Mensch fast über zwei Jahre hinweg derart krasse hysterische Mechanismen unterhielt? Kann eine äußere Situation einen Menschen derart lange im Zustand eines so furchtbaren Energieverschleißes gefangenhalten? Für ein paar Wochen – gut. Aber schließlich über mehr als zwanzig Monate hin? Hätten wir nicht stutzig werden müssen?

Das Wort »hätte« ist ein sehr unbefriedigendes Wort. Auch wenn eine wichtige Erfahrung für die Zukunft gewonnen war.

Chef der Kölner Psychiatrischen Universitätsklinik war in den zwanziger Jahren Wilfried Aschaffenburg: ein kleiner, pyknischer, etwas dicklicher Herr. Als Persönlichkeit gehörte er gewiß nicht zu den alltäglichen Erscheinungen. Er besaß eine ungemein angenehme, allem und jedem sehr zugängliche Art; was jedoch zu harmlos klingt. Seine Urbanität, diese warmherzige Aufgeschlossenheit bewegte sich auf einem Niveau, das diesem Mann etwas absolut Imponierendes verlieh. Im übrigen muß man auch seine »Nebenbeschäftigung« erwähnen. Aus reichem Hause stammend, betätigte er sich leidenschaftlich als Mäzen musikalischer Talente. Er bewies darin nicht nur eine sehr großzügige, sondern in der Auswahl auch sehr glückliche Hand. Er war es zum Beispiel, der dem später weltberühmten Edwin Fischer zum Start verhalf.
In der Klinik gab es kaum etwas Interessanteres, als den morgendlichen Bericht von Oberarzt Dr. Schneider bei Professor Aschaffenburg mitzuerleben. Größere Gegensätze kann man sich wirklich schwer vorstellen. Während Aschaffenburg dick und gemütlich in seinem Ledersessel saß und seine Zigarre genoß, stand Kurt Schneider vor ihm, figürlich auch klein, aber elegant, drahtig-grazil, durchgeformt von Kopf bis Fuß und kühl-distanziert rapportierend wie ein Oberleutnant.
Von Schneider hörte man nie ein Wort zuviel. Er sagte nur das, was er auch bis zur allerletzten Konsequenz verantworten konnte. Dies jedoch war dann von jener glasklaren, hochrationalen Logik, die zunächst ja immer auf die Wirkung hinausläuft, als sei für Einwände gar kein Platz mehr. Für einen Chef, der sich das regelmäßig anzuhören hatte, keine ganz einfache Sache.
Damit bestand zwischen beiden Männern von vornherein ein Spannungsfeld, das zu beobachten und mitzuspüren sehr reizvoll war. Wobei man sich zunächst schwer vorstellen konnte, wie dieses Verhältnis funktionieren sollte, ohne sich in Konflikten zu entladen.
Aber nichts dergleichen geschah – was zweifellos eher Aschaffenburgs Verdienst war, der sich nämlich von Schneiders Art nun einmal überhaupt nicht tangieren ließ. Er goutierte seine Art und seine Anschauungen als auch eine Möglichkeit, die Dinge zu sehen. Und diese Überlegenheit, dieses sozusagen großzügige Miteinbeziehen eines Nordpols in den äquatorialen Kreis der eigenen humanen Wärme wirkte immer wieder verblüffend und imponierend.
In der forensischen Psychiatrie ging Aschaffenburg ausgesprochen neue Wege. Er kam aus der Heidelberger Schule (Kraepelin), da-

mals das Mekka der Psychiatrie überhaupt, wo er später dann allerdings nicht das galt, was andere galten, um es einmal vorsichtig so auszudrücken. Dem Heidelberger Stil entsprach viel eher die Schneidersche Rationalität. Vor allem eben die Gesichtspunkte, von denen aus Aschaffenburg sich mit der Problematik des Forensischen beschäftigte, waren in Heidelberg nicht wohlgelitten; entschieden zu Unrecht, wie die Zeit erweisen sollte.

Denn Aschaffenburgs großes Thema war die innere Verquickung des Problems der Kriminalität mit den sozialpsychologischen Voraussetzungen. Also die Ausformung des menschlichen Charakters, gesehen als problematisches Wechselspiel zwischen Mensch und Gesellschaft. So stand Aschaffenburg auch den Erziehungsproblemen eines v. List und der Internationalen Kriminalistischen Vereinigung sehr nahe, also den Forderungen nach einer Abkehr von der Strafjustiz hin zu einer erziehenden Justiz, zum Umändern, Anpassen, Resozialisieren. Heute sind das längst gängige Schlagworte, wenn auch die Verwirklichung dessen, was damit gemeint ist, zumindest in Deutschland noch immer auf sich warten läßt, bis auf einige wenige Ansätze.

Im Gegensatz zu Aschaffenburg blieb man in Heidelberg immer noch sehr stark auf die Persönlichkeit fixiert, die man als etwas Vorgegebenes und Unveränderliches ansah. Kurz, Aschaffenburg war da viel moderner. Sicher ging er – wie könnte es anders sein – in seiner ganzen Haltung zu weit, insofern er in seiner urbanen Art so gut wie alles mit einer warmen Welle der Humanität einzuhüllen versuchte. Im Grundsätzlichen aber gab ihm die folgende Entwicklung eindeutig recht.

Natürlich, auf der anderen Seite bedeutete Schneiders Definitionssicherheit gerade in der Psychiatrie sehr viel. Obwohl ich sagen muß: eine solche Klarheit schließt wiederum sehr viel Problematik aus. Wie jede gegebene Form alle möglichen anderen Formen ausschließt! So meinte Schneider einmal, man bekäme in der Psychiatrie bei den Patienten doch nur wieder das alte, das gleiche zu sehen, es liefe mehr oder weniger immer wieder auf die gleichen Kategorien hinaus. Und genau dies halte ich für grundfalsch. (Was ich damals Schneider gegenüber nie zu sagen gewagt hätte. Wir hatten Jahre, in denen ich mit ihm kein Diskussionswort sprach, sondern ihn sprechen ließ; vielleicht, um ihm nicht allzu deutlich zu machen, daß ich jeden Grashalm, den ich aus seinen Vorstellungen übernahm, eines Tages wieder ausrupfte. Man braucht ein gewisses Gerüst, um es dann restlos wieder abzubauen, wenn man in ein anderes Haus hineinzieht.)

Wenn Erscheinungen sich ähneln oder sogar gleichen, dann tun sie das doch nur auf dem Feld schematischer Betrachtungsweise, im hochabstrakten Schema. In der individuellen Darbietung der Patienten aber unterscheiden sie sich gewaltig. Kein Mensch ist wie der andere. Wie sollten es dann die Krankheitsfälle sein, selbst wenn es sich in der Bezeichnung um die gleiche Krankheit handelt?

Richtig ist allerdings, daß Krankheit immer Verlust freiheitlicher Möglichkeiten bedeutet; daß Krankheit immer zum Typischen neigt, und daß schließlich bei genügender Intensität Krankheit das Individuelle überrollt und ihre Symptome die Führung übernehmen, damit gleichzeitig das Erscheinungsbild des Menschen prägend.

4 MORDFALL WERNER

Es war im Frühjahr 1964. In der Nähe eines Rastplatzes der Autobahn Nürnberg-Bayreuth machten Autofahrer eine grausige Entdeckung. Sie fanden verstreut Teile eines zerstückelten Frauenkörpers.

Man verständigte sofort die Polizei. In gezielter Suche entlang der Autobahn fanden die Beamten weitere Leichenteile. Man stellte fest, daß es sich bei der Ermordeten um ein achtzehnjähriges Mädchen aus Bayreuth handelte. Und auch der Täter wurde bald ermittelt: es war der achtundzwanzigjährige Oberleutnant der US-Armee, Gerald M. Werner, stationiert in Bayreuth.

Werner hatte sein Opfer in der Badewanne erwürgt und – wie es in verschiedenen Berichten hieß – mit »grausamer Könnerschaft« zerstückelt. Anschließend raste er über die Autobahn und warf seine entsetzliche Fracht in Abständen aus dem Wagen.

An den »Mordprozeß Werner« wird sich noch mancher erinnern können. Werner war psychiatrisch zweifellos einer der bedeutsamsten Fälle der letzten Jahre. In ganz extremer Form stand hier die Frage zur Entscheidung: wann und wie wird eine Geisteskrankheit zum erstenmal nach außen hin sichtbar?

Die Prozeßmaterie war reichlich dazu angetan, Aufsehen zu erregen, vor allem aber die Öffentlichkeit gegen den Angeklagten aufzubringen. Diese Erregung steigerte sich dann zu einem wahren Sturm der Entrüstung, als das Urteil verkündet wurde. Das Gericht nämlich sprach Gerald M. Werner frei, und zwar auf Grund psychiatrischer Gutachten, in denen Werner für geisteskrank, also für unzurechnungsfähig und damit für nicht verantwortlich befunden worden war. Man überwies ihn in eine Heilanstalt.

Allerdings, es waren drei Gutachten vor Gericht abgegeben worden, und der erste Gutachter war im Laufe seiner Untersuchung zu einem ganz anderen Schluß gekommen. Er hatte Werner als »voll zurechnungsfähig« beurteilt. Das hieß, der Angeklagte könne für seine Tat voll zur Verantwortung gezogen werden.

Dann jedoch bekam der Heidelberger Psychiater Joachim Rauch den Amerikaner zur Untersuchung. Und Rauch gewann die Überzeugung, Gerald M. Werner leide an einer »schleichenden Schizophrenie«, so daß nun ein Obergutachten notwendig wurde, das zu erstellen man unserer Klinik übertrug.

Wie immer in solchen Fällen, kam der Angeklagte zuerst einmal zu uns in die Hamburger Klinik. Hier behielten wir ihn acht Wochen lang zur genauen Beobachtung. In dieser Zeit gelangten wir gemeinsam mit Dr. Burchardt und anderen interessierten Psychiatern, von denen einige von außerhalb zu uns anreisten (wegen der Bedeutung des Falles), zu dem gleichen Ergebnis wie seinerzeit Rauch aus Heidelberg: Werner – der ja heute noch lebt – leidet an einer schizophrenen Psychose.

Daraufhin erfolgte wie erwähnt der Freispruch mit anschließender Überweisung in die Heilanstalt. Und nun muß man hinzufügen: Die massiven Angriffe gegen Justiz und Psychiatrie nach diesem als Sensation empfundenen Urteil kamen nun keineswegs, wie es oft und gern so dargestellt wird, von den professionellen Staubmachern einer pseudo-volksempfindlichen Boulevardpresse. Mitnichten.

Wacker beteiligten sich an der Kritik auch Politiker und sogar Geistliche – wogegen an und für sich ja nichts einzuwenden wäre. Leider aber muß man sagen, daß diese Urteilsschelte und Kritik an der Psychiatrie, soweit sie aus diesen Reihen der öffentlichen oder moralisch offiziösen Intelligenz kam, sich im Niveau überraschend wenig – nämlich genau gesagt keinen Deut – von jenem Durchschnitt unterschied, den man so oft als Synonym schlechthin für jeden Mangel an Qualität versteht.

Kurzum, man wünschte die »Bestie von Bayreuth«, gelinde ausgedrückt, ganz woanders hin, jedenfalls nicht in eine Heilanstalt. Im übrigen – das ist eine alte Erfahrung – avancieren solche Heilanstalten bei derartigen Anlässen zu wahrhaft idyllischen Verstecken, eigens dazu erbaut, Übeltäter ihrer gerechten Strafe zu entziehen.

Läßt man das Rankenwerk verbaler Erregung beiseite, stützte sich der Kern der Kritik auf zwei Argumente, die beim Thema Geisteskrankheiten mit zu den weitest verbreiteten »logischen« Schlußfolgerungen gehören. In Frageform lauten sie: Wie kann ein Mensch geisteskrank sein, der nachgewiesenermaßen über eine so außergewöhnlich hohe Intelligenz verfügt wie Oberleutnant Werner? Und zweitens: Kann ein Mensch, der noch nie in seiner Umwelt leiseste Zweifel an seiner Zurechnungsfähigkeit erweckte, in Wirklichkeit so schwer geisteskrank sein, daß er einen Menschen tötet? Daß man also sagen kann, ein gesunder Oberleutnant Werner hätte dies und so nie getan?

Niemand wird solchen Fragen die grundsätzliche Berechtigung abstreiten.

Allerdings, es kommt nun sehr darauf an, was man weiter aus solchen Fragen folgert. Ganz besonders aber, ob man die Bereitschaft mitbringt, sich auch mit völlig unerwarteten, schwierigen Antworten auseinanderzusetzen. (Richter und Geschworene dieses Prozesses taten es in ausgezeichneter Weise.)
Oder ob man solche Fragen schon als Antworten nimmt, als Gegenbeweis in sich selbst. Denn man kann die Frage, wie ein Hochintelligenzler gleich Werner geisteskrank sein sollte, natürlich mit dem entsprechend umkehrenden Unterton stellen. Daß nämlich jemand nur eines von beiden sein könne. Entweder intelligent oder geisteskrank. Beides zusammen gehe ja wohl kaum.
So wurde in der Tat argumentiert, unter anderem. Der Anwalt eines Nebenklägers beschwor zum Beispiel das Gericht, »nicht alles, was die Wissenschaft predigt, als reines Evangelium« aufzufassen. Denn »ein Laie mit gutem Riecher«, so formulierte dieser Herr weiter, »kommt manchmal zu besseren Ergebnissen als ein Gelehrter«. Mit anderen Worten: glaubt nicht den Ärzten, nehmt den Angeklagten als das, als was er euch erscheint. Nehmt ihn als einen gesunden Menschen.
Der Mann wußte vielleicht, was er sagte; aber nicht, was es bedeutete.

Gerald M. Werner ist ein sehr schlanker, gutaussehender Mann, der in einer glänzenden Offizierskarriere stand. Das, was dann plötzlich in seinem Badezimmer geschah, mußte deshalb so wirken, als habe jemand aus den schriftlichen Lebensläufen zwei verschiedener Menschen ein paar Seiten versehentlich vertauscht. Man wird noch sehen, daß es mit dieser Abruptheit, mit der hier etwas scheinbar völlig Unsinniges eintritt, seine besondere Bewandtnis hat. Teils ist die Abruptheit nämlich nur eine scheinbare. Vergleicht man es mit einem Blitz aus heiterem Himmel, müßte man dazu sagen: der heitere Himmel war eine optische Täuschung. Der Blitz allerdings nicht. Und beides nun ist sogar typisch für ein solches Geschehen.
Als Oberleutnant Werner bei uns in der Hamburger Klinik eintraf, verhielt er sich zunächst sehr abweisend. In den folgenden Tagen steigerte sich diese Haltung bis zur totalen Unansprechbarkeit. Stundenlang stand er völlig versperrt in irgendeiner Ecke, geradezu wie versteint. Das war also kein bloßes Nichtredenwollen mehr, sondern schon deutlich genug eine schwere Verhaltensstörung. Sie zeigte an, daß man mit diesem Menschen äußerst sorgfältig und vorsichtig umgehen mußte. Andernfalls kann es beim

Probanden zu einer zumindest temporär irreparablen Kontaktsperre kommen.
Nach einigen weiteren Tagen gelang es uns, Werner immerhin für Zwischenzeiten so weit aufzulockern, daß dann gute, mitunter sogar sehr präzise Gespräche möglich wurden. Dank seiner hohen Intelligenz begriff er in solchen Phasen sehr genau, worum es ging. Und er hat in diesen aufgelockerten Perioden alle Tests geradezu leidenschaftlich mitgemacht, selbst sehr daran interessiert, zu erkennen, wie es wohl in ihm aussah.
Wir haben ihn also, wie wir zu sagen pflegen, gründlichst »durchgearbeitet«. Auch aus den Vereinigten Staaten holten wir uns viele Berichte, von den Eltern, von Bekannten, von seiner alten Lehrerin, die wir noch ausfindig machten, und so fort.
Werners Vater, von Beruf Kaufmann, gehört zur gutsituierten amerikanischen Mittelschicht, das heißt, es herrschten zu Hause recht gute Verhältnisse, in diesem Fall aber auch in »klimatischer« Hinsicht. Schließlich gelang es uns, mit Werner selbst seine Jugendzeit durchzusprechen, sein Verhältnis zu den Eltern, später sein Verhältnis zu Frauen, zu seinem Beruf. Schritt für Schritt kamen wir mit ihm zu einer Exploration, die sogar bis in kleinste Details vordrang.
Doch bei allen diesen weit in seine Vergangenheit reichenden Recherchen fanden wir – von einer Ausnahme abgesehen – nichts Auffälliges. Und dies erst recht nicht in seinem späteren Leben. Ein vollends unverdächtiges Bild zeigten dann die Schilderungen, die andere von Werner und seinen Verhaltensweisen gaben. Kameraden und Vorgesetzte beurteilten ihn ausnahmslos als einen hervorragend tüchtigen Offizier, ungemein berufsinteressiert; niemand zweifelte daran, daß der Oberleutnant Werner es noch sehr weit bringen würde.
Und dennoch: in seiner jüngsten Zeit stießen wir dann mit einem Mal auf Dinge, die auf dem Hintergrund des bisherigen wie ein Signal wirkten. In dem nämlich, was man als Arzt in Gesprächen mit Werner selbst freilegen konnte, tauchten plötzlich Erscheinungen auf, man könnte sagen: Rasterpunkte, die nicht in das bisherige Bild paßten. Sie verdichteten sich in zunehmendem Maße, bis deutlich wurde, daß hier ein neues, ein unabhängig neues und erheblich anderes Bild unter der Oberfläche im Entstehen war. Es handelte sich dabei um eine Entwicklung, die etwa eineinhalb Jahre vor der Bluttat einsetzte und dann Stufe für Stufe, Zug um Zug das bisherige Persönlichkeitsbild dieses Mannes unterwanderte.

Im einzelnen: es begann damit, daß dem Oberleutnant Werner eines Tages sein Beruf nicht mehr dasselbe bedeutete wie bisher. Eine eigenartige, schleichende Gleichgültigkeit machte sich in ihm breit. Dinge, die ihn bisher interessierten, interessierten ihn jetzt nicht mehr, geschweige, daß sie seinen Ehrgeiz forderten; denn dieser Ehrgeiz war im Schwinden. Schließlich hatte er sogar das Gefühl, in diese ganze soldatische Welt, die bisher sein Einundalles war, überhaupt nicht mehr hineinzupassen. Sein gesamter Lebenselan, bisher überaus hochgespannt, begann immer mehr abzubröckeln.

Realiter hieß das: Seine Leistungsfähigkeit läßt nach. Sein Alkoholkonsum beginnt zu steigen, bald beträchtlich sogar. Und diese merkwürdige Distanz, die sich da überall zwischen ihn und seine Umwelt schiebt – die Alltagssprache hat dafür das Wort »Wurschtigkeit« –, verändert dann schließlich auch sein Verhältnis zu Frauen. Es verkehrt sich langsam aber sicher in das diametrale Gegenteil seiner bisherigen Verehrung für Frauen.

Im Intimverkehr mit ihnen vollzieht er ganze Rituale, mit Waschen, Baden und ähnlichem. Nur, gerade diese Dinge sind Banalitäten, das hat schon Kinsey nachgewiesen. Aber – und hier liegt das Bezeichnende – die Zahl seiner flüchtigen Bekanntschaften nimmt jetzt rapide zu. Das geht so weit, daß er sich in Gesellschaft der einen bereits mit den nächsten beiden verabredet. Sein Verhältnis zu Frauen gerät völlig aus den Fugen, wird diffus, gänzlich konturlos. Mit gesteigerter Sexualität oder Sucht nach Selbstbestätigung hat das gar nichts zu tun. Das Gegenteil ist der Fall: in nichts und niemanden vermag er noch ein wirkliches Gefühl zu investieren. Und diese Gleichgültigkeit widersprach nun ganz extrem seinem früheren Verhalten. Frauen bedeuteten ihm vordem etwas ganz besonders Anbetungswürdiges, Kostbares. Also gewiß nichts, was man »konsumiert«.

Als nächstes trat jetzt schon ein typisch psychotisches Symptom auf: eine erhebliche, aber besondere Art von Konzentrationsschwäche. Man könnte sie als »Brüchigkeit in der Gedankenführung« beschreiben. Und zwar litt er daran auch schon zu Zeiten, als er körperlich noch völlig fit war; womit sich diese Schwäche eben als etwas ganz anderes ausweist als jener Konzentrationsmangel, über den heute so viele Menschen klagen, der aber meist rein körperlich motiviert ist, durch zu wenig Schlaf, falsche Ernährung, Überlastung oder dergleichen.

Und eines Tages, ohne weiteren Übergang, passiert es: die Tötung des Mädchens. Der Tat unmittelbar voraus geht ein plötzlicher, bis dahin nie erlebter und ungemein heftiger Affektsturm. Werner selber hat es immer so geschildert, daß er buchstäblich von einer Sekunde zur anderen von einem nie gekannten Gefühl gepackt wurde: dieser Körper da vor mir ist Schmutz, ist letzter Unrat, völlig wertlos – beseitige ihn!

Also Vernichtung. Derartige Explosionen ohne direkte Vorankündigung sind aber nun doch sehr verdächtige Anzeichen einer Erkrankung. Der Gesunde nämlich reagiert viel früher, weil er die Kraft zu »Zwischenstufen« besitzt. Auf solchen Zwischenstufen werden Konflikte verarbeitet, man nähert sich ihnen, steht dann in ihnen und überwindet sie. Der Kranke besitzt keinerlei derartige Elastizität, die ja eben Kraft erfordert. Der Kranke verarbeitet keine Konflikte. Er »sprengt« sie! Ihm ist nur alles oder nichts möglich, nur völlige Gleichgültigkeit oder nicht mehr steuerbare Explosion.

Hinzu kam noch ein vorhin schon angedeuteter, weit zurückliegender Faktor: wir hatten als einziges Verdachtmoment in der Vorgeschichte erfahren, daß es in Werners Familie bereits einen Mord sowie den Fall einer deutlich manifest gewordenen Psychose gegeben hatte. Eine gewisse Vorbelastung war also vorhanden.

Freilich, erst dies alles zusammen gesehen ergab ein Bild, bei dem von einer Krankheit zu sprechen für uns dann keine Frage mehr war. Darüber bestand bei uns kein Zweifel mehr.

Völlig anders stellten sich die Dinge selbstverständlich für Werners Umwelt dar. Ohne diesen Überblick und noch vor dem Alarmzeichen des Tötungsdeliktes konnte Werner von seiner Umwelt unmöglich als Kranker »entdeckt« werden. Dafür bestand gar keine Chance. Gerade gegenüber einem Hochbegabten liegen da die Dinge noch besonders schwierig. Denn wer erkennt schon, wenn es hinter einer glänzenden Fassade kriselt? Auch sind im militärischen Milieu »Weibergeschichten« und erhöhter Alkoholgenuß nicht eben Kriterien, die Verdacht auf Anomalien wecken. Man mag dann ein »Windhund« sein, aber alle Einstufungen werden sich auf der Linie des sogenannten »Urmenschlichen« bewegen, dem Gegenteil des Anomalen, jedenfalls in populärer Sicht. Gänzlich zu schweigen von der Zeit, die es selbst bei einem Verdacht noch braucht, bis jemand auch wirklich etwas zu sagen wagt!

Entsprechend der Subtilität und »Unlogik« eines solchen Krankheitsgeschehens kam es später vor Gericht auch immer wieder zu typischen Szenen.

»Wie können Sie dem Angeklagten eine krankhafte Konzentra-

tionsschwäche attestieren?« hieß es da. »Der Mann ist doch bestens präsent, er gibt präzise Auskunft, ist genauso intelligent wie immer – was wollen Sie eigentlich?« Und dahinter stand dann das Gemurmel: Diese Psychiater hören das Gras wachsen! Sie hören die Flöhe husten!
Nun müßte man das nicht so schrecklich übelnehmen. Zumindest nicht, solange sich noch eine Chance bietet, die Dinge einsichtig zu machen. Da gibt es aber, wie man wohl sagen darf, gerade bei psychiatrischen Problemen so etwas wie eine Schallmauer der Verständigung, die zu durchbrechen selbst unter den heutigen Umständen noch gar nicht immer möglich sein dürfte. Da es bei Gericht schließlich um etwas geht, nicht selten um die gesamte Zukunft eines Menschen, gerät man hier mitunter in eine verzweiflungsvolle Lage.
Denn letztlich steht ein psychiatrischer Gutachter bei Gericht immer mehr oder minder vor der Situation, ein psychiatrisches Blitzkolleg halten zu müssen über Zusammenhänge, die zu verstehen er selbst Jahre benötigte. In meiner eigenen Laufbahn hat es Momente gegeben, da die Forderung nach rascher Verständigung über Dinge, über die es keine rasche Verständigung gibt, nahe an den Ruin als Arzt und Wissenschaftler geführt hat.

Halten wir im nachfolgenden zwei grundlegende Tatsachen fest:
1. Mit Intelligenz, in ihrer Struktur und ihrem Grad, haben Geisteskrankheiten nicht das geringste zu tun. Weder schützt hohe Intelligenz vor solchen Krankheiten noch bestimmt die umgekehrte Behauptung, die genauso gern geglaubt wird: daß nämlich der Hochintelligente oder gar das vielzitierte Genie für Geisteskrankheiten besonders anfällig seien. Man muß es wirklich wiederholen: nichts dergleichen stimmt. Obwohl diese Entdeckung so wenig neu ist, daß man der Kenntnis davon allmählich doch weitere Verbreitung wünschte. Ebensowenig ist mindere Begabung, bis hin zur Debilität, gleichsam ein Feld, das solche Krankheiten begünstigte oder gar schon ein Vorzeichen für sie sei.
2. Geisteskrankheiten können über weite Strecken unauffällig verlaufen, »unterirdisch«, um erst relativ spät nach außen manifest zu werden. Dies dann aber unter Umständen explosiv und abrupt. Daß man jemandem gemeinhin »nichts anmerkt«, sagt also noch verhältnismäßig wenig über seinen tatsächlichen Zustand aus. Der Kranke selbst hat natürlich die geringsten Chancen – nämlich gar keine –, sich etwa selbst zu diagnostizieren.

Daß psychiatrische, krankhafte Prozesse über lange Zeit unentdeckt bleiben können, ist gewiß alles andere als eine bloß interessante Feststellung. Manchen mag es schaudern.

Der tröstlich gemeinte Hinweis, mit anderen Krankheiten verhalte es sich doch ähnlich, tröstet natürlich gar nicht. Daß mancher jahrelang und ahnungslos mit einem Magengeschwür herumläuft, ist unerfreulich, weil gefährlich. Trotzdem aber werden solche Eventualitäten niemandem das gleiche bedeuten wie die Möglichkeit, bei Erkrankung seiner Seele, bei einer krankhaften Veränderung all dessen, »was er eigentlich ist«, weitestgehender Ahnungslosigkeit ausgeliefert zu sein.

»Wer bin ich eigentlich, daß eine bis ins Fundamentalste reichende Veränderung meiner selbst niemandem auffällt?« Sagen wir genauer: niemandem auffallen muß. So könnte man sich fragen. Ganz abgesehen eben von der Gefahr, die damit der Geisteskranke für sich und unter Umständen für andere darstellt.

Erheblich beteiligt am Zustandekommen dieser täuschenden Unauffälligkeiten ist ein Faktor, den wir bisher noch nicht erwähnt haben; er spielt aber in unserem gesamten Dasein eine große Rolle, nämlich: der Mensch formuliert sich ab einem gewissen Punkt seiner Entwicklung von innen nach außen, von innen in die Außenwelt hinein.

Diese Feststellung mag zunächst etwas rätselhaft klingen. Doch wird man gleich sehen, daß es sich hier überhaupt um eine der wichtigsten Formen handelt, in denen wir unser Leben bewältigen; besonders gilt dies im vorgerückten Alter.

Im folgenden sei hierzu ein Geschehnis geschildert, über das ich seinerzeit in der Forensischen Gesellschaft in Leipzig berichtete. Diese Gesellschaft war übrigens eine ausgezeichnete Einrichtung, deren permanente Aktualität der Fall Werner jetzt, Jahrzehnte später, wieder aufs grellste beleuchtete; der direkte Erfahrungsaustausch zwischen Justiz und Psychiatrie ist unerläßlich, wenn es nicht zu schwerwiegenden Mißverständnissen kommen soll, die wir uns heute weniger denn je leisten können. Denn das, was man gemeinhin unter einem gerechten Urteil versteht, verquickt sich immer mehr mit Ansprüchen, die dem Psychiater gelten. Längst soll er nicht nur feststellen, ob jemand geistig zurechnungsfähig im Sinne von gesund (oder krank) ist. Die vielgebrauchte Formulierung, jemand sei in dieser oder jener Situation »überfordert« gewesen, deutet genügend darauf hin, wie sehr immer mehr auch der Gesunde darauf besteht, psychische Belastungsgrenzen anerkannt zu wissen, jenseits derer keine Schuld mehr möglich ist oder sein soll; was natürlich zunächst heißt, solche Grenzen im individuellen Fall abzustecken. Die Dinge entwickeln sich also nicht gerade auf eine Vereinfachung hin. Dies nebenbei.

Ein Lebensmittelgroßhändler, der sein Unternehmen zu einem mehrfachen Millionenumsatz im Jahr hochgebracht hatte, mußte sich eines Tages vor Gericht verantworten. Die Anklage lautete auf Diebstahl.

Nun, was stiehlt ein reicher Mann? In einem großen Lagerschuppen, den er sich mit einem anderen Großhändler teilte, war er dabei erwischt worden, wie er aus den Beständen des anderen eine Kiste mit Sardinenbüchsen in seinen eigenen Lagerbereich hinüberschaffte.

Das Gericht bestellte sofort ein psychiatrisches Gutachten. Denn daß hier etwas nicht stimmte, lag allzu nahe. Selbst im Wiederholungsfall war der Gewinn aus einer gestohlenen Sardinenkiste nichts, was den geschäftlichen Maßstäben dieses Mannes im mindesten attraktiv erscheinen konnte; von allem anderen abgesehen.

Ich bekam den Mann zur Untersuchung. Und als ich dann dem Gericht schilderte, was nun bei ihm de facto vorlag, war die Überraschung für alle doch eine eiskalte. Dieser mit Millionenumsätzen wirtschaftende Mann hatte nämlich bereits seit Jahr und Tag keine Kontrolle mehr über das, was er tat. Und das war wörtlich zu nehmen.

Pünktlich und rastlos wie immer hatte er bis jetzt seine tägliche Büroarbeit erledigt, hatte Briefe, Rechnungen, Verträge unterschrieben. Nur, was dieser Mann unter solche Schriftstücke setzte, das waren bloße Routineunterschriften. Von den Geschäftsvorgängen als solchen verstand er sozusagen kein Wort mehr. Er funktionierte nur noch wie ein Automat.

Es mag schwierig sein, sich so etwas in der Realität vorzustellen, ohne daß es völlig unwahrscheinlich wirkt. Im Grunde aber liegt hier gar nichts anderes vor als jener Automatismus, der ja unter anderem die Schwank- und Lustspielautoren seit je besonders reizte, wenn man einmal diesen fast unumgänglichen Vergleich heranziehen darf. Es genügt tatsächlich, gewisse, immer sich wiederholende Dinge rein äußerlich, schematisch oder figurativ zu beherrschen – man denke an das schon klassische Beispiel des

Hauptmanns von Köpenick –, und schon fällt niemandem mehr auf, daß man dies alles in Wahrheit mitnichten beherrscht. Freilich kommt in der Lustspielversion hinzu, daß sich jemand diese Täuschungsmöglichkeit absichtlich zunutze macht. Letztlich beruht alle Schauspielerei darauf.

Um auf den Angeklagten zurückzukommen: er war ein Schauspieler, ohne es zu wissen. Darin lag das Grausame dieser Situation. Und nahm man ihn aus dem ihm vertrauten Milieu heraus, aus den ihm altgewohnten Bindungen und Selbstverständlichkeiten – was geschah, als wir ihn zu uns in die Klinik holten –, da sah man es dann sofort: in der neuen Umgebung konnte der Mann buchstäblich kein Bein mehr als das andere setzen.

Ursache dieser Aushöhlung war ein schon erschreckend weit fortgeschrittener, hirnatrophischer Prozeß. Das ist ein krankhafter Schwund der Hirnmasse, ein degeneratives Zugrundegehen der Hirnsubstanz. Der Kranke gehörte also in die Gruppe der Hirnveränderten. Man kann einen solchen Patienten medikamentös noch einige Zeit stützen, retten kann man ihn nicht. Denn das erforderte, daß man den zerebralen Schwundprozeß zum Stillstand brächte. Leider vermag man das bis jetzt nicht.

Das Gericht sprach den Angeklagten nach Paragraph 51 (1) StGB frei. Er konnte für den Rest seiner Tage sogar in familiärer Obhut gehalten werden. Es bedarf aber keiner Phantasie, sich auszumalen, was alles anstelle des Bagatell-Diebstahls hätte geschehen können. Bei dieser hohen Verspätung bedeutete jene Sardinenkiste einen überaus gnädig-glimpflichen Alarm.

Der Mensch formt und formuliert sich also von innen nach außen, etwa wie ein Gewächs seine Wurzeln der Beschaffenheit des Bodens gemäß ausbreitet und sich verankert. Doch nun der Unterschied: Der Gesunde verträgt auch die Verpflanzung. Der kranke Mensch verträgt sie schlecht, meist gar nicht. Der Betagte, das ist bekannt, wird fast immer seine Schwierigkeiten damit haben, auch wenn er sich ansonsten guter Gesundheit erfreut.

Andererseits aber hilft gerade dieses In-seiner-Welt-verankert-sein zahllosen Menschen, auch trotz gewisser altersbedingter Brüchigkeiten ein erträgliches Alter zu leben. Der Mensch steht dann in seiner gewohnten Umwelt wie in einem Stützkorsett. Überschreitet die Krankheit aber ein bestimmtes Stadium, eine gewisse Grenze, ändert sich alles. Die Verankerung hält jetzt ein Lebewesen fest, das in sich unhaltbar wird. Die von der Natur »wohlersonnene« Einrichtung wird zur Kulisse, die eine absterbende Pflanze verbirgt.

Es bedarf dazu keineswegs immer eines ausgesprochenen Krankheitsprozesses. Das zeigt das folgende Vorkommnis: In einer der Bombennächte des Zweiten Weltkriegs wird einem alten Tischlermeister Haus und Werkstatt zerstört. Der Sohn bietet sofort Hilfe an. »Sei ruhig, das machen wir schon«, tröstet er den Alten, »ich setz dir alles neu hin.«

Und er baute außerhalb der Stadt, am Rand der Heide, ein Häuschen mit einer kompletten Tischlerwerkstatt. Stolz, daß er seinem Vater dies alles bieten konnte, führte er eines Tages den Alten vor versammelter Familie in die neue Tischlerei. »So, Vater, jetzt kannst du weiterarbeiten!«

Da stand zur Überraschung aller Familienangehörigen der alte Mann da und wußte mit den Werkzeugen, die ringsum an den Wänden hingen, nichts mehr anzufangen; wußte buchstäblich nicht mehr, wozu eine Säge gut ist.

Banal ausgedrückt: Mit der alten, ihm seit Jahrzehnten, seit einem halben Leben vertrauten Werkstatt hatte man ihm auch sein handwerkliches Können zerstört. Zu dieser neuen Umwelt gab es keine automatischen Bezüge mehr. Dieser Mann aber war nicht einmal krank, sondern lediglich altersbedingt – sehr weit – abgebaut. Angemerkt aber hatte ihm das bis dahin niemand.

Die Fülle dessen, was im Menschen möglich ist, muß als geradezu kosmisch bezeichnet werden. Was wir von diesem »Kosmos Mensch« wahrnehmen, stellt zudem sicher nur einen Ausschnitt dar. Und ähnlich dem stellaren Kosmos, der sich uns nur als gewaltige optische Täuschung in der Zeit darbietet (die scheinbaren Standorte der Sterne sind ja sämtlich veraltet, da das Licht ungeheure Zeiträume durchqueren muß bis zu uns), so ist auch das äußere Bild eines Menschen, das wir sehen, gegenüber seiner inneren Entwicklung mitunter schon erheblich verjährt. Mancher Stern, dessen Licht unser Auge trifft, mag in Wirklichkeit überhaupt längst einer astrophysikalischen Katastrophe zum Opfer gefallen sein. Genauso aber können Wesenszüge und Fähigkeiten, die ein Mensch uns täglich vordemonstriert oder vorzudemonstrieren scheint, längst in einer biochemischen oder zerebralen Katastrophe untergegangen sein. Sie existieren gar nicht mehr.

Das Jahr 1925 brachte für mich einen bedeutungsvollen Wechsel. Es war mein Kölner Lehrer Kurt Schneider, der damals eines Abends von einem Kongreß aus Heidelberg zurückkam, wo er auch mit Professor Carlos Wilmanns zusammengetroffen war. Wilmanns leitete die Psychiatrische Universitätsklinik Heidelberg, von der ich schon erwähnte, daß sie damals als das »Mekka« der Psychiatrie schlechthin galt, nur noch in etwa vergleichbar mit dem Rang, den zum Beispiel Göttingen in der Mathematik einnahm. Daß die Heidelberger in der forensischen Psychiatrie einem gewissen Konservativismus huldigten, änderte im übrigen wenig an der Tatsache, daß hier eine glänzende Zahl erstklassiger Ärzte und Wissenschaftler versammelt war und man in den grundlegenden Forschungen zweifellos ganz vorne lag.

Ich entsinne mich, wie wir abends in der Kölner Klinik auf dem Flur im Halbkreis standen, während Schneider von Heidelberg erzählte. Alles, was man intern von dort erfahren konne, interessierte natürlich brennend. Und dabei erwähnte Schneider dann, daß Wilmanns einen Assistenten suche. Plötzlich wandte er sich zu mir und sagte: »Das gilt für Sie. Ich habe Wilmanns Ihren Namen genannt.«

Die Chance traf mich völlig unerwartet. Noch in der gleichen Nacht marschierte ich im Eiltempo zum Bahnhof und stand am nächsten Morgen vor Wilmanns. Dessen erste Frage an mich lautete: »Was haben Sie gedruckt?« Ich sollte ihm aufzählen, was ich bisher an wissenschaftlichen Arbeiten veröffentlicht hatte.

Das war nun schon typisch für diesen Mann, der auch im streng wissenschaftlichen Bereich immer die konkrete Frage stellte, was an praktischen Ergebnissen dabei herausschaue. In seinem praktischen Kalkül hatte dieser Klinikleiter etwas von einem modernen Unternehmer an sich. Äußerlich war er ein glänzend aussehender Mann, groß, schlank, mit einem fast asketisch scharfgeschnittenen Gesicht. Er ging stets sehr elegant gekleidet, unter seinem weißen Kittel lugten nur die teuersten englischen Tweedanzüge hervor. Hervorstechendstes Merkmal aber war die kühle Distanz in seinem Benehmen. Sie stellte sozusagen die marmorne Außenwand einer bis ins letzte durchgeformten Rationalität dar, die auch klimatisch das bestimmende Element im gesamten Betrieb dieser Klinik war. Heute würde man Wilmanns ohne weiteres einen

»autoritären Typ« nennen; nur daß sich solche Schlagworte selten in befriedigender Weise mit der Wirklichkeit decken.
Auf seine Frage nach dem, was ich »gedruckt« hätte, konnte ich Wilmanns zwei oder drei Arbeiten nennen, und er entschied: »Gut, kommen Sie zu uns, aber tun Sie es sofort!«
Ich war damals 27 Jahre alt. Noch am Mittag saß ich bereits wieder im Zug nach Köln zurück. Dort packte ich meine Koffer und nahm Abschied. Man legte mir kein Hindernis in den Weg, nur Kurt Schneider, dem ich diesen Wechsel verdankte, zeigte sich von der Plötzlichkeit meines Weggangs dann doch ziemlich enttäuscht. »Der Bürger-Prinz hat sich aber reichlich rasch entschlossen«, äußerte er zu einem Assistenten. Woraufhin der Kollege antwortete: »Nehmen Sie ihm das nicht übel, der Bürger-Prinz leidet überhaupt an Pistolenschuß-Entschlüssen.« Womit er recht hatte. Nach meinem zaudrigen Studienbeginn habe ich später in eigenen Angelegenheiten fast immer derart »auf Knall und Fall« entschieden.
Mein Einzug als kleiner Assistent in die weltberühmte Klinik verlief schon im rein Äußerlichen erheblich anders, als man sich das heute wohl vorstellen würde. Unter Führung einer Schwester erklomm ich sämtliche Stockwerke bis unter das Dachgeschoß, wo man mir eine Dachstube zur Unterkunft angewiesen hatte: eine schauerliche Bude, deren kümmerliche Ausmaße es nicht einmal erlaubten, meinen Kabinenkoffer darin unterzubringen; ich mußte ihn vor der Türe stehen lassen. Als Waschgelegenheit gab es nur den berühmten Blechdreifuß, und als Heizung gab es gar nichts. Es war schon Ende November und entsprechend kalt.
Reichlich durchgefroren meldete ich mich am nächsten Morgen beim Chef. In der selbstverständlichen Hoffnung, einen kleinen Ofen für die Bude zu bekommen, ließ ich einige unzweideutige Bemerkungen vom Stapel. Aber Wilmanns sah mich nicht einmal an. Er war gerade dabei, ein Manuskript zu korrigieren und bemerkte nebenher: »Abends halten sich die Herren in der Bibliothek auf, und die ist geheizt.« Das Problem existierte nicht für ihn. Übrigens pflegte er noch gegen elf Uhr nachts in dieser Bibliothek aufzutauchen und sich mit großer Selbstverständlichkeit bei jedem der anwesenden Herren zu erkundigen, woran er denn arbeitete. Wer oder was man war, woher man kam – dergleichen spielte in Heidelberg überhaupt keine Rolle. Als ich mich beim Morgenkaffee im Ärztekasino den Kollegen vorstellte, nahm niemand auch nur geringste Notiz von mir. Die Unpersönlichkeit des Betriebes wirkte auf mich zunächst wie eine Zukunftsvision, der gegenüber

alles, was ich bisher an medizinischem Betrieb kennengelernt hatte, mir jetzt wie die traute Zusammenkunft unter alten Freunden vorkam. So daß ich dann eine beinahe alberne Situation vom Zaun brach. Als ich nämlich an einen älteren Assistenten geriet, der zeitunglesend an einem Tisch saß und gar nicht daran dachte, auch nur den Kopf zu heben, als ich ihn ansprach, da ging mein damals noch sehr aufbrausendes Temperament schlicht mit mir durch.

»Stehen Sie gefälligst auf, wenn ich mich Ihnen vorstelle!« platzte ich heraus. Verblüfft erhob sich der Herr, stellte sich seinerseits vor, setzte sich auf seinen Platz zurück, griff wieder zur Zeitung und las weiter. Es war übrigens ein sehr netter Kollege, mit dem ich mich später ausgezeichnet verstand; was ich im Moment mitnichten verstand: ich war in einer überaus hochgespannten, modernen Klinik gelandet, deren Ruf nicht von ungefähr kam, sondern das Ergebnis einer totalen Konzentration auf die Arbeit und einer ebenso totalen Ausschaltung jedes persönlichen Momentes war. In dieser Umgebung begann für mich der Eintritt in die ärztliche Verantwortung.

Ein Mediziner mag noch so oft famuliert, er mag als Medizinalassistent unter großen Anforderungen gearbeitet haben – es ist und bleibt ein völlig anderes Ding, wenn man dann eines Tages zum erstenmal als Stationsarzt Dienst tut. Zwar hat man die übergeordneten Ärzte als »Rückendeckung«, sie überwachen, bestätigen oder korrigieren die Arbeit des Neulings. Das ändert aber nichts an der Tatsache, daß einem nun zum erstenmal eine Anzahl von Kranken anvertraut ist, für die man primär selbst die Verantwortung trägt.

Schon der Oberarzt ist weitgehend angewiesen auf die Übermittlung von Informationen durch den Stationsarzt, der die Anamnese erhebt, mit den Angehörigen der Kranken spricht und somit Informationen von hoher Wichtigkeit sammelt, auf deren Richtigkeit sich der andere dann unbedingt verlassen können muß. In diesem Augenblick, nicht früher, nicht später, beginnt eben die echte ärztliche Verantwortung. Jeder Satz, den man jetzt weitergibt, kann zu Entscheidungen beitragen, die das Schicksal eines Kranken in gravierender Weise mitbestimmen.

Im Dienst auf der Station war ich dem Oberarzt Professor Meyer-Groß zugeteilt. Gleich zu Anfang der ersten Visite wandte er sich an mich: »Hier, bitte, übernehmen Sie diesen Kasus, der ist gestern abend eingeliefert worden. Sehen Sie zu, daß Sie ihn durchexplorieren.«

Man wurde also sofort und unmittelbar »abgetastet« auf das hin, was man konnte, wie man mit den Patienten umging und wie man sich der neuen Situation gewachsen zeigte. Nur das zählte, nichts sonst. Und in diesen ersten Tagen passierte »es« dann auch gleich.

Der Patient war ein Mann mittleren Alters, den ich mit aller mir möglichen Sorgfalt durchuntersucht hatte. Über das Ergebnis berichtete ich Meyer-Groß nach der Visite. Der Oberarzt saß auf seinem Stühlchen neben einem Tisch und hörte mir geduldig zu.

Es war meiner Erhebung nach ein hochkomplizierter Fall, förmlich durchsetzt von paranoiden Wahninhalten. Den sehr vielfältigen Erscheinungen lag meiner Ansicht nach eine chronische Psychose zugrunde. Ich schilderte das wieder einmal sehr genau, gab, wie wir im Fachjargon sagen, eine »Viel-Zeilen-Diagnose«, mit der ich allerdings nicht ganz bis zu Ende gelangte. Denn Meyer-Groß unterbrach mich. »Lassen Sie den Patienten doch bitte einmal hereinkommen«, sagte er.

Das geschah. Meyer-Groß sah sich den Kranken an, sprach mit ihm, und es dauerte gar nicht lange, da nickte der Oberarzt dem Patienten zu. »Dankeschön, es ist gut, Sie können wieder in Ihr Bett gehen.«

Als wir wieder alleine waren, warf Meyer-Groß mir nur noch einen kurzen Blick zu. Dann hörte ich ihn sagen: »Na, nun fangen Sie das Ganze noch einmal von vorne an. Das ist 'ne Epilepsie.«

Eine Epilepsie bedeutet gelinde ausgedrückt etwas völlig anderes als eine Psychose. Für mich bedeutete sie zunächst das Gefühl völliger Vernichtung. Ähnlich wie im Fall der hysterischen Dame hatte ich auch hier eine Kette eindrucksvoller Erscheinungen im Vordergrund viel zu wichtig genommen und dabei den Kern des Problems glattweg übersehen. Ich hatte es versäumt – besser gesagt: es war mir gar nicht eingefallen –, den Patienten schlichtweg danach zu fragen, ob er unter irgendwelchen Anfällen leide.

Die eigentliche Überraschung aber folgte erst noch. Sie ist schwierig zu beschreiben, weil sie eine Entwicklung betrifft, die einem erst mit der Zeit zu Bewußtsein kam. Jeder Anfänger begeht Fehler. Bei dem scharf-kühlen Wind, der hier wehte, blieb nun freilich nichts übrig, als sich bedingungslos in die sich täglich darbietenden Probleme hineinzustürzen. Natürlich konnte man das nicht im Alleingang tun, man brauchte die Unterweisung des Erfahrenen. Aber nach einiger Zeit stellte man fest, daß es einem zur Selbstverständlichkeit geworden war, bis in die Nacht hinein mit den älteren Ärzten zu diskutieren, alles und jedes durchzusprechen, jeder Kranke, bei dem man sich über irgend etwas nicht ganz sicher war, wurde buchstäblich noch und noch und immer noch einmal durchgegangen.

Das heißt: Hinter der kühl sachlichen Atmosphäre des Klinikalltags herrschte in Heidelberg eine Hingabe an die Wissenschaft, vor allem aber auch ein Aufwand in der Ausbildung der jungen Ärzte, demgegenüber ich gewisse heute herrschende Zustände nur mit entschiedener Sorge betrachten kann.

Die schonungslose, unpersönliche Bewertung, der man in Heidelberg in allem ausgesetzt war, wurde abgestützt von jener geradezu unglaublich geduldigen, gewissenhaften Unterweisung. Sie ist das Wesentlichste in der ärztlichen Ausbildung überhaupt, und man kann deshalb reden, was man will: die Oberärzte sowie neben ihnen die älteren Assistenten sind die wichtigsten Männer im gesamten klinischen Betrieb. Wogegen der Umstand, daß also in Heidelberg ein Oberarzt frühestens nach einem halben Jahr ein erstes persönliches Wort übrig hatte, zur Nichtigkeit zerrinnt.

Meyer-Groß, dem ich während meiner ganzen Heidelberger Zeit zugeteilt blieb, unter dem ich also fünf Jahre lang arbeitete, leistete in dieser profunden Unterweisung der Jungen nahezu Unvorstellbares. Die Zahl der Nächte, die dieser Mann sich wegen uns um die Ohren schlug, war schon als rein physische Leistung wirklich ein Äußerstes. Ermöglicht wurde ihm das durch eine sehr robuste Natur und eine enorme Vitalität. Er war ein Mann von kräftiger, mittelgroßer Statur und auch in seinem Wesen, wenn man es einmal so vergleichen will, sehr breit angelegt. Die Skala seiner Ausdrucksmöglichkeiten reichte von der messerscharfen Formulierung bis hin zum unformulierten, mit allen Emotionen angetriebenen »Donnerschlag«. So stellte er auch den idealen Vermittler zwischen der sehr unterkühlten Rationalität von Wilmanns und H. W. Gruhle und einigen Kollegen, denen diese fast eisige Distanz doch nicht so ganz lag. Gerade dank Meyer-Groß war das Heidelberger Ensenmble eine hervorragend reich facettierte und ausgewogene Mannschaft.

Es war ein herrliches Arbeiten, und niemand saß auf seinen Einfällen. Eine wissenschaftliche Arbeit, die man verfaßt hatte, ging halbseitig geschrieben zum Beispiel an Meyer-Groß, dann zu Gruhle, der sie an den Chef weitergab. Jeder schrieb an den Rand, was er von sich aus noch dazu zu sagen hatte. Das wurde amalgamiert, hineingearbeitet, und da war es nachher eben nicht so, daß vier oder fünf Namen auf dem Titel prangten, als Zeichen sogenannter »Team-Arbeit«, bei der in Wirklichkeit so oft doch nur jeder darüber wacht, daß er nicht zu kurz kommt, daß er sichtbar vertreten ist und den Kopf möglichst weit aus der Gruppe, aus dem Gruppenbild herausreckt. Sondern die Arbeit erschien einzig unter dem Namen des Arztes, der mit seinem Wissen und seiner Leistung dem Ganzen das Rückgrat gab.

Ich erinnere mich noch genau, wie ich die ersten Patienten mit den vieldiskutierten »Phantom-Gliedern« hatte. Dieses Phänomen tritt bekanntlich vor allem bei Amputierten auf. Der Patient glaubt ein Bein zu bewegen oder Schmerzen darin zu haben, obwohl es schon vor längerer Zeit amputiert werden mußte. Die gleiche Erscheinung kann auch bei gelähmten und völlig gefühllos gewordenen Extremitäten auftreten.

Die beiden ersten Patienten dieser Art waren Gutachtenfälle, die ich durchzuarbeiten hatte. Beide waren Opfer eines Motorradunfalls. Der erste hatte einen Halswirbelbruch erlitten, mit einem Rückenmarkschaden, der eine totale Lähmung zur Folge hatte. Trotzdem glaubte der Patient, alle vier Extremitäten voll bewegen zu können.

Dem anderen Patienten war der gesamte Armnervenkomplex durchtrennt worden. Auch dieser Verletzte erlebte Arme und Hände noch als voll beweglich und tastempfindlich.

Das wissenschaftliche Material, das ich dann über diese Fälle zusammenstellte, war Erstlingsmaterial. Untersuchungen, wie ich sie an diesen Patienten vornahm, waren völlig neu. Die wissenschaftliche Publikation aber lief unter dem Namen von Meyer-Groß; nicht, weil er der Oberarzt und ich der kleine Assistent war. Sondern weil Meyer-Groß die Verantwortung trug, weil er die Übersicht hatte, weil er die Bedeutung dieser Untersuchungen mit seinen Hinzufügungen entscheidend einordnete. Weil er einfach wußte, wo das Ganze hingehörte. Und natürlich hätte es ebensogut umgekehrt geschehen können, falls ich bereits ein Spezialgebiet beherrscht hätte. Dann hätte Meyer-Groß noch einiges beigesteuert, aber sein Name wäre unter den Tisch gefallen, mit der gleichen Selbstverständlichkeit.

Man sage nicht, dies seien nebensächliche Details. Wes Geistes Kind eine Gemeinschaft ist, zeigt sich in solchen Details auf besonders prägnante Weise. Auch im Garten der Eitelkeiten blüht das Unkraut vor allem am Rande.

Wilmanns selbst hielt auch zu seinen engsten Mitarbeitern jene ausgesprochen strenge Distanz, die bewirkte, daß eigentlich keiner ein persönliches Verhältnis zu ihm besaß. Dennoch haben alle in der Klinik diesen Chef buchstäblich heiß geliebt. Das ist schon deshalb bemerkenswert, weil Wilmanns' kühle Art eine solche Reaktion eigentlich ausschloß. Menschen, die derart auf Abstand bedacht sind, genießen in der Regel allenfalls Respekt, aber kaum echte Zuneigung. Bei ihm aber war es so. Man unterlag dem Zauber einer Persönlichkeit, bei der sich eine äußere, durchaus das Ästhetische berührende Eleganz nahezu vollendet mit einer ganz ungewöhnlich hohen, unmittelbaren und stets hellwachen Intelligenz verband. Man konnte diesen Mann mit Augen und Ohren wirklich »genießen«.

Berühmt war sein phänomenales Gedächtnis. Von Patienten, auch wenn er sie jahrelang nicht mehr gesehen hatte, behielt er alle Einzelheiten im Kopf und hatte sie sofort präsent, sobald ihm der Betreffende wieder begegnete.

Leider verlangte er das gleiche auch von uns Assistenten; was unter anderem bedeutete, daß ich von den neunzig Patienten unserer Station alles wissen und mir jede Einzelheit ihres Falles merken mußte. Das bezog sich natürlich auch auf alle Neueingänge. Aber, jedes Gedächtnis hat nun einmal seine Grenzen – außer dem von Wilmanns, wie es schien. Und eines Tages, bei einer Visite, nachdem ich schon eine Unmenge Fragen beantwortet hatte, sollte ich auch noch die Zahl der Kinder eines neueingelieferten Patienten sowie deren Alter angeben. Fragend sah mich Wilmanns an, und da antwortete ich einfach ins Blaue, der Mann habe drei Kinder und sie seien so und so alt.

Die Reaktion war typisch. Wilmanns wußte, daß ich log. Aber stumm lächelnd ging er zum nächsten Bett, sehr befriedigt, daß ich mich nicht hatte verblüffen lassen.

Ein andermal hatte ich ihm nur erst Namen und Geburtsdatum eines Patienten genannt, als Wilmanns sofort nickte.

»Ja«, sagte er zu dem Kranken, »wir haben uns vor achtzehn Jahren gesehen, in einer etwas heißen Angelegenheit, wie man es nennen könnte.« Wenig später klärte er uns auf. Er kannte den Betreffenden von einer Gerichtsverhandlung, die vor achtzehn Jahren stattgefunden hatte und auf der dieser Patient der Angeklagte gewesen war. Und zwar lautete die Anklage auf Brandstiftung. Im Laufe der Verhandlung stellten sich dann einige nicht gerade alltägliche Tatumstände heraus.

Als ganz junger Mann war der Angeklagte Trompeter bei der Freiwilligen Feuerwehr eines kleinen Ortes gewesen. Diese Aufgabe erfüllte ihn aber bald mit einer wahrhaften Leidenschaft.

Um trompeten zu dürfen und das ganze Dorf mit seinen Feurio-Signalen alarmieren zu können, steckte er dann Haus um Haus, Scheune um Scheune an und hatte mittlerweile auf diese Weise den halben Ort eingeäschert. Solche Vorkommnisse sind übrigens im Laufe der Jahre etliche bekanntgeworden.
Sachlichkeit und Präzision waren bei Wilmanns oberstes Gesetz. Emotionale Beteiligung schätzte er gar nicht. Wo er dergleichen bemerkte, konnte er sehr unverblümt reagieren. Als Homburgers Lehrbuch der Kinderpsychiatrie erschien, das erste seiner Art, an dem unser »Onkel August«, wie wir ihn nannten, acht Jahre gearbeitet hatte, und als wir ihm nun alle gratulierten – da erschien Wilmanns im Konferenzsaal und rief dem Professor Homburger nur wie als Morgengruß zu: »Na, Onkel August, Dichtung und Wahrheit!«
Homburgers emotionales Engagement für die Kinderpsychiatrie ging ihm entschieden contre cœur. Freilich wird man hier dazusagen müssen, daß diese ans Marottenhafte grenzende Frontstellung gegen jede Art innerer Beteiligung auch – wie könnte es anders sein – mit dem Fehler behaftet war, den Splitter im eigenen Auge nicht zu sehen. Wilmanns selbst war ganz entschieden von sehr tiefen Emotionen beherrscht. Kam zum Beispiel die Rede auf das Thema Psychopathien und soziales Außenseitertum, dann kreuzten in Wilmanns' Vorstellung sofort und ausschließlich die Prostituierten, die Bettler, Landstreicher und Mehrfach-Kriminellen auf. Das Fließende in diesen Bereichen, die Zwischenstufen, Entwicklungen, die sehr vielgestaltigen und weiten Zwischenzonen, die vor diesen dann schon eindeutigen Randlandschaften lagen, sah Wilmanns überhaupt nicht; womit ja auch zusammenhing, daß er Aschaffenburgs humanitären Elan in der forensischen Psychiatrie nun einfach für eine Art sozial-psychiatrischer Romantik hielt.
Doch davon abgesehen war diese Ausrichtung auf Rationalität und Präzision, mit der Wilmanns die Klinik beherrschte, schon sehr dazu angetan, in der Psychiatrie jene geistige Grundhaltung zu verankern, jenen unbedingten Willen zur Klarheit, ohne den auf dem noch so schwankenden Boden dieser Wissenschaft weder Halt noch sicherer Fortschritt zu gewinnen waren.

Erinnern wir uns der hier gegebenen Beispiele von Psychosen, von rätselhaften Ausbrüchen und ebenso unerklärlichen Beendigungen solcher Prozesse, von unterirdisch verlaufenden Krankheiten und dem Ringen um eine feste Definition dessen, womit man es hier

überhaupt zu tun habe. So wird man nun schon einen ungefähren Eindruck haben von den ungeheuren Schwierigkeiten, denen die Psychiatrie zunächst gegenüberstand und auch heute noch steht. Ihr sogenannter Vormarsch war ja alles, nur kein Marsch, bei dem man sozusagen die stolzen Tageskilometer hätte zählen können.
Neiderfüllt blickte man manchmal auf die kontrollierbaren Wege, die sich der übrigen Medizin doch mehr und mehr auftaten. Da ließ sich ein Blutstropfen präparieren, fixieren, unter das Mikroskop bringen, ließen sich Krankheiten geradezu ablesen, an Blutbildern zum Beispiel exakt nachweisen. Freilich, auch diese Fortschritte waren niemandem in den Schoß gefallen, sie waren schwer erkämpft worden. Aber: es waren eben Wege, die sich dann doch einigermaßen konsequent verfolgen ließen.
In der Psychiatrie? Wie war hier die Frage zu formulieren? Gab es ein »Blutbild der Seele«? Überhaupt, gab es irgendein Medium, irgendeine »lichtempfindliche Schicht«, irgendeine Seismographik, gab es irgend etwas, in oder an dem sich annähernd zuverlässig Strukturen oder Vorgänge aus dem psychischen Bereich niederschlagen, abzeichnen?
Natürlich suchte niemand nach einer Patentlösung. So naiv war keiner, hier an einen möglichen Geniestreich zu glauben. Dennoch konzentrierte sich auch in der Psychiatrie mit der Zeit alles mehr oder weniger auf die unumgängliche, profunde Frage: ob auch für den Psychiater ein im klassischen Sinn exaktes, ein an fixierbaren Naturgesetzmäßigkeiten sich orientierendes Vorgehen möglich sein würde.
Und in den zwanziger Jahren war es dann zum erstenmal soweit. Eine überraschende Entdeckung machte von sich reden. Gelungen war sie einem zweifellos überragenden Mann: Ludwig Klages. Seine Anhänger waren überzeugt, Klages habe tatsächlich das langgesuchte »Blutbild der Seele« gefunden. Es bestand übrigens nur aus Tinte: es war die menschliche Handschrift.
Ablesbar von jedem handbeschriebenen Briefbogen oder Notizblock, die Handschrift als Bildträger psychischer Strukturen – das klang einmal wie eine perfekte Sensation.
Man weiß, Klages' Methode der Schriftanalyse faszinierte in der Folge nicht nur Ärzte und Psychologen in der ganzen Welt. Die Graphologie wurde in allen gebildeten Kreisen das große Thema. Später drang sie auch weit ins Praktische vor. Arbeitgeber nahmen sich das Recht, künftige Mitarbeiter graphologisch auf ihre charakterliche und begabungsmäßige Eignung durchleuchten zu lassen.

Zu erfahren, wer und wie ich bin, wer und wie der andere ist, mit dem ich es zu tun habe, das alles entsprach überhaupt einem »urmenschlichen« Wunsch. Bisher war es – ein Wunschtraum gewesen.

Jetzt aber betraten Ludwig Klages und seine Anhänger die Bühne der Wissenschaft. Und sie betraten sie mit einem hohen Gültigkeitsanspruch. Die neue Methode sollte mit der Charakterologie im Hintergrund bereits exakt, ihre Ergebnisse sollten unbezweifelbar sein.

Es versteht sich von selbst, daß die Psychiatrie an Klages nicht vorbeigehen konnte. Denn wenn psychische Strukturen in die Handschrift des Menschen einfließen, dann durfte man rechtens folgern, daß auch krankhafte Veränderungen im graphischen »Abbild der Seele«, in der Schrift, sichtbar werden. Dann aber war die Graphologie möglicherweise eben das langgesuchte Instrument, war die Graphologie eine kontrollierbare Methode, mit der ein wesentlicher Fortschritt in der Diagnose menschlicher Daseinsformen – zu denen auch die Krankheit gehört – gelingen konnte.

Man mußte es überprüfen. Und eben dies geschah damals zum erstenmal in Heidelberg. Es war Professor Gruhle, der die Graphologie einer ersten, aber bereits ausgezeichnet angelegten Testreihe unterzog.

Gruhle, schon immer ungemein vielseitig und einfallsreich experimentierend, holte auf ein halbes Jahr eine Graphologin in die Klinik. Es war sogar die Meisterschülerin von Ludwig Klages persönlich, die zu uns kam. Und Gruhle ließ sie nun ganz kontrolliert unsere Kranken graphologisch analysieren. Von Fall zu Fall wurde dann eingehend verglichen: Was sagte die graphologische Analyse über den Kranken aus? Und im Vergleich dazu: Wie lautete der psychiatrische Befund?

Man muß hinzufügen, daß Gruhle dem ganzen Unternehmen eine sehr geschickte Frage voranstellte: Wir wollen wissen, was geht in die Handschrift *nicht* ein? Wir wollen wissen, wo die Grenzen der Graphologie liegen.

Angesichts ihres hohen Gültigkeitsanspruchs durfte ein Katalog der Minuspunkte nicht sehr umfangreich ausfallen. Das, was in die Schrift *nicht* einging, mußte ein unverhältnismäßig kleinerer Teil sein gegenüber dem, was sich in der Schrift tatsächlich ausdrückte. Man würde also auf diesem umgekehrten Weg rascher und klarer zu einer ersten Feststellung kommen, woran man mit der Graphologie war. Für mein Gefühl lag in dieser Umkehr eine sehr geschickte Vereinfachung; als diagnostische Hilfe für den Psychiater war die Schriftanalyse nur dann von Wert, wenn sie nichts Wesentliches übersah.

Bezeichnenderweise tut man der Sache bei aller Wichtigkeit kaum Unrecht, wenn man jetzt abkürzt. Natürlich, das Schicksal der Graphologie in bezug auf die Psychiatrie wurde keineswegs an einem einzigen Tag entschieden. Patient für Patient wurde einer doppelten Analyse unterzogen. Zur Illustration des Endergebnisses aber genügt es, eine Szene zu schildern, zu der es damals während einer der täglichen Ärztekonferenzen kam. Diese Szene enthält nämlich eine skurrile Pointe, die schon vieles in der gesamten Entwicklung der Dinge vorwegnahm und deutlich machte. Während dieser Ärztekonferenz hatte uns Gruhle einen Kranken vorgeführt. Es war ein eindeutiger Kasus, den Gruhle uns aber wie immer sehr sorgfältig auseinandersetzte. Abschließend wandte er sich dann an die Graphologin, mit der Bitte, jetzt ihre Analyse des Kranken vorzulesen.

Das tat sie. Und es kam dabei etwas ganz Erstaunliches heraus. Nämlich etwas ganz anderes im Vergleich zur psychiatrischen Analyse. Selbstverständlich mußte man in Rechnung stellen, daß der Fehler auch bei Gruhle liegen konnte. Aber selbst diese – hier sehr unwahrscheinliche – Möglichkeit mit einkalkuliert, konnte man dennoch mit Bestimmtheit sagen: so, wie es die graphologische Analyse darstellte, verhielt es sich bei diesem Kranken auf gar keinen Fall.

Nun, darin lag noch nichts Welterschütterndes. Irrtümer sind immer und überall möglich. Um so bezeichnender aber war das, was jetzt folgte.

Gruhle wies nämlich auf den Patienten und sagte: »Also bitte, hier sitzt der Kranke, und Sie sehen, er ist in seiner Grundstruktur völlig anders, als es die Schriftanalyse schildert.«

Daraufhin gab unsere Graphologin zur Antwort: »Gut, das mag ja sein, aber bei Ludwig Klages steht auf Seite soundso viel . . .« Und nun »bewies« sie mit genauen Klages-Zitaten, warum der Kranke, auch wenn er anders erschien, trotzdem nicht anders sein konnte; denn, um es jetzt einmal etwas bissig auszudrücken: der Patient hatte eben so zu sein, wie der große Klages es befahl.

Als Antwort einer im übrigen sehr gescheiten Frau war das schon recht verblüffend. Man ahnte zwar noch nicht, wie weit diese Haltung gehen würde, die hier das Fundament aller Wissenschaftlichkeit schlicht auf den Kopf stellte, indem sie einer Theorie den Vorrang gegenüber den Tatbeständen einräumte. Aber, um es

eben schon vorwegzunehmen: Klages war hier bereits zur Bibel geworden. Und dazu war es noch reichlich früh.
Schlimmeres folgte. Denn es blieb bei dieser Haltung. Ludwig Klages' Anhänger haben sein Werk in geradezu sektiererhaftem Trotz auch weiterhin mit tabuistischen Unfehlbarkeitsansprüchen umzäunt, und zwar derart, daß die Graphologie insgesamt über ihren großartigen Start dann tatsächlich leider kaum mehr hinauskam. Daß es jetzt wieder neuere Ansätze gibt mit qualifizierbaren Methoden, sei ausdrücklich erwähnt.
Es war einfach so: Man hatte wieder einmal die ungeheure Varianz im »Kosmos Mensch« unterschätzt. Zu Korrekturen aber war man nicht bereit. Ich halte es bis heute für ungeklärt, wozu die Graphologie letztlich vielleicht imstande wäre, wenn man sie verbesserte im Sinne einer besseren Kontrolle und Statistik.

Schon Gruhles Vergleichsreihe hat im Endergebnis gezeigt, daß die Graphologie durchaus ein wertvolles Hilfsmittel sein konnte. Außerdem folgten noch weitere Versuche. So hat zum Beispiel Schorsch, der spätere Direktor von Bethel, mit der Graphologie einen interessanten Vorstoß in die so eminent wichtige Frühdiagnose unternommen. Schorsch untersuchte die Handschriften Jugendlicher auf Frühsymptome psychotischer Prozesse und erzielte damit für damals brauchbare Ergebnisse. Ich selbst habe später in Leipzig, in der forensischen Psychiatrie, fast immer zusätzlich zum psychiatrischen Gutachten auch ein graphologisches Gutachten anfertigen lassen.
Schließlich aber geschah in der Psychiatrie das, was in der Graphologie nicht geschah. Die diagnostischen psychologischen Testmethoden wurden Schritt für Schritt erfolgreich fortentwickelt. Die Handschrift-Analyse spielt heute in der Psychiatrie keinerlei wesentliche Rolle mehr.
An unsere tüchtige Graphologin von damals aber bewahre ich noch eine letzte nette Erinnerung. Sie überraschte mich eines Tages mit der Analyse meiner eigenen Handschrift. »Ich habe recht!« rief sie sehr entschieden, und als ich mich erkundigte, worin sie denn recht habe, schloß sie die Tür meines Zimmers hinter sich, damit das folgende niemand hören könne. Dann trat sie dicht an mich heran und verkündete: »Sie sind gar kein Wissenschaftler. Sie sind ein Künstler!«
Das war in dieser Ausschließlichkeit sicher auch wieder ein Irrtum. Diesmal aber doch immerhin ein reizend schmeichelhafter.

Eines Tages ging ich zu unserem zweiten Oberarzt, Professor Beringer, und teilte ihm mit: »Entschuldigen Sie bitte, aber ich kann nicht mehr.«
Beringer sah mich erstaunt an. »Nanu, was ist denn los mit Ihnen?« fragte er. »Warum können Sie nicht mehr?«
Wahrheitsgemäß erklärte ich ihm: »Ich mache jetzt seit mehr als einem halben Jahr ununterbrochen Nachtdienst. Entschuldigen Sie, aber ich bin restlos am Ende.«
Beringer war unter allen Ärzten in der Heidelberger Psychiatrie der einzige, den man fast als einen weichen Typ bezeichnen konnte. Er besaß eine sehr unmittelbare, menschlich warme Ausstrahlung. Meine gesundheitliche Bankrotterklärung erschien aber auch ihm als etwas skurril. Ein halbes Jahr Nachtdienst war eben nichts, worüber man auch nur ein Wort verlor. Immerhin, er ging doch sofort zu Wilmanns, der mich dann gleich zu sich kommen ließ, und nachdem er sich durch persönlichen Augenschein von dem Wunder überzeugt hatte, daß jemand mit seinen Kräften am Ende war, folgte nun wieder etwas Typisches: »Fahren Sie sofort in Urlaub«, befahl Wilmanns, »und kommen Sie keinen Tag früher zurück, bevor Sie nicht wieder völlig auf dem Damm sind!« Und das hieß tatsächlich, daß ich jetzt auf so lange Zeit hätte verschwinden können, als ich Lust hatte. Niemand fragte nach Nachtdienst, doch ebenso auch niemand nach der Dauer eines Urlaubs. Aber, müßig zu sagen, daß ich nach vierzehn Tagen wiederkam. Warum? Gewiß nicht aus Strebertum. Es war einfach die Faszination, die dieser hochgespannte Klinikbetrieb vor allem auf junge Menschen ausübte. Außerhalb der Klinikmauern plagte einen ständig das Gefühl, etwas zu verpassen.
Wäre ich längere Zeit fortgeblieben, hätte ich diesmal allerdings wirklich etwas Besonderes versäumt: den Beginn einer Reihe von Experimenten, die später als »Rausch der dreißig Ärzte« in der Heidelberger Lokalzeitung glossiert wurden.
Die Suche nach neuen Wegen, nach neuen Möglichkeiten war damals ein permanenter Zustand. Die Experimente, die nun folgten, zeigen aber vielleicht deutlicher als alles andere, wie hartnäckig und fast verzweifelt die Psychiatrie sich an das Rätsel der psychischen Krankheiten herankämpfte.
Wollte man Fortschritte erzielen, mußte man sich ja doch immer

wieder illusionslos die Grundtatsache vor Augen halten: Wir wissen nicht, was in einem Kranken eigentlich vorgeht. Wir haben keine annähernd genaue Kenntnis davon, wie die innere Welt eines Kranken aussieht, welche veränderten Erlebnisformen eine solche Krankheit im Menschen erzeugt. Womit man freilich schon vor der nächsten Frage stand: Wie sollte man jemals in die Erlebniswelt eines Kranken eindringen?

Selbstschilderungen Kranker lagen zwar vor. Subtile Explorationstechnik deckte vieles auf. All dies hatte aber Nachteile, weil der Selbstbeobachtung an sich schon Grenzen gesetzt sind, besonders bei Ungeübten. Zum anderen, weil die Sprache sich hier immer wieder als unzulänglich erweist. Ungewohnte und aus dem Rahmen fallende Zustände und Erlebnisse sind oft gar nicht mit dem vorhandenen Wortschatz zu fassen. Entscheidend wichtig ist hier ferner der Sachverhalt, daß es dem Kranken selbst sehr oft unmöglich ist, nachträglich eine vorher erlebte Veränderung wieder zu vergegenwärtigen.

Der gesunde Mensch kann von sich erzählen, er kann seine inneren Erlebnisse schildern, wenigstens bis zu einem gewissen Grade. Der Kranke hingegen vermag eben dies nicht, oder nur in äußerst unvollständiger Weise. Es erforderte eine unendliche Geduld, hier zu Bildern vorzustoßen, die mehr waren als eine verschwommene Skizze, bestenfalls. Hatten wir mit Hilfe der Graphologie nach diagnostisch verwertbaren Erkennungszeichen in der menschlichen Handschrift geforscht, so wurde jetzt ein neuer Versuch unternommen, diesmal mit dem Ziel, die Krankheit selbst zu erleben und selbst zu beobachten.

Es war unser Professor Beringer, der eines Tages vorschlug, wir Ärzte sollten an uns selbst ein bestimmtes Experiment vornehmen. Denn wenn uns also die Erlebniswelt des Kranken weitgehend verschlossen war, dann sollten wir eben versuchen, den Krankheitszustand in uns selbst zu erzeugen. Wir wollten versuchen, krankheitstypische Erlebnisformen in uns abrollen zu lassen. Frage: wie sollte das geschehen? Nun, Beringer wußte eine Antwort: mit Hilfe von Gift.

Eine abenteuerliche Idee? Vielleicht, aber das wäre eine nebensächliche Feststellung. Denn vor allem: es war eine plausible Idee. Das zählte.

Also die künstliche Produktion einer Geisteskrankheit. Das Gift, das Beringer für die Experimente vorschlug, war das Meskalin. Es ist ein Kakteengift, das die Indianer Mittelamerikas benutzen, um sich in rituell-religiöse Rauschzustände zu versetzen.

Beringer war nicht von ungefähr auf diese Rauschgiftdroge gestoßen. Aufgrund wissenschaftlicher Berichte und ausführlicher Rücksprachen mit dem damals sehr bekannten Toxikologen Levin vermutete Beringer nämlich, daß gerade das Meskalin bei entsprechenden Dosen Zustände erzeugt, die denen ähneln, wie sie speziell bei schizophrenen Psychosen auftreten. Und ich erwähnte schon, daß diese endogenen Psychosen überhaupt eines der größten Probleme für die Psychiatrie waren (und heute leider noch immer sind). Denn ich darf wiederholen: diese im psychischen Bereich ablaufende Krankheit entsteht ohne erkennbare äußere Anlässe, sie ist möglicherweise biochemisch gesteuert, und dann müßte man gegenüber dem gesunden Zustand wohl von einer Art biochemischer Fehlsteuerung oder Entgleisung sprechen. Aber hinter jeder Vermutung stehen drei Fragezeichen; den Krankheitsprozeß aktiv heilend abzukürzen vermag man wie gesagt bis heute nicht, nur zu mildern, erträglicher zu machen.
Gelang es jedoch, endogen-psychotische Erlebnisformen künstlich zu produzieren, gewann man vielleicht weiterführende Einblicke in dieses rätselhafte Krankheitsgeschehen. Wenn die Giftwirkung wellenförmig abebbte, würde der »Delinquent« mit dem Blick des Arztes über seine Erlebnisse berichten können. (Der berühmte englische Romancier Aldous Huxley hat sich bekanntlich später auf seine Weise mit Meskalin beschäftigt.)
Der im Meskalin-Selbstversuch stehende Arzt wurde selbstverständlich von Kollegen peinlich genau überwacht. Und man wußte über die endogenen Psychosen immerhin soviel, um jetzt beurteilen zu können, ob ihnen die meskalin-provozierten Zustände so weit ähnelten, daß man sie als verbindlich auswerten durfte. Die Ergebnisse berechtigten dann zu der Annahme, daß die vom Meskalin hervorgerufenen Rauschzustände durchaus ein gutes Psychose-»Double« waren; allerdings mit einigen Überraschungen, wie man noch sehen wird. Heute übrigens steht weitgehend fest, daß Rauschgiftdrogen bei entsprechendem Mißbrauch sogar zu echten Psychosen führen können.
Ich selbst habe dreimal im Meskalin-Versuch gestanden. Da ich als sehr widerstandsfähig galt, bekam ich gleich beim ersten Versuch die doppelte Dosis. Betreut wurde ich dabei von Professor Meyer-Groß, der die Leitung der Versuche übernommen hatte.
Nachdem mir das Gift injiziert worden war, passierte zunächst gar nichts. Also erledigte ich wie jeden Tag erst noch die Morgenvisite. Gemeinsam mit Meyer-Groß ging ich durch die Krankenräume der Klinik. Wir kamen in den Wachsaal, und da – ohne die geringste

Vorankündigung – setzte die Wirkung ein. Schlagartig veränderte sich alles um mich herum. Die uns begleitende Schwester sah plötzlich wie skelettiert aus, Gesicht und Hände zeigten die puren Knochenformen, und außerdem war sie totenblaß und bewegte sich merkwürdig hölzern, automatenhaft.
Als ich mich dann den Kranken zuwandte, hatte das Bild nichts mehr mit der Wirklichkeit zu tun: die Patienten waren zu riesigen Würmern angeschwollen, die sich in ihren Betten fortgesetzt spiralig drehten und wanden. Kafka hätte eine solche Welt erfinden können.
Ich setzte mich, schloß die Augen, und da ging es vorbei. Ich sagte aber zu Meyer-Groß: »Ich glaube, es hat angefangen!« Meyer-Groß nickte: »Na gut, kommen Sie, wir gehen jetzt in Ihr Zimmer hinauf.«
Mein Zimmer lag im Dachgeschoß der Klinik. Wir stiegen also die Treppe hinauf, und – da wird diese Treppe plötzlich unendlich lang. Es war, als wenn man in den Himmel hinaufstiege, als nähme das nie, nie ein Ende. Dann war auch das wieder vorbei.
Es begann also in Stoßintervallen. Schlagartige Verwandlung und ebenso plötzliche Rückverwandlung. Und keiner dieser überraschenden Szenenwechsel kündigte sich durch irgendein Vorzeichen an.
Als wir oben in meinem Zimmer anlangten, stellten sich dann typische Begleiterscheinungen ein: Mir wurde entsetzlich übel, mit Schwindel und starkem Brechreiz. Es war eine regelrechte Nausea, eine Seekrankheit. Ich hatte das Gefühl, für den Rest des Versuches erledigt zu sein.
Meyer-Groß wollte mir helfen, er ging hinaus und kam mit einem Glas kaltem Wasser zurück. Im selben Moment, da er mir das Glas entgegenhielt, glaubte ich genau zu wissen: Der vergiftet dich! Das ist der Schierlingsbecher! Aber plötzlich war ich fest entschlossen, den tödlichen Inhalt zu trinken. Im Versuchsprotokoll stand über diese Szene verzeichnet: »Starrt eine Zeitlang mit großen, weit aufgerissenen Augen den Versuchsleiter an und trinkt dann plötzlich das Glas aus.«
Meine nächste Erinnerung ist Meyer-Groß' Stimme. Ich hörte ihn sagen: »Na, gut, setzen Sie sich mal für ein paar Minuten hin.« Die Übelkeit war aber ziemlich rasch verflogen. Ich ging trotzdem zu meinem Stuhl, es erschien mir wieder alles ganz »normal«. Und im selben Augenblick, da ich mich hinsetzte, stand neben mir ein kleiner Junge. Er trug einen blauen Samtanzug und hielt einen Kinderreifen in der Hand.

Der Junge – das war ich selbst, aus einer alten Fotografie, die meine Mutter aufbewahrte Und ich hatte ausgesprochen das Bewußtsein der Identifikation: Das bist du! Die Szene erinnerte mich stark an ein Gedicht von Hugo von Hofmannsthal. Da heißt es so ähnlich: »Und als mein Ich herüberkam aus einem kleinen Kind, mir wie ein Hund unheimlich stumm und fremd ins Auge sah . . .«
Das Eindrücklichste aber ereignete sich dann am Nachmittag. Da ging die Welt unter. Es war ein merkwürdig plastisches Erlebnis. Alles im Raum stürzte plötzlich nach unten, in einen unendlichen Abgrund, wobei sich die Grenzenlosigkeit dieser Tiefe in einer merkwürdigen, kaum beschreibbaren Deutlichkeit mitteilte.
Dieses unermeßlich gewaltige Geschehen fand jedoch vollkommen lautlos statt. Und gerade solche Beobachtungen sind medizinisch sehr wichtig. Die totale Stille dieses Massensturzes besagte, daß der akustische Apparat an dieser Halluzination nicht mitarbeitete. Die unterschiedliche Beteiligung der Sinne an derartigen Vorgängen läßt aber unter anderem Rückschlüsse auf die Arbeitsweise des Gehirns zu; auch die Lokalisierung gewisser Krankheitsprozesse kann durch solche Beobachtungen möglich werden.
Am Abend fuhr ich mit Meyer-Groß über den Neckar. Meyer-Groß wohnte am jenseitigen Ufer, und wir setzten in einem kleinen Kahn über. Es war der Abend nach einem strahlend schönen Sonnentag. Ich saß im Boot und blickte über das Wasser. Plötzlich packte ich den Oberarzt: »Halten Sie um Gottes willen an«, rief ich, »der Kahn fährt in den Abgrund!« Ganz deutlich sah ich, daß links mit einem Male die Welt zu Ende war. Dieses »Weltende« war die Folge eines halbseitigen Ausfalles des Gesichtsfeldes.
Das waren nun ganz typische Weltuntergangs-Erlebnisse, wie es sie auch bei akuten Psychosen gibt. Sie sind selten, aber eben von besonderer Bedeutung. In unserer Klinik hatten wir schon seit Jahren keinen derartigen Fall mehr. Es sind merkwürdige, für den Betroffenen oft grauenhaft eindrückliche Bilder des Zusammenbruchs, eben des Untergehens der Welt, des Eintauchens in tiefste Düsternis. Die Formen können verschieden sein, haben jedoch immer einen typischen Stimmungsgehalt. Und die Frage, wie solche tief aufwühlenden inneren Katastrophen-Erlebnisse zustande kommen, hat mich über Jahrzehnte sehr beschäftigt. Ich bin stets der Meinung gewesen, solche Katastrophen müßten etwas zu tun haben mit einer Veränderung des Motorischen im Sinne von Kleinhirnstörungen; also von Störungen des Gleichgewichtsapparates beziehungsweise der motorischen Integration. Und es gibt tatsächlich Hinweise, daß es so ist.

Im zweiten Versuch nämlich, als man mir eine etwas geringere Meskalin-Dosis injizierte, vermochte ich bestimmte Dinge besser zu kontrollieren. Es kam also nicht wieder zu ausgesprochenen Untergangserlebnissen. Aber ich durchlief Zwischenzeiten, in denen etwas sehr Bezeichnendes geschah: Ich wurde plötzlich völlig ataktisch, wie ein Kleinhirn-Kranker. Das heißt, ich stand auf und fiel sofort wieder um. Ataxie ist die Unfähigkeit, einen geregelten Ablauf von Bewegungen, von Massenbewegungen zu beherrschen. Der Ablauf dieser Bewegungen gerät »außer Takt«.

Und gerade bei Kleinhirn-Kranken kommt es vor, daß sich solche Ataxien bei ihnen auch im Optischen merkwürdig ausprägen. Es kann also geschehen, daß man zum Beispiel einen Gang entlangschaut, einen Korridor, und man schaut rechts und man schaut links. Denn man sieht auf einmal rechts einen Korridor und links einen Korridor, kann sie aber beide nicht mehr zusammensehen.

Eben eine solche »optische Ataxie« ist mir dann im zweiten Versuch auch passiert. Doch dank der geringeren Meskalin-Dosis war ich noch imstande, zu beobachten, daß bei diesem Auseinanderfall der Welt vor mir ein ganz ähnlicher Stimmungsgehalt aufstieg wie während der Weltuntergang-Erlebnisse, die ich beschrieb. Hätte ich diesen Rest von Besonnenheit nicht mehr zur Verfügung gehabt, also bei einer stärkeren Dosis Meskalin, so wäre es – davon bin ich überzeugt – wieder zu einem »Weltuntergang« gekommen.

Neueste Beobachtungen führten jetzt zu Ergebnissen, die darauf hindeuten, daß die Funktion des Kleinhirns mit der Arbeit eines Computers vergleichbar ist. Sämtliche motorischen Erregungen der Hirnrinde strömen im Kleinhirn zusammen und müssen von ihm in ein System gebracht werden, um eine Zusammenordnung der Bewegungsfolgen zu erreichen.

Dann aber ist es sehr gut vorstellbar, daß Störungen in diesem Kleinhirn-Computer eben die Grundlage bieten für jene Massenstürze, für die Weltuntergang-Erlebnisse. Ein Psychologe schickte mir vor kurzem seine neueste Arbeit auf diesem Gebiet. Er schrieb dazu, daß es ihm scheine, die schweren Ataxien auf Grund von Kleinhirnstörungen stünden mit den Weltuntergang-Erlebnissen in Verbindung.

Am Abend des zweiten Versuchs saß ich in meinem Zimmer. Ich war wieder völlig orientiert, klar, ruhig, als es klopfte. Herein kam eine unserer Assistentinnen.

Sie bat mich um einen Band Rilke. Ich ging zu meinem Bücherregal, das heißt, ich wollte dorthin gehen. Ich mußte aber plötzlich

stehenbleiben. Das Regal klaffte in der Mitte von oben nach unten auseinander.
Ich schloß die Augen. Als ich sie wieder öffnete, war »die Welt wieder in Ordnung«. Ich suchte das Buch, fand es auch anstandslos und überreichte es unserer Assistentin. Dazu aber bediente ich mich einer höchst feierlichen Geste und verkündete mit sehr bedeutungsvoller Stimme: »Ich übergebe Ihnen hiermit die gesamte deutsche Lyrik!«
Das arme Mädchen bekam einen Todesschrecken. Sie stürzte hinaus, um Hilfe zu holen, überzeugt, mich hätte es nun auch erwischt. Ich war zum Glück gleich wieder so klar, daß ich hinterherlief und rief: »Seien Sie doch ruhig, ich bin im Meskalin-Versuch!« Sie blieb stehen, drehte sich um und hauchte, außer sich vor Erleichterung: »Oh, Gott sei Dank!«
Die Meskalin-Versuche erbrachten auch noch andere gute Aufschlüsse über Psychosen. Doch das betraf nicht die endogenen, im Psychischen sich abspielenden Psychosen, für die Beringer diese Meskalin-Experimente gestartet hatte. Sondern es galt für die exogenen, für die vom Gehirn her fundierten Psychosen. Aber wäre es in der Geschichte der Forschungen das erste Mal, daß man woanders landete, als wohin man gewollt hatte?

Wir haben in Heidelberg später noch mit anderen Giften in Selbstversuchen experimentiert. Wenn es um seine Wissenschaft und um eine neue Idee ging, war Professor Beringer absolut eisern. Man hätte es ihm eigentlich in diesem Maße gar nicht zugetraut. Ich erwähnte schon, daß Beringer im täglichen Umgang eine besondere Milde und Wärme ausstrahlte, so daß man dann überrascht war, zu beobachten, wie dieser Mann still, aber mit kompromißloser Unbedingtheit seine wissenschaftlichen Ziele verfolgte. An den Selbstversuchen nahm er selbstverständlich genauso teil wie wir übrigen.
Wir ließen uns dann noch Skopolamin, Banisterin, Yakein und andere Rauschgiftdrogen injizieren, aßen und rauchten Opium, Haschisch usw. Die Ergebnisse waren jedoch dürftiger. Und ich muß auch gestehen, daß uns zum Beispiel die Skopolamin-»Kuren« nun wirklich miserabel ankamen. Man geriet in Zustände mit ekelhaftem Schwindel, vernebeltem Gesichtsfeld sowie einem sehr unangenehmen, gesamtkörperlichen Schweregefühl. Mitunter »wuchsen« einem die Extremitäten, man sah und fühlte Arme und Finger zu enorm dicken, langen Gebilden auswuchern und schwellen.

Versuchsleiter Meyer-Groß schließlich versetzte uns dann einmal in ziemlichen Schrecken. Bei einem der Selbstversuche zeigte er plötzlich Erscheinungen, die man in populärer Ausdrucksweise mit halbseitigem Veitstanz bezeichnen könnte. Er schlug wild mit dem linken Arm um sich, zappelte ganz fürchterlich mit dem linken Bein, so daß wir doch mit einiger Sorge vor diesem offenbar nicht mehr beherrschbaren Ereignis standen. Wir wußten einfach nicht, wie wir ihn aus diesem Zustand wieder herausbekommen sollten. Wir wußten auch nicht, was der Zustand zu bedeuten hatte. War irgend etwas schiefgelaufen? Erst nach bangen zwei Stunden ließ das Schütteln und Schlagen nach. Erst recht überrascht waren wir, als Meyer-Groß danach unsere Sorge um ihn mitnichten begreifen konnte. Er selbst hatte nämlich diesen grausigen Veitstanz durchaus nicht als unangenehm empfunden; im Gegenteil, er beschrieb es als ein Gefühl wohliger körperlicher »Gymnastik«.

Früher in Köln schon hatte M. J. Mannheim – in späteren Jahren in London – aus einem anderen Gesichtswinkel ähnliches unternommen. Er meinte, der Arzt müsse die Wirkungsweise von bestimmten, sehr eingreifenden Medikamenten, zum Beispiel Skopolamin, an sich selbst erforschen, um besser die Verordnung bei Kranken und ihre Auswirkung abschätzen zu können.

Mittlerweile hat die Ausdehnung der Psychopharmakologie gezeigt, daß hierbei die enorme Wichtigkeit der Ausgangssituation übersehen wurde. Es ist ein völlig anderes, ob ich als gesunder Mensch zum Beispiel Opium nehme oder als Depressiver.

Mannheims Versuche waren freilich interessant genug, lernte man doch zum Beispiel unter Skopolamin-Wirkung halluzinatorische Vorgänge, totale Entfremdungen kennen und auch quälende Nebenerscheinungen wie völlige Austrocknung der Schleimhäute. Und nicht zuletzt auch dies, wie jemandem zumute ist, wenn er sich, schlicht gesagt, elend fühlt.

In der Schilderung der graphologischen Testreihe erwähnte ich einmal kurz die Ärztekonferenz. Auf einer der ersten dieser Zusammenkünfte, die ich mitmachte, holte ich eine Zigarette aus der Tasche und behielt sie unangezündet zwischen den Fingern. Nach Beendigung der Aussprache kam sofort ein Oberarzt zu mir und teilte mir mit: »Der Chef läßt Sie bitten, während der Konferenz nicht zu rauchen!« Während der Konferenz zu rauchen war Wilmanns' alleiniges Vorrecht. Was man also hinnahm, mit stillem Amüsement. Im übrigen – was waren das für Konferenzen!

Jeden Tag versammelten sich sämtliche Ärzte der Klinik, um unter Wilmanns' Leitung alles, was an wissenschaftlichen oder akuten medizinischen Problemen vorlag, gemeinsam durchzusprechen. Fernbleiben durfte man nur mit ausdrücklicher Entschuldigung. Aus gutem Grund.

Daß hier auch die graphologischen Tests verlesen und unter Vorführung der Patienten mit den psychiatrischen Befunden verglichen und durchdiskutiert worden waren – das zeigt schon, wie zunächst einmal alle wichtigen wissenschaftlichen Arbeiten, die in der Klinik liefen, auf diesen Konferenzen zur Demonstration gelangten. Mindestens ebenso wichtig: daß hier jeder Arzt, wenn er der Meinung war oder auch nur das Gefühl hatte, im Fall eines Patienten beständen noch Unklarheiten, seien noch Fragen offen, diesen Patienten auf der Konferenz noch einmal vorführen konnte und sollte.

Der »Fall« wurde also gemeinsam und ganz detailliert durchgenommen und diskutiert. Was bisher ein oder zwei Ärzte beobachtet und durchdacht hatten, wurde noch einmal von zwanzig bis fünfundzwanzig beobachtet und durchdacht. Dabei kamen natürlich Einfälle, Ideen, Erfahrungen und Hinweise auf Möglichkeiten zur Sprache, von denen man sagen kann, daß sie ein denkbar Äußerstes darstellten sowohl in der Auffächerung eines Krankheitsgeschehens als auch in dem, was man noch tun oder probieren könne. Und oft auch entzündeten sich Diskussionen, die dann weit über den unmittelbaren Anlaß hinausgingen und deren Wert mit dem, was man gemeinhin eine »Fülle von Anregungen« nennt, nur sehr dürftig bezeichnet ist. Was für eine eminente geistige Vitalität, welche Anspannung im Für- und Gegeneinander wurden hier entfacht!

Besonders für die jungen Ärzte waren diese Konferenzen nicht nur eine zusätzliche Hilfe in ihren eigenen Problemen mit Kranken. Jeder bekam die schwierigen oder irgendwie bedeutsamen Krankheitsgeschehnisse aus allen anderen Abteilungen hier in Demonstrationen und Diskussionen geboten, die wirklich weitgehend alles umfaßten, was derzeit in wissenschaftlicher und ärztlicher Hinsicht möglich und »an der Front« diskutabel war. Darin allein schon lag ein zusätzlicher Anschauungsunterricht, den ich mir aus meiner eigenen Ausbildung jedenfalls niemals hinwegdenken könnte.

Im übrigen wurde auf Wilmanns' Weisung hin jeder Satz, der bedeutsame Stellungnahmen enthielt, peinlichst genau mitstenografiert. Die Konferenz-Protokolle wurden in dicke Ordner eingeheftet und für die »Ewigkeit« aufbewahrt. Diese gewissenhafte Fixierung nannte man im Klinikjargon seit den Zeiten des berühmten Nissl und dessen skurriler Sprache die »Motzung«. Ich weiß nicht mehr, woher der Ausdruck sprachlich entlehnt war. Kreiert hatte ihn jedenfalls der alte große Nissl, der sich gern Begriffe aussuchte, die es gar nicht gab.

Die »Motzung« hatte es natürlich in sich. Man konnte jederzeit festgenagelt werden und wurde es auch. Sagte man, im Fall X. handle es sich um das und jenes, und Jahre später gelangte die ganze Angelegenheit wieder zur Sprache, kamen sofort die Protokolle auf den Tisch. Da war Wilmanns ganz unerbittlich. Jede Silbe wurde wieder dem »Staub der Vergangenheit« entrissen, alles mit grausamer Ausführlichkeit verlesen. »Hier, Herr Kollege«, hieß es dann, »das und das haben Sie damals gesagt.«

Es war eine heilsame Kur und eine ausgezeichnete Erziehung zur Verantwortlichkeit dem Wort gegenüber. Ich kann mich nicht erinnern, daß sich die »Motzung« zu übergroßer Vorsicht, zu verbaler Kaschierung oder zum Lieber-gar-nichts-sagen hin ausgewirkt hätte. Das hätte schon Wilmanns nicht geduldet; außerdem waren dank Wilmanns' souveräner Leitung Themata und Diskussionsklima viel zu anreizend.

Es mag erstaunen, aber meines Wissens stellten damals diese Konferenzen eine Heidelberger Spezialität dar. Anderswo gab es sie in diesem Stil nicht. Der Heidelberger Konferenzstil hat zwar Schule gemacht, in der Folge; ein allgemeiner Brauch jedoch ist daraus nicht geworden. In manchen Kliniken mit ihren Besonderheiten mag das zu Recht unterblieben sein. Für manche andere ist es meiner Überzeugung nach sehr zu bedauern. Als Klinikleiter habe ich später diese Praxis – der Konferenz nach Heidelberger

Art – übernommen, durch alle Jahre beibehalten und immer wieder die besten Erfahrungen damit gemacht.
Eines könnte man allerdings fragen: welcher Patient, der im Gespräch mit dem einzelnen Arzt nur ungenügend Auskunft gab, wird jetzt vor einer Schar von zwanzig und mehr Ärzten ausführlicher und freier sprechen? Wird er im Gegenteil sich nicht noch mehr verschließen, versperren? Womit der Sinn solcher Konferenzen freilich in Frage gestellt wäre.
Aber derartige Zweifel werden durch die Praxis völlig widerlegt. Es verhält sich in der Regel genau umgekehrt. Das mag überraschen. Natürlich haben manche Patienten zunächst eine Scheu zu überwinden. »Um des Himmels willen, vor allen diesen Leuten im weißen Kittel soll ich jetzt reden?« Man kann diese Befangenheit manchem Patienten unschwer von den Augen ablesen.
Doch die Scheu wird fast immer erstaunlich rasch überwunden. In der Folge stellt sich immer wieder heraus, daß das Verhalten der Patienten in der Konferenz sogar besonders decouvrierend, besonders enthüllend ist. Oft bekommt man gerade jetzt Einblicke, wie sie dem Patienten vorher nicht abzuringen waren. Kranke sagen jetzt plötzlich Dinge, die sie vorher nie sagten, äußern sich zu Angelegenheiten, zu denen sie bisher um nichts in der Welt sich äußern wollten. Wie ist das zu erklären?
Die Dinge sehen hier komplizierter aus, als sie sind. Die anfängliche Reserviertheit wird nämlich bald durch die angenehme Empfindung abgelöst, daß sich hier ziemlich viele Menschen um ein Einzelschicksal bemühen. Der Kranke erlebt jetzt, daß sich nicht nur ein einziger Arzt oder zwei Ärzte Gedanken über ihn und sein Leiden machen, sondern daß eine ganze Schar von Ärzten ihr Interesse auf seine Angelegenheit konzentriert.
Er erlebt es in anschaulichster Weise, wie er und sein Schicksal nicht dem Erkenntnisvermögen einiger weniger überantwortet sind, sondern eine ganze Klinik sich um ihn versammelt. Und wenn man sagt, dies sei eine angenehme und beruhigende Empfindung, kann man meinetwegen noch hinzufügen, daß es im gewissen Sinne auch eine schmeichelnde Empfindung sei. Bedenkt man aber, daß viele Kranke vor allem an einem Gefühl der Isoliertheit und des Ausgeliefertseins leiden, so hat man schon der Gründe genug.
In den Studienkollegs verhält es sich übrigens nicht viel anders. Hier werden von den Studenten eine ganze Menge Fragen gestellt, und die Patienten reagieren darauf fast immer sehr aufgeschlossen. Auch hier ist es die Reaktion auf das Gefühl, allgemei-

nes Interesse zu erwecken. Freilich gibt es Kranke, die sich in dieser Situation zu produzieren beginnen. Wie immer wird es vom Arzt abhängen, solche Situationen »auszusteuern«.
Vielleicht hat das Gesagte in etwa deutlich gemacht, wie hier im Praktischen wie im Intellektuellen eine Präzision herrschte, mit der diese Klinik für ihren Bereich damals doch wohl einzig dastand. Heidelberg – das waren für mich Jahre, die ich nie entbehren könnte. Gewiß, es gab auch eine Art Elfenbeinturmeffekt, etwas Übersteigertes, wie man es an allen Stätten findet, die mit der Zeit eine Art »Hochburgstatus« gewonnen haben. Auch fordern Hochburgen – wie jede Exklusivität – in besonderem Maß zur Kritik heraus. So ließ mir sogar Jaspers einmal durch eine Mittelsperson vertraulich den Rat zukommen: »Wenn der Bürger-Prinz will, daß etwas aus ihm wird, soll er schleunigst von hier weggehen!« Womit Jaspers zart andeutete, daß nach zu langem Ritt auf dem hohen Heidelberger Roß man anderswo kaum noch gelitten wäre.
Daß hierin etwas Wahres lag, erlebte ich dann selbst in einer heiteren Episode. Es geschah auf einem Kongreß, daß mitten während meines Vortrags unten aus dem exklusiven Publikum ein Zwischenruf kam. Und zwar war es die immer sehr laute Stimme des schwerhörigen alten Professors Nonne, die da erscholl: »Wer ist denn das, der dort oben redet wie ein Geheimrat!?«
Woraufhin sein Nebenmann, Professor Hoche, ebenso laut zurücktönte: »Na, das ist einer von den Heidelberger Weisen!«
Heute besagt das wenig. Damals brauste im ganzen Saal ein nicht enden wollendes Gelächter auf. Minutenlang verstand man sein eigenes Wort nicht mehr. Die »Heidelberger Weisen« waren ein stehender Begriff. Und der Geheimrat – der war ich selbst, damals mit meinen 28 Jahren noch sehr überzeugt von der Gewichtigkeit meiner Aussage. Für die Kollegen aber zählte kein »Jugendstil«; sondern nur, daß ich aus Heidelberg kam.

Von den bedeutenden Männern der Klinik traf später vor allem Wilmanns ein tragisches Schicksal. Schon bald nach der Machtübernahme der Nationalsozialisten wurde er von seinem Amt »entbunden«, wie man das so nannte. Die Hintergründe dieser Entlassung sind berichtenswert. Und zwar ging es dabei um eine Krankengeschichte Adolf Hitlers.
Der Gefreite Hitler war bekanntlich im Ersten Weltkrieg in ein Lazarett nach Pasewalk eingeliefert worden, wegen einer doppelseitigen Augenentzündung, als deren Ursache man eine Gasver-

giftung annahm. So jedenfalls lautete die offizielle Version. Wilmanns aber verfügte offenbar über Informationen, aus denen anderes zu schließen war. Er beging die Unvorsichtigkeit – oder wie immer man es bezeichnen will –, in einem Staatsexamen, das er abnahm, Hitlers Augenkrankheit als eine hysterische Ausweichreaktion darzustellen, als eine hysterische Blindheit.
Das hieß also, daß Hitler damals unbewußt eine Erblindung produziert habe, um wenigstens zeitweilig der Belastung durch die Front zu entgehen. Derartige hysterische Produktionen waren übrigens im Ersten Weltkrieg keine Seltenheit (worauf ich im Zusammenhang mit der interkulturellen Psychiatrie näher eingehen möchte).
Auf irgendeinem Wege gelangte diese Diagnose bzw. der Inhalt der Krankengeschichte Hitlers in die Vossische Zeitung, die sie in einem Bericht publizierte. Das war an sich schon im Hinblick auf die ärztliche Schweigepflicht ein recht ungewöhnlicher Vorgang. Der politische Hintergrund dürfte allerdings weniger rätselhaft sein. Daß man bei der »Vossischen« mit dem neuen Regime nicht sympathisierte, ist bekannt und führte zur totalen Liquidation des Blattes. Auf alle Fälle, die Darstellung von Hitlers Erkrankung als einer hysterischen Ausweichreaktion mußte jedem Laien als der wissenschaftliche Nachweis erscheinen, daß Hitler ein Feigling sei. Wilmanns verlor seine Stellung, er mußte sich völlig zurückziehen und lebte dann in Wiesbaden. Bald nach dem Kriege ist er gestorben. Jahre später erfuhr ich durch Zufall einiges über die Umstände seines Todes. Wilmanns soll, inzwischen ein alter, völlig hilfloser Herr, in der Not der Nachkriegszeit wie viele alte Menschen zugrunde gegangen sein. Im letzten blieb mir die Realität dieser Nachricht immer irgendwie unvorstellbar. Gewiß teilte er sein grausiges Geschick mit Tausenden anderen damals. Ebenso gewiß aber teilte er nur mit sehr wenigen die Höhe, von der herab für ihn der Weg zu diesem düsteren Ende führte.
Mit Meyer-Groß, diesem so temperamentvollen Mann, bin ich später noch mehrmals zusammengekommen. Sein Schicksal war ein anderes, bewegtes. Er war Jude, und bei meinem letzten Besuch in Heidelberg Mitte der dreißiger Jahre war eines unserer bedrückenden Themen die Frage, was nun geschehen würde. Ich glaubte damals noch, daß die extreme Einstellung des neuen Regimes gegen alles Jüdische doch seine Grenzen haben werde, haben müsse. Ich konnte mir nicht vorstellen, daß man so ohne weiteres auf ein geistiges Potential wie die jüdische Intelligenz verzichten wollte; zumal diese Schicht bekanntlich primär deutsch-national

eingestellt war. Gerade von einem im Grunde scheußlichen Nützlichkeitsstandpunkt aus, wie ihn die vielzitierte Realpolitik verfolgt, angeblich, erschienen mir die propagierten und angedrohten Maßnahmen höchst irreal.

Meyer-Groß hielt das für kein Hindernis. Er beurteilte die Lage richtiger, war also voller Skepsis: »Ich glaube, es ist besser, man geht hier weg.« Er tat es.

Er emigrierte nach England und schrieb dort mit Slater zusammen ein großes Lehrbuch der Psychiatrie. Es ist heute das beherrschende englische Lehrbuch in diesem Fach.

Außerdem aber organisierte er in England mit anderen den Betrieb der sogenannten Tag-und-Nacht-Kliniken. Das war etwas völlig Neues: Abteilungen, die organisatorisch, arbeitsmäßig ganz darauf ausgerichtet wurden, daß ein Teil der Patienten nur zur Übernachtung kam, tagsüber aber nach draußen zur Arbeit oder zur Familie ging; während umgekehrt andere Patienten sich nur tagsüber in der Klinik aufhielten.

Ursprünglich aus Raum- und Bettnot in Rußland entwickelt, gewinnt dieses System nunmehr Bedeutung auch in Deutschland. Dies besonders für die Sozialpsychiatrie wie überhaupt für die psychiatrische Forschung.

Dieser Tag-Nacht-Betrieb ist ein ganz ausgezeichnetes Mittel, um auf den jeweiligen Kranken, auf den jeweiligen Stand seiner Genesung hin abgestimmt schrittweise für ihn die Rückkehr ins Leben zu ermöglichen, ihn zu resozialisieren. Der Patient hat dann wieder eine echte Verbindung nach draußen, zur Familie, zur Arbeit, ohne daß die Klinik ihn in den ihn belastenden oder für ihn gefährlichen Tages- oder Nachtzeiten außer Kontrolle gibt.

Anfang der sechziger Jahre kam Meyer-Groß noch einmal zu uns in die Klinik nach Hamburg-Eppendorf und las als Gastprofessor. Dabei übermittelte er uns seine außerordentlichen Erfahrungen in dieser neuen Methode. Wir besaßen darin noch keinerlei praktische Kenntnisse, so daß wir hier erheblich von Meyer-Groß lernen konnten. Und im übrigen stritten wir uns intensiv über alle möglichen Probleme – wie immer.

Das Ende war dann auch in seinem Fall tragisch. In England hatte Meyer-Groß sein Pensionsalter erlangt, hatte alles abgeschlossen und wollte nach Deutschland zurückkehren, in sein altes Heidelberger Haus. Das sollte sein Lebensabend werden, und er war von seiner bevorstehenden Heimkehr sehr erfüllt. Den Status eines emeritierten Ordinarius hatte man ihm selbstverständlich zugebilligt.

Das Schicksal hat ihm die Heimkehr nicht gegönnt. Unmittelbar vor der Überfahrt, die ihn endgültig nach Deutschland zurückbringen sollte, starb er an einem Herzinfarkt.

Heidelberg: das bedeutete im Entscheidendsten die Erfahrung, daß hier Männer zusammenkamen und mit äußerster Hingabe zusammenarbeiteten, verbunden einzig durch das Interesse am Patienten, an der Sache, an der Einsicht, an der Erkenntnis. Es bedeutete die Erfahrung, daß eine Gemeinschaft keineswegs nur auf Grund emotionaler Bindungen in sich funktionieren könne, wie es immer wieder dargestellt wird. Darin bot Heidelberg wohl absolut ein einzigartiges Gegenbeispiel. Im Persönlichen gab es ganz tiefe Einschnitte, von persönlichen Bindungen zueinander konnte nur sehr eingegrenzt eine Rede sein. Dennoch war es die höchst geforderte Gemeinschaft von Medizinern, die ich in meinen Lehrjahren kennenlernte.

1928 packte ich meinen Kabinenkoffer randvoll mit Krankengeschichten und Literatur und fuhr nach Paris. Es wurde die schönste, unbeschwerteste Zeit meines Lebens.
Ich wohnte hundert Meter neben dem berühmten »Dôme« am Boulevard Montparnasse, begann dort den Tag mit einem Glas Kaffee (im Glas war er billiger) und einem gewaltigen *pain riche* mit einer fingerdicken Landkarte Schinken darauf. Beim damals ausgezeichneten Devisenkurs der deutschen Währung kostete das Ganze umgerechnet 13 Pfennig. Zum Glück. Denn meinen Vertreter in der Heidelberger Klinik mußte ich natürlich aus eigener Tasche bezahlen. Damals war das »so«.
Im internationalen Standard der Neurologie galt Paris unumstritten als Spitzenklasse. In La Pitié unterrichtete noch Babinski, der große alte Mann der Neurologie, 71 Jahre damals und körperlich von imponierender Statur. Auf den äußerst schlichten Bänken seines Kollegs saßen ebenso viele Professoren wie Studenten. »Man ging« eben zu Babinski. Er war bereits umgeben und verklärt von einer Art akademisch-gesellschaftlichem Ritual.
In der Salpetrière las Guillain, in Sainte Anne, einer großen psychiatrischen Anstalt mitten in der Stadt, hielt Claude sein Kolleg.
Claude war ein mittelgroßer, für einen Franzosen vielleicht nicht besonders ausdrucksstarker Mann, eher ein normannischer Typ. Vor allem aber war er ein hervorragender Psychiater; und nebenbei nicht ohne Witz. Und dann noch Clovis Vincent. Er war der erste große europäische Hirnchirurg; er hatte übrigens in Amerika gelernt. Mit ihrem besonders ausgeprägten Sinn für technische Apparaturen hatten die Amerikaner nach den ersten Anfängen der Europäer damals die Führung in der Hirnchirurgie übernommen.
Sicher, zur persönlichen Bedeutung dieser französischen Ärzte kam etwas hinzu, das allen Großen, die in Paris arbeiteten und wirkten, etwas Zusätzliches verlieh: Daß sie es eben in Paris taten. In einer Stadt also, die die einzigartig harmonische und lebendige Summe so vieler und verschiedener Höhepunkte war.
Später war ich noch oft in Paris und auch wieder im »Dôme«. Für eine Flasche Sekt zahlte ich zuletzt umgerechnet 50 Mark. Ich beglich die Rechnung mit dem Schwur, das geliebte Paris sei für mich hinfort keine Reise mehr wert – gewiß eine übertrieben zornige Reaktion auf den längst weltweiten Touristennepp hin.

In Wirklichkeit wollte ich mich nur über eine tiefere Enttäuschung hinwegärgern. Über die Enttäuschung, die mir dieses spätere Wiedersehen mit Paris bereitet hatte, obwohl es mich nicht überraschen durfte, daß das Paris von 1928 inzwischen eben »historisch« geworden war. Doch wer etwas Historisches noch als lebendige Gegenwart kannte, wird immer wieder erstaunt beobachten, welche Verfälschungen es erleidet, eben indem es historisch wurde. Ein Haus, in welchem man 1928 wohnte, sieht heute anders aus, auch wenn sich nichts, gar nichts daran verändert hat. Und das führt zu der etwas wehmütig stimmenden Erfahrung, daß man Orte, an die man eine Erinnerung bewahren möchte, besser nicht wiedersieht. Es gibt kein Wiedersehen. Womit man zugleich lernt, sehr vorsichtig mit Urteilen über Menschen und Ereignisse der Vergangenheit zu sein, soweit man sie nicht selbst miterlebt hat. Nichts ist in diesem Sinne wirklich rekonstruierbar. Zu sehen aber, wie selten diese Vorsicht geübt wird, gehört nicht zum Erfreulichsten im Erlebnisfeld des älteren Menschen.
1928 wollte ich in Paris meine Habilitationsschrift über »Die Syndrome der beginnenden Paralyse« schreiben. Der Vorsatz wurde insofern zur Überraschung, als ich ihn tatsächlich durchführte. Im Paris von damals und in meiner Situation wirklich keine ganz einfache Sache.
Von Schlaf war also wenig die Rede in jener Zeit. Wenn man nachmittags die Kollegs hinter sich hatte, hieß der Rest des Tages zu allererst: Paris. Es wurde ein herrliches Jahr äußerster, hellwacher Anpassung. Man sah, man traf sich, man erlebte. Man rannte stundenlang miteinander durch die Straßen, man zog von Café zu Café, vor allem aber von Atelier zu Atelier: Der Montparnasse war damals wirklich noch das große internationale Spielfeld der Künstler. Mit allem und jedem, der sich dafür hielt, waren es einige Zehntausend an der Zahl, laut einer Statistik, die zu jener Zeit erschien. Eine Zahl nur, gewiß, hätte nicht in ihrer Mitte diese erstaunliche Zusammenballung von Genie stattgefunden!
Um in die Ateliers derer, deren Namen heute weltweite Begriffe sind, eingeführt zu werden, bedurfte es keinerlei gesellschaftlicher Akrobatik. Man hatte Freunde. Das genügte. Und war man eingeführt, konnte man wiederkommen, so oft man wollte. Man wußte die Tageszeiten, an denen die Türen einfach offenstanden, und das taten sie meist bis weit über Mitternacht hinaus. Nur, das war klar, man hatte zu merken, wenn man einmal nicht genehm war. Dann verschwand man eben wieder.
Unter denen, die ich mehrmals besuchte, fand ich einen Mann

weitaus am eindrucksvollsten: Georges Braque. Obwohl oder gerade weil er inmitten des Trubels um sich herum der stillste war. Für einen Franzosen ein außerordentlich gesammelter Mann. Er kümmerte sich wenig um Erfolg, sprach spärlich, einfach, konnte sich nicht virtuos in Worte übersetzen wie zum Beispiel Paul Klee. Die ungeheure Zentriertheit, das mathematisch Straffe in seinen Bildern entsprechen seiner Persönlichkeit. Und diese äußerliche Spärlichkeit als ganz deutliches Zeichen höchster innerer Konzentration beeindruckte um so mehr, als sie genau das Gegenteil darstellte von dem, was man im ersten Moment vielleicht hätte vermuten können. Er war eben nichts weniger als primitiv. Obwohl er ja der Sohn eines Anstreichers war und selbst in dieser niederen Profession begonnen hatte.

Er wohnte am Cimétière Montparnasse. Sein Atelier läßt sich kaum beschreiben. Eben nur Bilder, Bilderrahmen, Skizzen, Leinwand- und Papierrollen, jede Ecke turmhoch vollgestellt. Braque war Mitte vierzig damals und bereits wohlhabend. Er besaß ein eigenes Haus, aber nach heutigen Maßstäben darf man sich das nicht vorstellen. Er konnte jedem, bei dem ihm daran lag, die exzellente reichliche Mahlzeit bieten, wie es ihm Freude machte. Und dergleichen war damals ein – wenn man so will – soziales Statussymbol, das diese Menschen befriedigte.

Ganz anders der berühmte Japaner Foujita mit seiner legendären amourösen »Kiki vom Montparnasse«. Oder die Laurencin, eine Malerin, die damals einen kometenhaften Aufstieg feierte. Beide waren ziemlich darauf bedacht, eine Rolle nach außen hin zu spielen, einen Schwarm junger Bewunderer um sich zu sammeln. Besonders die Laurencin war verbal eine sprühend amüsante, einfallsreiche Person. Ihre kleinformatigen Bilder mit den maskenhaften Gesichtern konnte man optisch eigentlich nur richtig nachschmecken, wenn man das Pariser Morgengrauen kannte mit den kalkweißen Gesichtern der Pouellen, die auf den ersten Omnibus warteten.

Es gab herrliche Diskussionen, und manche Freundschaft von damals hat bis heute, über vierzig Jahre hinweg, gehalten. Und wenn man aus der »Cigogne«, aus dem »Sélect« oder der »Coupole« heimkehrend nachts um eins todmüde und weniger des Weins, aber der Erlebnisse volltrunken ins Bett fiel, pfiff es bestimmt noch einmal vor dem Fenster. Na gut, man zog sich wieder an, zog wieder los. Was hatte man zu versäumen? Man war überzeugt: jederzeit alles. Und ich sehe noch gegen den fahlen Morgenhimmel die schwankende Silhouette des alten Blinden, der auf seine Weise eine Berühmtheit dieser anbrechenden Tagesstunden war. Nacht für Nacht bettelte er an den Lokalen vorbei, sich mit Hilfe einer langen Stange in der Finsternis seiner toten Augen fortbewegend. Im Volksmund hatte ihm diese Rudertechnik zu Lande den Namen »Gondolière vom Montparnasse« eingetragen. François Villon war noch nicht ganz tot . . .

Beruflich die überraschendste Begegnung verdanke ich dem Psychiater Claude. Das Wort »überraschend« trifft, glaube ich, die Sache vollkommen. Claude gab mir eines Tages einen Mann zur Untersuchung, den ich auch in seinem Kolleg vorführen sollte. Als ich dem Patienten gegenüberstand, ahnte ich nicht, daß er bald ein denkwürdiger Fall sein würde, für mich, aber wohl auch für alle, die das Folgende miterlebten.

Rein diagnostisch bereitete mir anscheinend die Angelegenheit kein Kopfzerbrechen. Die Verhaltensweisen dieses Menschen waren außerordentlich beeindruckend: ein Maß an Entäußerung, ein Reichtum in der Gestikulation, überschüttet von einer dahinrasenden Sprache, die wie Maschinengewehrfeuer auf mich einprasselte, dazu noch ein Katarakt sich überstürzender Einfälle – über lange Strecken hin blieb ich einfach wie festgenagelt in die Rolle eines faszinierten Zuschauers.

Für das Kolleg versprach der Mann natürlich eine sehr ergiebige Demonstration. Andrerseits mußte man auf Schwierigkeiten gefaßt sein. Ich schilderte schon, wie leicht es zu peinlichen Situationen kommt, wenn man einem noch sehr jungen Publikum derart extreme Fälle präsentiert.

Doch das, was dann passierte, war nicht das, was ich befürchtet hatte. Die Präsentation verlief glatt, und nicht ohne Genugtuung bemerkte ich, daß Professoren wie Studenten meinen Ausführungen mit hohem Interesse folgten. Besonders die Professoren und Assistenten lauschten mir mit einer gespannten Aufmerksamkeit, die mich hätte vorwarnen sollen. Abschließend fragte Claude, was ich denn nun von dem Mann hielte. Ich antwortete, das sei selbstverständlich eine Manie.

Die nächsten Sekunden und Minuten – das darf ich wirklich ohne Übertreibung sagen – waren schrecklich. Das ganze Kolleg barst in einem Gelächter, das mich völlig betäubte. Vor allem Claude rang vor Lachen mit dem letzten Atem. Vollkommen ratlos wartete ich auf das Abebben dieses mir unbegreiflichen Spektakels. Und als Claude endlich wieder reden konnte, rief er: »Non-non-non-non – c'est une folie méditerranée!«

In wörtlicher Übersetzung hieß diese »folie méditerranée« eine

»südländische Narrheit«; gemeint ist damit jener expressive Gebärdenreichtum, jene Lust an übertriebener Darstellung, wie sie mehr oder weniger allen Südländern eigen. Kurzum, der Mann war ein Marseiller, wenn auch ein besonders ausgeprägtes Exemplar seiner Art. Sonst nichts! Er war kerngesund. Um es in der Sprache der heutigen Jugend zu sagen: es war das nasseste Handtuch, in das ich je lief.

Der gute Claude, er wußte nur zu genau, daß einem biederen Deutschen die rasante südländische Motorik dieses Mannes ganz klar als eine krankhafte Manie erscheinen mußte. Aber wie alle exzellenten Späße barg auch dieser einen ernsten Kern. Was Claude hier arrangiert hatte, traf nämlich in anschaulichster Weise ein Problem, mit dem sich ein hochinteressanter, heute sehr bedeutsamer Zweig der Psychiatrie befaßt: die sogenannte interkulturelle Psychiatrie. Die Rolle, die sie spielt und vor allem noch spielen wird, erhellt aus dem, womit sie sich beschäftigt.

Es ist bekannt, daß Menschen verschiedener Kulturen sich nicht nur in ihren Tischmanieren unterscheiden. Kultur ist ein sehr komplexer Begriff, die Unterschiede reichen von religiösen Prägungen bis hinab zu eng eingegrenzten landschaftstypischen Merkmalen. Und für demonstrative Beispiele braucht man freilich nicht erst bis nach Südfrankreich zu fahren.

Schon ein Sachse verhält sich anders als ein Holsteiner. Später in Leipzig sprachen wir von der »Sachsophrenie« – das ist eine gewisse weiche Klagsamkeit mit der Tendenz, das Leben zur Frage zu stellen. Und dazu gehörte als düsterer Hintergrund, daß Sachsen ein Land mit ausnehmend hoher Suizidziffer war.

Für die Psychiatrie das Wichtige ist nun: Auch das Erscheinungsbild psychischer Krankheiten zeigt gemäß derartiger interkultureller Abgrenzungen Unterschiede, die ganz beträchtlich sein können. Nehmen wir als Beispiel die krankhaften Depressionen. Ein Ostpreuße drückt diese Krankheit fast immer als Hypochondrie aus. Er klagt über Bauchschmerzen, Herzbeschwerden, die Füße täten ihm weh und was sonst noch alles.

Ganz ähnlich, ins Körperliche gewendet, äußert sich die Depression beim Israeli. Aber schon völlig anders beim Holsteiner. Ein depressiver Holsteiner klagt viel weniger, viel weniger wortreich. Er hat die Mimik eines Standbildes, also eigentlich gar keine. Das nannten wir die »holsteinische Akinese«. Bei Tieren bezeichnet man mit Akinese das Sich-tot-Stellen.

Besonders eindrucksvolle Abweichungen können auf der Ebene des Religiösen auftreten. So hat das Christentum überhaupt eine

Sonderform der Depression produziert, die es sonst nirgends gibt: die Schulddepression. Nur Christen, nur Menschen aus christlich »infiziertem« Milieu, leiden an Schulddepressionen. Ein konfuzianischer Chinese nie! Auch kein Mohammedaner. So daß man sich die Feststellung erlauben darf: wenn ein Mann aus einem afghanischen Gebirgstal eine Schulddepression hat, dann ist er christlich verseucht; zum Beispiel in einer Missionsschule erzogen.
Sieht man durch diese kulturell geformten (oder verformten) Oberschichten hindurch, bleibt zwischen einem depressiven Sachsen und einem depressiven Chinesen freilich kein Unterschied. In der Grundstruktur bietet eine Depression überall das gleiche Bild. Die Abweichungen betreffen also die Art, in der sich eine Krankheit nach außen hin darstellt; sie betreffen nicht das, was eine Krankheit ist. Schon den großen Altmeister der Psychiatrie, Kraepelin, hat dieses Problem der interkulturellen Psychiatrie bewegt. Es hilft nichts, man muß die verwirrenden Außenfarben zu trennen lernen, sonst sind schwerwiegende Irrtümer unvermeidlich. Im Fall A sieht die Krankheit so, im Fall B sieht sie anders aus, und in einem Fall C kann ein Mann mit den Symptomen von A kerngesund sein. Man erinnere sich an Claudes »folie méditerranée«. Ganz davon abgesehen, daß sich das alles nun auch noch ständig ändert, mit der Zeit. Das Christentum ändert sich, die Ostpreußen leben nicht mehr in Ostpreußen, die Israelis haben jetzt einen eigenen Staat. Selbst unter Laien gibt es hierzu inzwischen eine summarische, aber gewiß zutreffende Beobachtung, die anzustellen sogar anhand einer guten Fernseh-Reportage möglich ist. Sie gipfelt in der einfachen Feststellung, daß die Israelis in ihrer ganzen Haltung und Erscheinungsform nicht mehr wie Juden aussehen – so formulierte es ein Psychiater nach seinen ersten Besuchen in Israel in den fünfziger Jahren.
Wer dagegen meint, es könne doch innerhalb der relativ kurzen Dauer eines Menschenlebens kaum zu Veränderungen kommen, die Wesentliches betreffen, das Ganze sei mehr oder weniger eine feuilletonistische Übertreibung, wird sich Überraschungen gefallen lassen müssen. Die Veränderungen reichen aus, um zwischen jung und alt echte psychiatrische Mißverständnisse zu ermöglichen.
Mir selbst gelang es später ohne Mühe, das Claudesche Exempel, auf diesen Zeitfaktor übertragen, an meinen eigenen Studenten zu statuieren. Ich führte ihnen einen alten, noch sehr rüstigen Herrn vor: Nach einer einstündigen Demonstration stand nahezu das gesamte Kolleg nicht an, den Mann für hochabnorm zu erklären. Wieso? Und was war er in Wirklichkeit?

Er war nichts weiter als ein Mensch, der – gewiß keine Seltenheit – in seiner geistigen Entwicklung und Anpassungsfähigkeit in relativ jungen Jahren stehengeblieben war. Dieser Stillstand begann schon in der Zeit vor dem Ersten Weltkrieg. Unterhielt man sich länger mit ihm, wurde es immer deutlicher, wie dieser Mann »Gott und die Welt« nicht mehr verstand; und umgekehrt, die Welt – in diesem Fall die jungen Studenten – verstand ihn nicht mehr. Die Kluft von vierzig Jahren, die alt und jung hier trennte, genügte zu dem Mißverständnis, der Mann sei entschieden nicht mehr normal.

Man konnte ihn als einen für die Zeit vor dem Ersten Weltkrieg normalen Bürger bezeichnen. Und der war er geblieben, nunmehr in einer Zeit, die längst alles beiseite geschwemmt hatte, was vorher gültig war, gelebt und ausgedrückt wurde.

Ein weiteres Beispiel: Professor Wilmanns gab noch 1925 eine damals viel beachtete Arbeit heraus, in der er davon ausging und ausgehen konnte (gewisse Einschränkungen hätte man allerdings doch schon machen müssen), daß Kriminalität als solche bereits ein Zeichen psychischer Abnormität darstelle. Nun, wie müßte man, so gesehen, dann heute mit den Scharen jugendlicher Autoknacker verfahren? Die Veränderung des Eigentumsbegriffs, des Verhältnisses zum Eigentum, vom heutigen Menschen kaum mehr empfunden, hat im Konzert symptomatischer menschlicher Verhaltensweisen mit zu den tiefstgreifenden Umwälzungen geführt. Wer schon ganz in diese Zeit hineingeboren ist, »merkt« davon wenig, weil er, wie man so sagt, kein Organ mehr dafür hat. Ihm erscheint es selbstverständlich, die Schränke in seinem Büro abzuschließen. Wer es nicht tut, den wird er für »ein bißchen naiv« halten. Wäre ich als junger Arzt auf die Idee gekommen, meinen Schrank in der Klinik zu verschließen, hätte ich als Sonderling gegolten. Und ich entsinne mich gut, wie ich nach dem Zweiten Weltkrieg nach einigen peinlichen Überraschungen gezwungen war, zum erstenmal mein Klinikzimmer abzuschließen. Mancher wird es mir kaum nachfühlen können, was dieser Moment für mich bedeutete. Ein ans Groteske grenzendes Schauspiel aber sind die Ohnmacht und völlig vergeblichen Klagen von Justiz und Polizei, die Masse der Eigentumsdelikte stelle sie vor unlösbare Aufgaben. Die Gesellschaft nimmt es hin, ohne zu reagieren.

Man mag dazu sagen, die allgemeine Moral sei erschreckend gesunken; gut, richtig, aber dann wird man letztlich über ein verzweifeltes Händeringen kaum mehr hinauskommen. Wichtiger erscheint daher die wertungsfreie Einsicht in die Mechanismen, die

zu dieser Entwicklung führten. Dabei fällt auf, daß der Abbau des Eigentumsbegriffs ganz wesentlich von der Haltung bestimmt wird, man besitze sogar ein Anrecht auf das Eigentum anderer. Dieses Anrecht bestehe nämlich, so wird argumentiert, sobald die »Gesellschaft« jemanden daran hindere, zu gerechten Maßen an den vielpropagierten Wohlstandsgütern zu partizipieren. Über Werbemethoden, Konsumgewohnheiten und Sozialansprüche läßt sich diese Haltung in ihrer Herkunft und Entstehung letztlich bis in gewisse, Mißverständnisse weckende Sozialparabeln einer hochseriösen Philosophie verfolgen. Man hat es also mit Erscheinungen im Werden und Wachstum unserer Zivilisation zu tun.
Ärztlicherseits ist jedenfalls nicht mehr daran zu denken, den Automarder, die Ladendiebin und verwandte Branchen der Kriminalität a priori als psychisch abnormal anzusehen (wir reden hier nicht von Einzelfällen). Das Abnormale versteht sich psychiatrisch als Abweichung von allgemein fest verankerten Verhaltensweisen. Dem liegt also eine statistische Feststellung zugrunde, keine moralische. Und der Eigentumsbegriff wie die von ihm bestimmten Verhaltensweisen gehören eben nur noch bedingt zu den gültigen Normen. Der Wandel vollzog sich innerhalb von kaum fünfzig Jahren.

Wohl das an Erscheinungen reichste Beispiel für die Bedeutung des Zeitfaktors in der interkulturellen Psychiatrie liefert aber das Hysterische; die hysterischen Reaktionsformen, der hysterische Charakter. Es ließe sich durchaus eine ganze Kulturgeschichte des Hysterischen schreiben.
So machte sich etwa seit den dreißiger Jahren unseres Jahrhunderts ein Phänomen bemerkbar, das außer in Fachkreisen seltsamerweise nur geringe oder gar keine Beachtung fand: das fast völlige Verschwinden hysterisch-demonstrativer Reaktionszustände. Im Zusammenhang mit Hitlers Augenerkrankung erwähnte ich schon, daß vor allem im Ersten Weltkrieg hysterische Ausfallerscheinungen recht häufig waren. Wilmanns schilderte mir einmal den Fall eines Hauptmanns, der während einer der großen Materialschlachten im Westen eine leichte Verwundung, einen Streifschuß am Arm, erhalten hatte. In der Folge trat eine Lähmung des gesamten Armes ein. Bei dem Mann handelte es sich nicht nur um einen frontbewährten Soldaten, dessen Tapferkeit außer Zweifel stand. Er verfügte auch über eine weit überdurchschnittliche Intelligenz und Selbstkontrolle. Er selber war sich nämlich völlig darüber im klaren, daß diese Lähmung nicht durch den Streif-

schuß hervorgerufen sein konnte, sondern eine hysterische Reaktion im Zusammenhang mit einem sogenannten Heimatschuß war; eine Reaktion mit der unbewußten Devise: 'raus hier aus diesem entsetzlichen Schlamassel. Ebenso begriff er auch, daß er allein den Rückweg aus dieser Reaktion nicht mehr fand, er also nicht mehr sich selbst kommandieren konnte, den Arm wieder zu bewegen. Von sich aus sprach er deshalb mit den Ärzten, gab sehr genaue Auskunft über seinen eigenen Fall und meinte völlig richtig, daß er ärztliche Führung brauche, um aus diesem Zustand wieder herauszukommen. Damit erreichte er es dann auch wieder, die Beweglichkeit des Armes zurückzugewinnen. Dieses Geschehen zeigt deutlich, wie trotz außergewöhnlich hoher Selbstkontrolle und Einsicht echte hysterische Reaktionen ihren Weg gehen können und vom Willen nicht zu beeinflussen sind.
Man kann für den Ersten Weltkrieg sogar von einer Fülle schwerster hysterischer Ausweichreaktionen sprechen. Aber auch nach dem Krieg waren sie noch häufig. Dramatischste Beispiele sind hier die großen Erscheinungen bei Entziehungskuren Rauschgiftsüchtiger. Diese verzweifelten, ungeheuerlichen Ausbrüche von Patienten, die nach Morphium riefen, diese schauerlichsten Szenen demonstrativen Gebarens, bei denen Menschen förmlich aus allen Konturen zu gleiten schienen und Ärzte und Pflegepersonal vor erhebliche Probleme stellten.
Auch auf forensischem Gebiet spielten solche hysterischen Ausnahmezustände eine große Rolle. Wilmanns schrieb damals in Heidelberg eine sehr interessante Arbeit über die Geschichte der Haftpsychosen. Die erste Schilderung einer Haftpsychose, so hatte er herausgefunden, wurde bereits zu Beginn der Neuzeit gegeben, von einem italienischen Schriftsteller, der diese Erscheinungen in den berühmten Bleikammern von Venedig beobachtet hatte. Vor allem aber setzte Wilmanns sehr nachdrücklich auseinander, wie die Haftpsychosen mit dem Zeitgeist zusammenhingen. Wie man nämlich diese Zustände außerordentlich überbewertete und für echte Krankheiten hielt; zumindest seien sie das unter gewissen Umständen. Auf jeden Fall wurde die medizinische Behandlungswürdigkeit schließlich anerkannt. Es war der Geist einer Zeit, in der zunehmend jede Anrufung des Mitleids und besonders des Sozialverständnisses auf eine Offenheit stieß, die man gewiß begrüßen mußte, wenn eben auch die Unterscheidungsmöglichkeiten noch fehlten – so daß es dann üblich wurde, jeden Kriminellen, der solche haftpsychotischen Zustände entwickelte, in eine entsprechende Anstalt zu überweisen.

Natürlich war es viel angenehmer, in solchen Anstalten unter ärztlicher Versorgung zu leben, als im Zuchthaus zu sitzen, schon gar unter den damals noch reichlich straffen Bedingungen im Strafvollzug. Und Wilmanns konnte nun aufzeigen, daß es sich bei den Haftpsychosen keineswegs um echte Psychosen, also echte Krankheiten handelte, sondern um hysterische Ausweichreaktionen. Wenn nämlich während des Aufenthalts in der Heilanstalt die Strafverbüßung nicht weiterlief, die Krankenzeit also nicht auf die Strafzeit angerechnet wurde – dann verschwand die »Psychose« schlagartig. Die »Krankheit« zahlte sich nicht mehr aus. Noch in der Heidelberger Zeit sah ich selbst zwei Kriminelle, die in solchen Reaktionen erschreckend weit gingen. Der eine hatte mit drei aus der Türfüllung herausgebrochenen Nägeln und einem Schuh, den er als Hammer benutzte, seine linke Hand und seine beiden Füße an den Zellenboden festgenagelt. Hier war also zusätzlich eine hysterische Analgesie eingetreten, eine hysterische Schmerzunempfindlichkeit. Sehr wahrscheinlich spielen solche Analgesien auch bei gewissen religiös fundierten Extremhandlungen und Zuständen (sich verbrennen lassen usw.) eine Rolle, wie dies überhaupt bei vielen ekstatischen Verläufen der Fall sein dürfte. Mircea Eliade wies für die Ausnahmezustände, die Ekstasen der Schamanen, darauf hin.
Als die klassische Zeit der großen Hysterien hat wohl das Ende des vorigen Jahrhunderts zu gelten, das fin de siècle. Man denke nur an Frankreich, wo das Überempfindsame, Überhitzte, das schillernd Wandlungsreiche verbunden mit der rigoros übersteigerten Geste und einer unerhört aufwendigen, bis ins letzte durchstilisierten Dramatik zu einer beherrschenden Stilform wurde. Das läßt sich in den Künsten und in der Literatur so gut verfolgen wie in den Krankenhäusern. In der Salpetrière sah man die Hysterien, die geradezu ein superlativistischer Begriff wurden, den berühmten »Arc de cercle«, der Kreisbogen, bei dem sich der Patient ganz zurückbäumte fast bis zu einem großen Kreis. Das waren Erregungen und Dämmerzustände, die wirklich ein Äußerstes darstellten an expressiver Übersteigerung. Und die eben auch eine entsprechende Anteilnahme beim Publikum fanden. Denn davon lebten sie! Daraufhin waren sie abgezielt. In der Wüste Sahara mutterseelenallein bekommt niemand einen hysterischen Anfall. Die Wirkung auf die Umwelt gehört zum Einsetzen dieser Erscheinungen, als Auslöser und als Erfolgsfeld, unmittelbar dazu.

Aus der Literatur wird man hier vor allem den in Paris lebenden Strindberg nennen müssen. Die Figur dieses Künstlers ist übrigens für mich Jahrzehnte hindurch eines der faszinierendsten Probleme gewesen. Immer wieder faßte ich den festen Vorsatz, eine Arbeit über Strindberg zu schreiben, scheiterte aber daran, daß ich mich im Laufe von dreißig Jahren nicht habe dazu bringen können, 48 Bände Strindberg noch einmal zu lesen. Eines jedoch ist für mich sicher: Jaspers hat völlig unrecht, Strindberg als schizophren zu bezeichnen. Ich fürchte sogar, Jaspers hat das unendlich Schwierige im Schizophrenie-Begriff eigentlich gar nicht verstanden. Alle Merkwürdigkeiten und Absonderlichkeiten eines Menschen, selbst bis hin zu halluzinatorischen Erlebnissen, nun wegen (!) ihrer Absonderlichkeit und wegen (!) ihrer Merkwürdigkeit ganz einfach als schizophren zu betrachten – das, muß man sagen, geht wirklich nicht.

Strindberg ist eine der großen hysterischen Figuren ausgangs des vorigen Jahrhunderts. Vielleicht eines der besten Beispiele seiner selbst findet man in seinem Schauspiel »Der Vater«. Aufführungen davon habe ich mindestens ein Dutzend gesehen, in Berlin, München, Köln, Düsseldorf. Die beste Darstellung aber gelang meines Erachtens in Hamburg, vor wenigen Jahren, mit Maria Wimmer und Werner Hinz in den Hauptrollen. Kollegen und Studenten lag ich in den Ohren, sich diese Aufführung anzusehen. Denn hier wurde für mein Gefühl zum erstenmal ganz deutlich, daß nämlich beide Figuren, der Vater wie die Frau, Strindberg selbst sind. Beide zusammen sind er. Und gerade das hysterische Moment wurde von Frau Wimmer großartig herausgebracht. In der Kritik allerdings schnitt sie weniger gut ab, weil – wie ich einmal annehmen darf – ein ziemliches Wirrwarr herrscht und letztlich einfach eine Unkenntnis gegenüber dem, was mit dem Hysterischen im Prinzip gemeint ist. Daß hier nämlich, wie schon einmal angedeutet, sämtliche Verhaltensweisen quasi echt sind, vergleichbar mit den Blättern eines Fächers. Ein Fächer mag sehr viele Blätter haben, und welches davon jeweils gespreizt, nach außen hin gezeigt wird, mag oft und sprunghaft wechseln. Sie gehören deswegen doch alle zu ein und demselben Fächer.

Genauso beinhaltet der hysterische Charakter eine Vielzahl von Figuren oder Rollen, die sprunghaft wechselnd nach außen hin gezeigt und durchgespielt werden, aber dennoch immer er selber sind, zu ein und demselben Menschen gehören. Und eben dies brachte Maria Wimmer mit verblüffender Varianz und farblicher Leuchtkraft auf die Bühne: Wie sie neben dem Mann steht, ihm über den Kopf streicht, hingebend, sein ganzes Schicksal mitfühlend, und zwei Schritte weiter – kalt, abstraktiv, überlegen, ihr ganzes Dasein nach bestimmten rationalen Schlüssen ausrichtend. Das ist der echte hysterische Charakter, dieses Echt-Unechte, wie wir es im Klinik-Jargon nennen.

Da hätte man gut sagen können: wer jetzt noch glaubt, Strindberg sei schizophren gewesen, dem ist nicht mehr zu helfen. Wie die Manuale einer Orgel hatte dieser Mann alle Mechanismen zur Verfügung, bis hin zum paranoid Halluzinatorischen der Haftpsychose mit den Bildungen ganz affektgeladener Wahneinstellungen gegenüber Leuten, von denen er behauptete, daß sie ihm übelwollten.

Daß eine solche Veranlagung für ihn kein leichtes Leben bedeutete, so wenig wie für seine Umgebung, das ist sicher. Aber sicher ist auch, daß der Schizophrene das genaue Gegenteil darstellt. Die intensive Kontaktfähigkeit, die ja die profunde Voraussetzung ist für das Figurenspiel, den Figurenwechsel des hysterischen Charakters – sie eben fehlt dem Schizophrenen völlig. Die Kontaktfähigkeit ist bei ihm nicht mehr abgebaut, sondern in der Krankheit erloschen. Er kann Kontakte nicht mehr vollziehen. Hier liegt der springende Punkt schlechthin, für dieses Problem. Zwar läuft auch der Schizophrene auf verschiedenen Verhaltensschienen, doch sind sie in sich vollkommen unbeweglich, in ihren Formen fest. Vor allem vermag der Schizophrene nicht zu bestimmen, auf welcher Schiene jeweils er sich bewegt. Das liegt völlig außerhalb seiner Beeinflussungsmöglichkeiten. Der Hysteriker dagegen brilliert in der Fähigkeit zum pausenlosen Wechsel mit erstaunlicher Instinktsicherheit, mit außerordentlichem Sinn für das Atmosphärische einer Situation, jeweils die richtige Rolle einsetzend.

In dieser Überhitzung, im Theatralischen manifestiert sich also eines der großen, bestimmenden Charakteristika des ausgehenden vorigen Jahrhunderts (und darüber hinaus). Auch bei manchen Expressionisten wird das noch sehr deutlich. Oft wunderte ich mich, daß niemand den Mut fand, in diesem Zusammenhang auf das völlig Übersteigerte in den religiösen Bildern Emil Noldes hinzuweisen. Welche Welten klaffen zwischen einem seiner herrlichen Aquarelle mit Blumen oder Fischmotiven und einer Noldeschen Madonna! Das ist jedesmal ein ganz anderer Nolde. Und diese Diskrepanz wird natürlich noch gesteigert durch die virtuose Beherrschung aller künstlerischen Mittel; so daß man schon von »Welten« sprechen kann, die hier in seinen Bildern abwechselnd aufgefächert werden.

Byron, Wilde, Beardsley, Isadora Duncan, Stefan George, Jugendstil, antikische Spielformen der Homosexualität – das sind alles über einen weiten Zeitraum hingestreute Stichworte, aus denen überall das Hysterische, das schillernd Figurative, der große hysterische Charakter herausleuchtet. Man könnte mit solchen expressiven Hinweisen und Schlaglichtern Seiten füllen.

Nimmt man nun die beiden großen Kriege in unserer ersten Jahrhunderthälfte als zwei markante Zeiträume zum Vergleich, fällt sofort auf: im Zweiten Weltkrieg sind die hysterischen Ausweichreaktionen fast völlig verschwunden; es gab sie nicht mehr, weder an der Front noch im zivilen Hinterland. Nicht einmal in der schweren Bedrängnis der Bombennächte. Die Fälle, mit denen man es jetzt psychiatrisch zu tun bekam, stellten etwas ganz anderes dar. Einige Beispiele zeigen es.
Eine bezeichnende und wirklich sehr schwierige Angelegenheit war die Selbstmordaffäre des Kommandeurs einer Marineeinheit. Dieser Offizier hatte einen außerordentlich heiklen Sondereinsatz mit großem Erfolg durchgeführt. Nach Abfassung und Unterzeichnung des Gefechtsberichtes hätte er sich erst einmal in stolzer Zufriedenheit ein paar angenehme Tage leisten können; Landgang und Dienst »auf Sparflamme«. Nichts wäre verständlicher gewesen.
Er tat etwas ganz anderes. Er unterzeichnete den Gefechtsbericht, und sobald er allein war – erschoß er sich. Und dies, obwohl er per Fernschreiben soeben auch noch die Nachricht erhalten hatte, daß ihm für seine Leistung das Ritterkreuz verliehen sei.
Natürlich fragte sich jetzt jeder, was hier los sei. Irgend etwas stimme da wohl nicht. Ein Berufsoffizier, der konsequent den Normen seines Berufs lebte, nimmt sich im Augenblick eines außergewöhnlichen soldatischen Erfolgs das Leben? Dafür gab es nicht die geringste »vernünftige« Erklärung.
Die Akten über den Vorfall wurden mir zur Beurteilung zugeschickt. Höheren Ortes wollte man wissen, ob hier etwa »wehrmachts-eigentümliche Umstände« vorlägen.
Ich begann zu recherchieren und korrespondierte mit der Frau des Toten. Inzwischen auch sprach ich mit seinem Adjutanten, einem sehr offenen, geraden Mann. Und der sagte: »Ja, der Kommandeur war in der letzten Zeit ganz merkwürdig. Ein glänzender Soldat, das weiß ja jeder. Aber in den letzten Wochen vor dem Unternehmen, da legte er eine Pingeligkeit an den Tag – also nein, es war nicht mehr zu ertragen!«

Realiter hieß das: der Kommandeur kontrollierte jetzt plötzlich jede einzelne Munitionskiste, und das gehörte nun wirklich nicht zu seinen Aufgaben. Sogar nachts stand er immer wieder auf, um irgend etwas zu überprüfen, Material, Aggregate, Wachdienst – kurzum, er hatte jegliche Großzügigkeit verloren. Er glaubte keinem Bericht mehr, keinem Rapport, mußte alles selber sehen, alles selber machen. Gewiß, niemand, und am wenigsten er, der die Verantwortung trug, konnte das bevorstehende Unternehmen auf die leichte Achsel nehmen. Wenn das Unternehmen schiefging, die Folgen würden entsetzlich sein. Daran gab es keinen Zweifel. Es stand also wirklich viel auf dem Spiel. Andrerseits – Kommandeur bleibt Kommandeur. Schräubchen nachzudrehen muß er anderen überlassen, überlassen können.

Sodann die Briefe an seine Frau, die mir von ihr zugesandt worden waren: immer wieder klang darin die tiefe Sorge durch, ob er der Aufgabe gewachsen sei. Ob er das wohl schaffen würde. Natürlich drückte er das Bevorstehende nur in Umschreibungen aus, wegen der strikten Geheimhaltung; sprach also von »der Aufgabe, die ich habe«. Und diese nagenden Zweifel tauchten im Text immer häufiger auf. Immer deutlicher spürte man da einen düsteren Hintergrund. Man hatte schließlich den Eindruck: dies ist ein Mensch, hinter dem langsam aber sicher eine Gewitterwand hochwächst.

Alles zusammengenommen ergaben die Umstände ein Bild, das nur noch den Schluß zuließ: der Mann litt an einer schweren Depression. Natürlich wurde die Krankheit nach außen hin durch die soldatische Haltung vollkommen überspielt. Keiner der Untergebenen wäre auf die Idee gekommen, daß sich hinter der »Pingeligkeit« ihres Kommandeurs etwas ganz anderes verbarg.

Und noch ein Fall: Während des Vorrückens auf Paris marschiert ein Koch neben seiner Feldküche her. Plötzlich nimmt er das Schlachtermesser und schneidet sich die Kehle durch. Wieder ließ ich mir von der Familie die Briefe schicken, die der Mann nach Hause geschrieben hatte. Und wieder ließen sich deutliche Spuren einer depressiven Psychose ablesen.

Die Angehörigen neigten selbstverständlich dazu, Zeichen wachsender Verstimmung in solchen Briefen mit der Situation des Krieges in Zusammenhang zu sehen. Was läge auch näher? Wenn überhaupt Chancen einer rechtzeitigen Entdeckung der Krankheit bestehen – in derartigen Fällen sinken sie auf ein Minimum ab.

Eines aber ist klar: da die prozentuale Häufigkeit für das Auftreten von Psychosen permanent konstant bleibt, muß es in Krieg und Frieden gleich viele psychotisch Kranke geben, müssen also unter Millionen von Soldaten Tausende sein, die an Psychosen leiden. Und die gleichen Verhältnisse müssen auch schon im Ersten Weltkrieg geherrscht haben.

Ich darf hier dazwischenschalten: Unter Hysterie verstehen wir keine Krankheit, sondern bestimmte Ausdrucksformen. Natürlich, auch Krankheiten können sich nach außen hin in hysterischen Verhaltensformen des Kranken ausdrücken. Ein Charakter kann wie beschrieben stark hysterische Züge aufweisen. Und wir werden noch sehen, daß die Meinung vertreten wurde, hysterische Verhaltensweisen seien bei jedem Menschen möglich. Um solche Ausdrucksformen – ob hysterische oder andere – geht es in der interkulturellen Psychiatrie; sie untersucht die kulturell bedingten Unterschiede dieser Ausdrucksformen.

Als besonders exzessive, dramatische Beispiele für hysterische Ausweichreaktionen führte ich die heftigen Erregungszustände an, zu denen es bei den Rauschgiftsüchtigen während der Entziehungskuren kam. Unter Professor Aschaffenburgs Klientel fanden wir viele Patienten, an denen dies zu beobachten war. Wenn es jedoch stimmt, daß in der Zeit zwischen den beiden großen Kriegen das Hysterische erlosch, müßten auch diese exzessiven Entziehungserscheinungen generell aufgehört haben.

Das ist schwer vorstellbar. Während 1925 Ärzte, Schwestern und Pfleger nicht selten alle Hände voll zu tun hatten, um mit schwer erregten Patienten fertig zu werden, sollten solche Entwöhnungen anno 1950 nun plötzlich vergleichsweise undramatisch verlaufen?

Doch es ist in der Tat so. Die Berichte aus entsprechenden Anstalten und Abteilungen stimmen darin völlig überein. Und zwar gilt das auch für den Osten. Auch von dort haben wir Mitteilungen und Berichte, die ausdrücklich vermerken: die exzessiven Begleiterscheinungen bei Entziehungskuren haben aufgehört. Es ist überall das gleiche Phänomen.

Das heißt im übrigen nicht, daß solche Kuren seither ein Kinderspiel wurden. Sie sind kaum angenehmer als früher. Nur nehmen die Patienten jetzt die Belastungen sachlicher hin. Die Reaktionen verlagerten sich infolgedessen aus dem Psychischen ganz ins Körperliche, Vegetative. Aber auch deren Intensität nahm erheblich ab, was zum Beispiel Schweißausbrüche, Durchfälle usw. angeht. Sicher ist, daß es die schwere Unruhe, ins Motorische gewendet, nicht mehr gibt. Der Einfluß moderner medikamentöser Einwirkungen spielt dabei keine entscheidende Rolle.

Gewiß steht auch hinter diesem drastischen Wandel das, was hier

schon einmal unverbindlich der »Zeitgeist« genannt wurde. Ganz allgemein war seit den dreißiger Jahren etwa eine zunehmende Versachlichung in der »Moderne« unverkennbar. Um die Ursachen genauer zu benennen, bedürfte es freilich einer Zeitanalyse, die weit über alles Medizinische hinausgeht.
Doch man muß hier ein interessantes Detail nachtragen. Amerika nämlich macht eine entschiedene Ausnahme. Unter den US-Soldaten des Zweiten Weltkrieges kam es auffallend häufig zu hysterischen Reaktionsformen, zu Ausweichreaktionen. Es bot sich hier genau das gleiche Bild, wie wir es bei unseren Soldaten im Ersten Weltkrieg erlebt hatten. Die Amerikaner absolvierten also noch erst eine Phase, die man bei uns schon hinter sich hatte. Das ist wohl ein sehr gutes, deutliches Beispiel, wie hart das Nebeneinander verschiedener Reaktionsformen sein kann.
Allerdings muß man mit dem Zeitbegriff vorsichtig umgehen. Ob es wirklich so ist, daß die Nordamerikaner hier »noch erst« eine Phase durchlebten, die wir »bereits hinter« uns hatten, sei dahingestellt. Auch geschieht es, daß nun plötzlich jemand mit so windigen Begriffen wie Fort- und Rückschrittlichkeit herumwerkelt. In vielem gibt es natürlich ein zeitliches Nacheinander zwischen Europa und Amerika. Hieraus abgeleitete Wertungen sind jedoch mit höchster Vorsicht zu verwenden. Was hat es mit einer Technik auf sich, die wir noch nicht haben, und mit einer geistigen Erfahrung, die den Amerikanern (angeblich) *noch* fehlt? Entscheide, wer es zu wissen glaubt. Im Aktuellen müßte man dann wohl sagen, daß der Westeuropäer heute oft »Fortschritte« übernimmt, die er selbst längst schon einmal erledigte. Im Mißverständnis politischer Gewichte bürdet sich Europa Kinderkrankheiten buchstäblich ein zweites Mal auf. Jedenfalls gäbe es für diese Behauptung einige Belege. Beim Vergleich psychischer Zustände und Erscheinungen dagegen sind Wertungen grausam töricht; ich teile die Ungeduld derer, die solche Hinweise gern schon als überflüssig abtäten.
Auch nach 1945 ließ sich beobachten, daß für Amerika das »Zeitalter des Hysterischen« noch nicht vorbei war. Als exemplarisches Beispiel darf die in ihrem Bereich über Jahre alles überragende Figur des Dramatikers Tennessee Williams gelten. Mit seinen schillernden Frauengestalten präsentiert sich Williams nachgerade als das Muster eines hysterischen Charakters. Das ahnten auch Rezensenten, die darauf hinwiesen, das sei bei uns »alles schon dagewesen«, und die großen Dramatiker der Jahrhundertwende, Strindberg, Ibsen und andere anführten. Allerdings verblieb man

im professionell stilkritischen Vergleich, der das wesensmäßig Fundamentale in der Ähnlichkeit dieser Dramatiker eben nur mittelbar berührt.

Mir scheint, daß auch die außerordentliche Resonanz, die Freud und seine Methode der Psychoanalyse in den USA fand, gewisse Züge des Hysterischen trägt. Die inzwischen schon sattsam karikierte Begeisterung des Amerikaners für diese Methode zeigt meines Erachtens eine Bereitschaft zur Selbstdemonstration, wie sie das Puritanertum bisher strikt verbot, die aber nun »wissenschaftlich gedeckt« ist. Freilich werden hier noch andere, sehr amerikanische Eigenheiten wirksam, so der Glaube an die »Machbarkeit«, an die »praktische Beherrschbarkeit« der Dinge; mit welchem Glauben man nun auch an die Probleme des »Unbewußten« heranging.

Es war in der zweiten Hälfte der sechziger Jahre, als auf unseren allmorgendlichen Konferenzen in der Klinik Fälle zur Sprache kamen, bei deren Erörterung plötzlich wieder die alten Vokabeln des »Hysterischen« gebraucht wurden. Zunächst blieben das Einzelfälle. Dann jedoch, ich erinnere mich des Morgens, fiel unter uns der Satz: »Man hat den Eindruck, als ob hysterische Verhaltensformen wieder häufiger würden.«

Sofort entspann sich eine Debatte, die zeigte, daß viele unter uns schon den gleichen Eindruck hatten. Da das Einzugsgebiet der Klinik, zum Beispiel für Patienten mit Suizidversuchen, als repräsentativ für ganz Hamburg gelten darf, also immerhin der größten Stadt Westdeutschlands, waren diese Beobachtungen einige Aufmerksamkeit wert.

Inzwischen kann man allzu vorsichtige Formulierungen wohl fallenlassen. Mit hoher Wahrscheinlichkeit stehen wir vor einem abermaligen Umschwung, vor einer »Renaissance« des Hysterischen. (Der Ausdruck ist für Europa gerechtfertigt, kaum jedoch für die USA, wo das Hysterische ja in der Zwischenzeit nie derart versiegte wie bei uns.) Ablesbar wird dieser Umschwung vor allem am Verhalten junger Menschen und an dem Echo, das dieses Verhalten findet.

Als soziologisches und politisches Problem ist der Protest der heutigen Jugend längst in aller Munde. Doch nicht um den Protest als solchen, vielmehr um seine Formen geht es. Wie immer die aktuellen Anlässe liegen mögen – vom amerikanischen Blumenkind bis zum französischen und deutschen Studenten und Jugendlichen sind generell Habitus und Verhalten von einer Auffälligkeit gekennzeichnet, von einem Sich-in-Szene-Setzen, die wie ein neues

Talent zum Demonstrativen erscheinen. Und dazu gehört die Empfänglichkeit der anderen Seite, des Publikums, für diese Art Demonstration. Es gibt heute wieder den großen Auftritt, und es gibt wieder das hierzu nötige »Parkett«.

Wir wissen, daß diesen Bewegungen ein ganz starkes Element des Ausweichens innewohnt. Nicht nur bei den Blumenkindern ist die Abkehr von »dieser Welt« und »diesem Leben« das erklärte Motiv. Bezeichnenderweise aber vollführt man keine stille Abkehr. Hier kehrt niemand lautlos einer Zivilisation den Rücken, und das Ziel sind auch keineswegs die Wüste oder das Jenseits. Untermalt vom grellen Bunt botanischer Ausstaffierung praktiziert man vielmehr eine demonstrative Flucht aus der Zivilisation – mit dem Ziel eines neuen Lebens, das »mehr« Leben bieten soll. Man weicht aus oder versucht auszuweichen mit einem Aufwand an Farben, Worten und Gebärden, die einzelnen schon zu weltweiter Tagesberühmtheit verhalf. Vieles daran erinnert an das »Epatez les bourgeois!«, den extravaganten Schlachtruf des *fin de siècle*.

Man mag das für ein sehr oberflächliches Gemälde von Dingen halten, deren tiefere Ursachen geklärt werden müßten. Aber um so eine Klärung geht es hier gar nicht. Ich darf wiederholen: nicht von Ursachen ist hier die Rede, sondern von der Art und Weise, wie auf Ursachen reagiert wird. Das gilt es auseinanderzuhalten.

Kretschmer hat einmal gesagt, jeder Mensch sei zu hysterischen Reaktionen fähig, sobald man ihn in ausweglose Situationen bringt. Das mag stimmen. Nur muß man in diesem Zusammenhang jetzt deutlich genug den Akzent auf »fähig« setzen. Der Mensch vermag hysterisch zu reagieren, doch ob es wirklich dazu kommt, hängt dann entscheidend davon ab, wann jeweils subjektiv eine Situation als ausweglos empfunden wird. Und da gibt es bekanntlich erhebliche Unterschiede. Mancher empfindet schon relativ geringe Schwierigkeiten als unüberwindlich. Für andere gibt es schier nichts, was sich mit Einsatz und einer Portion Glück, dem sie vertrauen, nicht doch schaffen ließe. »Irgendwie kriegen wir das schon hin«, sagt so einer, meint damit das nächstliegende Problem und fügt hinzu: »Dann wollen wir weitersehen.«

Jenseits individueller Unterschiede sind aber eben noch wieder ganz andere Faktoren mitbestimmend. Wie wäre es sonst möglich gewesen, daß über Jahrzehnte das Hysterische überhaupt erlosch? Wir nannten schon einmal den »Zeitgeist«. Hier kommen eben wieder alle Faktoren zum Zuge, mit denen sich die interkulturelle Psychiatrie beschäftigt, soziale Gruppen, Rassen, Religionsgemeinschaften und so fort.

Im Bereich der Klinik bekamen wir die extremen Ausläufer demonstrativer Weltflucht ganz unmißverständlich zu spüren: Die Zahl der Selbstmordversuche stieg sprunghaft. Und zwar besonders unter jungen Menschen. Man kann hier inzwischen schon fast von einer Seuche sprechen!

So stellten wir fest: in der lapidar kurzen Zeit von vier Jahren (Anfang 1963 bis Ende 1966) erhöhte sich die Zahl weiblicher Patienten, die nach einem Suizid-Versuch eingeliefert wurden, auf beinahe das Doppelte. Wir verfügen für diesen Zeitraum über genaue Zählungen und haben nicht den Eindruck, leider, daß der Trend seither rückläufig würde.

An der Progression partizipieren vor allem die Altersstufen von 18 bis 25. Bei Männern dürften die Dinge nicht viel anders liegen. Und eine sehr kluge Untersuchung von Dr. Christa Hausmann ergab dazu ungemein aufschlußreiche Informationen: in der Mehrzahl der Fälle werden nach raschem Entschluß ein paar Tabletten geschluckt, ohne eigentliche Absicht, sich zu töten. In einer subjektiv als unerträglich empfundenen Situation erfolgt der Griff nach der Tablette, um einfach in einen längeren Schlaf unterzutauchen, wobei man hofft, inzwischen würden sich die Dinge schon regeln.

Man möchte aus einer Situation hinaus, oder auch aus einem ganzen Leben, das man so nicht mehr will. Aber man möchte selbstverständlich wieder aufwachen. Und selbstverständlich in einer anderen, besseren Situation, in einem anderen Leben, in dem es die alten Schwierigkeiten nicht mehr gibt.

Der Flucht-Charakter dieses Verhaltens ist eindeutig. Ebenso läßt sich beobachten, daß das, was subjektiv als unerträglich empfunden wird, objektiv meist als verhältnismäßig geringgewichtig bezeichnet werden muß; bei allem Mißtrauen vor dem Begriff »objektiv« in diesem Zusammenhang. Die Reizschwelle für Ausweichreaktionen liegt heute also verhältnismäßig tief, die Reaktion selbst hat etwas Übertriebenes, Extremistisches, Demonstratives. Daß man Röhrchen mit Tabletten heute fast auf jedem Toilettentisch findet, erleichtert Einfall und Vollzug natürlich. Für das Entscheidende halte ich dies aber nicht.

Entscheidend sind Mensch und Umstände insgesamt. Sind sie entsprechend, finden sich Mittel zur Durchführung immer. Früher waren es die Migränen, die Ohnmachten, mit denen man sich auf Zeit aus der Affäre zog. Auch hierbei konnte man ziemlich sicher sein, daß die Umwelt inzwischen auf Zehenspitzen ging und nur noch flüsterte.

Heute: werden in Nähe einer wie »leblos« schlafenden Person verstreute Tabletten, Reste davon oder ein leeres Röhrchen gefunden, nimmt man selbstverständlich sofort einen Selbstmordversuch an. Dies erst recht nach einer Auseinandersetzung, einer Abschiedsszene oder Ähnlichem. Ein(e) Pseudo-Suizidant(in) kann der erhofften Wirkung auf die Umwelt ganz sicher sein. Daß das heute dann fast immer ein Erwachen im Krankenhaus bedeutet, hat man sich allerdings vorher so besonders klar nicht gemacht. Man ist beschämt über die Ausweitung. Von vielen aber wird sie durchaus begrüßt, als Unterstützung des Appells an die Umwelt.

Eines der untrüglichen Zeichen für den festen Entschluß, sich das Leben zu nehmen, ist das sogenannte vorherige Hinausgehen aus dem Sozialfeld. (Der Wiener Psychiater Ringel hat sich hiermit besonders intensiv beschäftigt.) Man verläßt Haus, Wohnung, Familie, meidet jeden Ort, an dem man sich sonst aufzuhalten pflegt. Ein solches Verschwinden bedeutet höchsten Alarm. Die kalkulierte Einnahme von Tabletten, die temporär kalkulierte Flucht geschieht dagegen so gut wie immer in der Nähe der Familie oder der Konfliktperson.

Es gibt weitere Belege für die Renaissance des Hysterischen. Auch echte Krankheitszustände werden heute wieder öfter »psychisch ausgebaut«, aggraviert. Es macht wieder Eindruck, wird ernst genommen, es appelliert an Fürsorge, an Beteiligung der Umwelt – so daß schon behauptet wurde: die Wiederkehr des Hysterischen sei gar kein Wunder, nachdem sich heute ja niemand mehr getraue, jemanden einen Simulanten zu nennen.

In der Formulierung liegt natürlich eine boshafte Überspitzung der Dinge; wohl aber auch ein Korn Wahrheit.

Eindeutigster Beleg aber ist das Wiederauftauchen jener Fälle, in denen trotz schwerer körperlicher Symptome sich eine eigentliche Krankheit überhaupt nicht nachweisen läßt. Hier werden also im Sinne echter Konversionsneurosen seelische Konflikte oder Spannungsverhältnisse vom Patienten in körperlichen Symptomen dargestellt, in körperliche Symptome übersetzt: das Hysterische im strengsten Sinne des Begriffs ist wieder da.

Nach der Rückkehr aus Paris habilitierte ich mich im Februar 1930 bei meinem alten Lehrer Aschaffenburg in Köln. Wilmanns in Heidelberg ließ mir sagen: »Das hätt' der Bürger-Prinz bei mir auch haben können.« Aber in Heidelberg waren schon sechs Habilitierte im Hause, in Köln nur einer. Zudem kam das Angebot eben von Aschaffenburg und nicht von Wilmanns.

In der Kölner Klinik arbeitete ich zunächst als zweiter Oberarzt. Wenig später ging Kurt Schneider nach München, an die Psychiatrische Forschungsanstalt, und ich übernahm seine Stelle als erster Oberarzt. Trotzdem wurde Köln diesmal für mich kaum mehr als ein Intermezzo.

Es war noch kein Jahr vergangen, als ich auf einem medizinischen Kongreß mit einem sehr besonderen Mann ins Gespräch kam. Äußerlich verkörperte er nicht gerade das, was man unter einer eindrucksvollen Figur versteht: mittelgroß, Hängeschultern, Hängebauch, und die X-Beine endeten in seltsamen Knick-, Platt- und Spreizfüßen. Sein Berliner Dialekt war unüberhörbar. Nein, er war keine imponierende Erscheinung, und wer diesen Mann nicht näher kennenlernte, konnte gewiß meinen, es handle sich lediglich um einen etwas mürrischen Herrn mit einem bedeutenden Ausdruck im Gesicht.

Auch bei näherem Hinsehen entdeckte man alles andere als eine Frohnatur. Wohl aber eine tief beeindruckende Persönlichkeit. Und für jeden Angehörigen des Fachs genügte natürlich sein Name: Paul Schröder. Von ihm wußte man, daß er unter Psychiatern der große Praktiker war, kein Mann der diffizilen Diskussion, sondern der Kliniker mit der weiten, sicheren Erfahrung. Paul Schröder fragte mich nun, ob ich als erster Oberarzt zu ihm nach Leipzig kommen wolle.

Die Leipziger Klinik war nicht nur erheblich größer als die Kölner, größer auch als die Heidelberger. Im Unterschied zu Köln verfügte sie auch über eine Kinderabteilung. Vor allem jedoch besaß Leipzig einen ganz unschätzbaren Vorteil: viele Patienten blieben für die gesamte Dauer ihrer Behandlungsbedürftigkeit in der Klinik. Köln dagegen war reiner Durchgangsbetrieb, meist nach einigen Tagen mußten die Kranken nach Bonn weitergeleitet werden. In der Leipziger Klinik verblieben sie, wenn notwendig, über Jahre. So daß hier endlich einmal die Möglichkeit gegeben war, Krankheiten in ihrem gesamten Verlauf zu beobachten. Der Klinik vorgeschaltet war ein großer poliklinischer Betrieb. Außerdem war Leipzig eine ungemein lebendige Großstadt.

Ich erwähnte schon, wie außerordentlich wichtig eine solche Beobachtungsmöglichkeit ist. Psychische Krankheiten sind oft langatmige Prozesse, gestreckt von Perioden völliger Ereignislosigkeit, in die dann aber ganz plötzlich der Einbruch gravierender Erscheinungen erfolgen kann.

Natürlich informieren sich auch die Kliniken mit Durchgangsbetrieb über das weitere Schicksal ihrer Patienten. Auf dem Wege mündlicher oder schriftlicher Erkundigungen füllt das alles die Krankenblätter. Müßig zu sagen, daß damit aber keine persönliche Anschauung ersetzt wird, aus der erst die vollgültige Erfahrung eines Arztes erwächst.

Nach Aschaffenburg, dem humanen Avantgardisten in der forensischen Psychiatrie, nach Wilmanns, dem wissenschaftlichen »Unternehmer«, kühlen Rationalisten und bedingungslosen Verfechter einer unerhört durchgefeilten psychopathologischen Mikroskopie, kam ich jetzt mit Paul Schröder zu einem ganz anderen Mann. Das einzige, worin Leipzig zu Heidelberg keinen Unterschied ausmachte, war die Schäbigkeit meines Arztzimmers. Ein kleiner Schreibtisch, ein wackeliges Untersuchungsbett, einige Stühle und ein Schrank, der nie schloß. Also nichts, was man heute von einem Arztzimmer auf der Station als selbstverständlich erachtet. Paul Schröders eigene Räume zeigten sich auch kaum luxuriöser. Nur daß sie über ein Sofa und einen alten Teppich als »Chef-Zusatz« verfügten; beides waren keine Prunkstücke.

Schon mein Antrittsmorgen verlief durchaus typisch. Als ich in Schröders Zimmer kam, saß er an seinem Schreibtisch und gab ob meines Erscheinens lediglich ein undefinierbares Knurren von sich. Gar nicht daran zu denken, daß er mir etwa einen Stuhl anbot. Als ich mir schließlich selbst einen nahm und mich vor ihn hinsetzte, sah er verblüfft auf. Das war er nicht gewohnt. Und einer seiner ersten Sätze lautete dann: »Na, nun wird's drauf ankommen, ob Sie mir auf die Dauer auch passen!« Woraufhin ich entgegnete: »Herr Professor, ich habe schon so viele Kommandeure erlebt . . .« Erstaunt sah er mich an, sagte aber nichts.

Dieser Mann wurde nun für die nächsten Jahre ein unvergeßliches Erlebnis, und zwar eines, mit dem man von Tag zu Tag jedesmal aufs neue fertig werden mußte – was alles andere denn leicht war.

Schon nach zwei Wochen gab es den ersten Blitz und Donner.

Einen lieben halben Vormittag lang hatte er nur mißlaunig herumberlinert, nichts war ihm recht gewesen, alles war falsch, war schlecht, sinnlos. Da gingen mir schließlich die Nerven durch. Nach der Visite machte ich auf dem Absatz kehrt, marschierte auf mein Zimmer und schlug die Tür hinter mir zu. Ich war entschlossen: in Leipzig – keinen Tag länger!
Es kam natürlich anders. Anstatt seinerseits noch verdrossener zu reagieren, ging Schröder zur Oberschwester und erkundigte sich mit der für ihn so charakteristischen, entwaffnend naiven Besorgtheit: »Was hat denn nur unser Oberarzt, der knallt ja so mit den Türen?« Womit die Oberschwester, die ihn längstens kannte, inständig gebeten war, mich zu besänftigen.
Man lernte bald, ihn zu verstehen, man lernte, ihn zu nehmen, wie man ihn nehmen mußte, weil es anders einfach nicht ging. Und man sah vor allem ein, daß ihm diese Nachsicht gebührte.
Das galt zunächst schon einmal deshalb, weil Schröder selbst gesundheitlich erheblich mit sich zu tun hatte. Er litt an schwersten Migränen, an tiefen Verstimmungen mit gravierenden vegetativen Erscheinungen. Wenn man dann sah, wie sehr sich dieser Mann mit sich selbst herumzuplagen hatte, von Schmerzen gepeinigt über Tage hinaus, dabei seine ärztlichen Aufgaben bis zum Äußersten erfüllend – nun, daß dann selbstverständlich auch einiges für seine Umgebung »abfiel«, das galt es hinzunehmen. Schließlich wußten wir als Ärzte zur Genüge, wie belastend für den Betreffenden solche Zustände sind. Wozu gleich etwas zu sagen wäre.

Migränen dieser Form gehören mit zu den schwierigsten Angelegenheiten überhaupt, sowohl für den Betroffenen als auch für seine Umwelt, den behandelnden Arzt nicht ausgenommen. In gewissem Sinne sind sie Erscheinungen ähnlich den Ohnmachten oder der Blutarmut junger Mädchen. Natürlich kann dahinter ein ganz reales Leiden stehen.
Aber diese Zustände können auch als Modekrankheiten auftreten. Die menschlichen Verhaltensweisen ganzer Epochen sind von solchen Leiden geradezu stilisiert. Man denke nur an die ätherischen Frauenfiguren im späten Rokoko, an die figurativ bis ins feinste durchmodellierte Gestalt der Empfindsamen, deren Teint blutleer-schneeweiß leuchtet, deren Stirn oder Schläfen an so manchen Tagen auf das Tragischste schmerzen und für die eine sorgsame Zofe oder Plauderdame, die Gesellschafterin, ständig das Riechfläschchen parat hielt, einer Ohnmacht jederzeit gewärtig.

Nun war Paul Schröder gewiß keine Rokoko-Figur. Aber man wird sich schon in einigem an das vorige Kapitel erinnert fühlen. Ein Anflug des Hysterischen ist hier unverkennbar, dem Schröder selbst im übrigen mit jener Distanz gegenüberstand, wie sie außerordentlichen Persönlichkeiten eignet; womit die Sache an sich, wie schon gesagt wurde, natürlich nicht behoben ist. Aber sie erhält dann in glücklichen Momenten jenen köstlichen Schimmer von Humor, der die geplagte Umwelt mit den Schwierigkeiten dieser Menschen doppelt versöhnt.

So pflegte Schröder mit liebenswert vergnügter Offenheit von dem medizinischen Wunder zu berichten, das ihm während seiner Berufung nach Leipzig widerfuhr. Er war vordem an der Universität Greifswald gewesen, und gerade während die Verhandlungen über seine eventuelle Berufung nach Leipzig im Gange waren, wurde er wieder einmal von einem besonders hartnäckigen und peinigenden Migräneanfall geplagt. Nichts half. Leipzig, der dortige Lehrstuhl und die Leitung der Klinik bedeuteten natürlich eine erheblich bessere Position gegenüber Greifswald. Und so kam es, wie er schilderte, zu dem medizinischen Miraculum. Im gleichen Augenblick nämlich, als er seine endgültige Berufung nach Leipzig in Händen hielt, war seine furchtbare Migräne mit einem Schlag vorbei. Wie fortgeblasen.

Solche selbstironischen Einsichten erleichterten es also schon sehr, sich damit abzufinden, daß der Chef zuzeiten reichlich ungenießbar war. Und nahm man keine Notiz, zog man keine Konsequenzen aus seinen Brummigkeiten und mürrischen Bemerkungen, ging man einfach darüber hinweg, zeigte er eine tiefe Dankbarkeit für ein solches Verständnis.

Bald auch stellte man fest, daß gerade dieser Mann als Chef zu seinen Mitarbeitern, seinen Ärzten, ein regelrechtes Vater-Sohn-Verhältnis entwickelte. Er zwang einen zu Konzessionen, er zwang uns auch zu ganz persönlichen Stellungnahmen und zur Anerkennung im ärztlichen Sinn, im täglichen Klinikbetrieb. Er ließ sich keineswegs mit den Anerkenntnissen einer üblichen Rangordnung abspeisen. Man hatte sich mit seinem ärztlichen Tun auseinanderzusetzen. Das heißt, man hatte zu begreifen, daß und wie hier, zwar oft im mürrischen Tonfall, ein großes, lehrreiches Klinikum praktiziert wurde.

Zwar konnte es einen wahrhaftig zur Verzweiflung treiben, wenn man Paul Schröder einen neu eingelieferten Patienten vorstellte, dessen Fall man nun also subtilissime darlegte, mit aller in Heidelberg erlernten Mikroskopie – Schröder hingegen mit säuerlicher Miene zuhörte und schließlich nuschelte: »Na ja, wird jesund.« Das war dann vorerst alles.

Als wir ihn eines Tages davon unterrichteten, daß ein schwer erregter Patient das gesamte Mobiliar seines Zimmers zerstört und die Wände mit Kot beschmiert habe, da hörte sich Schröder das zwar wortlos an, winkte dann aber geradezu unwillig ab. »Und det is' doch 'ne Manie«, knurrte er, »und wird ooch jesund.«

Nach Heidelberger Muster wäre das ganz unmöglich gewesen. Aber – er hatte recht. Und man darf sich von der verharmlosend anekdotischen Wirkung solcher Szenen nicht irreführen lassen. Was sich hier anscheinend als geradezu banaler Mangel an Differenziertheit manifestiert, setzte eben in Wirklichkeit den großen Praktiker voraus, den Kliniker par excellence mit ungemein angereicherter Erfahrung. Doch das sind Worte. Zumindest muß man sie schon einmal näher erklären. Am besten vielleicht mit einem Gegenbeispiel.

Jaspers hat einmal den Versuch gemacht, zu einer reinen Psychopathologie zu kommen. Das heißt, er unternahm es, Psychopathologie völlig unabhängig von den Krankheitsbildern zu treiben, die den psychischen Erscheinungen zugrunde lagen. Damit wurde auch von den biologischen Kategorien, die an dem Erscheinungsbilde der Krankheiten wirksam waren, abgesehen.

In dieser Jasperschen Psychopathologie gab es also auch keine im Organismus liegenden Verursachungen mehr. Und jenseits des Körpers, von ihm und aller Biologie losgelöst, konnten dann Psyche und psychische Erkrankung auch nicht mehr Sache der Naturwissenschaften sein. Womit Jaspers sie deren – zugegeben hier bislang nicht sehr erfolgreichen – Fragestellungen und dem Zwang zum exakten, im jederzeit wiederholbaren Experiment erhärtbaren Beweis sozusagen »glücklich entrückte«. Forschung und Definition siedelten bei ihm folgerichtig auf die Ebene geisteswissenschaftlicher Methoden über.

Und folgerichtig auch habilitierte sich der Psychiater Jaspers mit diesem Versuch nicht in Psychiatrie, sondern in Philosophie. Der große Heidelberger Neuropathologe Nissl selbst gab Jaspers den Rat, mit dieser Schrift bei Windelband, dem Philosophen, zu habilitieren.

Hinter Jaspers' Konzept stand zweifelsohne eine großartige Idee. Es war eine faszinierende Art des Denkens, verführerisch für jeden, der sich mit dem so unendlich dornigen Problem des Ursprungs psychischer Erkrankungen herumschlug. Nur, der philosophische Morgenschein, der hier auf eine so düstere, exakter

Orientierung sich hartnäckig verschließende Landschaft fiel – dieser Schein erlosch sehr rasch, sobald man nämlich wieder in die Wirklichkeit hinaustrat: in den Klinikalltag.
Unbezweifelbar war das Buch von Jaspers aber auch Erleuchtung. Es erzog zur Begriffsschärfe, erzog zum Vergleich, erzog zum kontrollierten, möglichst Klarheit anstrebenden Denken.
Im Alltag dann stand man wieder, Fall für Fall, vor einem Anschauungsunterricht, der jeden bald eines Besseren belehrte. Der leider besser als alles andere darüber aufklärte, wie wenig sich das Körperliche ausklammern läßt. Wenn es nämlich heißt: hier ist der und der Kranke, und nun sehen Sie ihn sich an, und sehen Sie zu, was zu tun ist.
Ich darf wiederholen: Sehen Sie ihn sich an, sehr gründlich!
Gewiß, man kann über das Problem der Halluzinationen sprechen. Man kann sagen, eine Sinnestäuschung sei dies und jenes, man kann definieren, Gesetzmäßigkeiten studieren, kann fragen, wie Sinnestäuschungen auftauchen und so weiter und so fort. Sicher jedoch ist nur eines: Es kommt doch immer wieder – nämlich realiter am Krankenbett dann – der Rückgriff auf die Frage: In welcher Situation befindet sich ein Patient, der Halluzinationen hat? Und zu dieser Situation gehört eben sein Körper genauso dazu wie alles andere!
Denn es wird sich unweigerlich herausstellen, daß zum Beispiel ein Schizophrener, der Halluzinationen entwickelt, etwas völlig anderes darstellt wie etwa ein Alkohol-Deliranter. Die Halluzinationen werden andere sein, Inhalte, Abläufe, Färbungen werden sich unterscheiden. Kurzum: Das Körperliche geht mit in das Phänomen ein! So daß man also ohne den Rückgriff auf die rein organismische Struktur des betreffenden Menschen gar nicht auskommt. Banal gesagt: Es beginnt wieder beim Messen des Blutdrucks und allen übrigen »körperlichen Parametern«, mit immer subtileren Methoden, wie sie die anderen medizinischen Fächer vorbereiten und zur Verfügung stellen, wie etwa Endokrinologie, Stoffwechsellehre, Biochemie usw. Sie sind nicht auszuklammern.
Diesen Anschauungsunterricht, in dieser zwingenden Form, liefert nur der Klinikbetrieb. Hier ein Meister zu sein heißt schon sehr viel. Paul Schröder aber war es in ganz hohem Maße.
Und so gesehen war seine schroffe Kurzformel »wird jesund« eben alles andere als eine medizinische Hemdsärmeligkeit. Sie war der Ausdruck einer eminenten Erfahrung in der Realität. Zu wissen, daß es sich im Fall X. allem Anschein zum Trotz um eine Psychose handelt, die eines Tages abklingen würde, bedeutete schließlich

einiges; auch wenn man vorerst nur lindern, erleichtern konnte. Man denke nur an den Fall der über siebzehn Jahre währenden Psychose, der eingangs geschildert wurde. Er spielte sich unter Obhut der Leipziger Klinik ab.

Wird gesund – man muß sich vor Augen führen, was es im sozialen Umfeld bedeutet, solche Aussagen machen zu können. Denn auch die Planungen und Einstellungen der Angehörigen hängen natürlich vielfältigst von den Prognosen ab, die der Arzt zu geben imstande ist. Eine Familie, die weiß, womit zum Beispiel bei der Krankheit des Vaters zu rechnen ist, nach menschlichem Ermessen, vermag ganz anders mit den Dingen fertigzuwerden, als wenn sie vor Fragezeichen und Ungewißheit stände.

Ganz besonders schwerwiegend wird dieser prognostische Gesichtspunkt, wenn sich eine Psychose schon bei Jugendlichen manifestiert. Hier hängen von einer Prognose unter Umständen entscheidende Planungen und Vorsorge für ein ganzes Leben ab.

Der Praktiker Schröder stand der Forschung und experimentellen Arbeit freilich nicht verständnislos gegenüber. Er selbst war ein ausgezeichneter Neurologe und Neuropathologe. Nur schätzte er das rein Theoretische eben gar nicht. Auch Theorie mußte einen klaren Bezug zum Praktischen haben.

Gerade zu der großartigen Heidelberger Rationalität stellte nun dieses in Leipzig gelernte Mißtrauen gegenüber dem Glanz gedanklicher Experimente eine gute weitere Erfahrung dar, ein, wie ich glaube, gesundes Gegengewicht.

Zu diesem sehr eindrücklichen Gewinn im rein ärztlichen Bereich war die Ära Paul Schröder wohl für alle ihm unterstellten Ärzte zwar oft strapaziös, aber eben voll nicht alltäglicher menschlicher Würze. Obwohl er mir vieles nachsah, vor allem in Angelegenheiten des Temperaments, war ich unter seinen »Söhnen« durchaus nicht sein Favorit. Daß es einen solchen gab, blieb bei einem Menschen wie Paul Schröder wiederum nahezu unvermeidlich. Aber typisch wieder, daß es keiner war, der sich ihm besonders angepaßt hätte. Ganz im Gegenteil. Es war einer, den zu tyrannisieren überhaupt ein Ding der Unmöglichkeit darstellte: Eugen Flügel (später Halle, dann Erlangen).

Der »große Flügel«, so erinnere ich mich, trug sein stolzes Adjektiv nicht nur wegen seiner langen schmalen Statur. Es paßte auch ausgezeichnet zu seinem Wesen. In seinem ganzen Verhalten besaß der Mensch Flügel eine selbstverständliche Unabhängigkeit, wie sie im Rahmen einer straffen ärztlichen Arbeitsgemeinschaft wirklich nur in dieser köstlichen Form ahnungslos-unverschämter Selbstsicherheit möglich ist; andernfalls würde sie zum Ärgernis, um nicht zu sagen: Hindernis.

Wir saßen eines Morgens in der Bibliothek um den großen Konferenztisch versammelt, als Schröder mit einem Blick feststellte: Flügel fehlt. Um ihn zu decken, sprang ich sofort mit der Erklärung ein, Flügel lasse sich entschuldigen, er habe in die Chirurgie gemußt, um sich einen dringenden Fall anzusehen.

Schröder nickte, die Sache war erledigt.

Neben der Bibliothek, in der wir saßen, befand sich das Zimmer, in dem der jeweils diensthabende Arzt nächtigte. Und wir waren kaum bei der Konferenzarbeit, als von jenem Zimmer her plötzlich penetrant laute Gurgelgeräusche ertönten. Mir wurde heiß. Kurz darauf tat sich die Tür auf, und schlaksig, wie es seine Art war, mit vorgebeugtem Oberkörper, erschien der große Flügel, latschte, wie man nur sagen kann, den Weg zu seinem Platz, setzte sich, schloß halb die Augen, lässig bereit, der weiteren Konferenz zu lauschen.

Schröder war starr. Ich hatte also gelogen, und Flügel hatte verschlafen. Und egal war's ihm anscheinend obendrein. Für einen damaligen »Chef« eine satte Zumutung.

Und da sagte nun Schröder – keinen Ton. Er war sprachlos. Aber eben weil Flügel ihn so sprachlos machen konnte, liebte er ihn so. Dann überging er den Vorfall überhaupt. Er liebte Flügels unzerstörbare Ruhe, die ihm selbst so abging, und genoß im stillen Flügels so gänzlich unüberhebliche Überlegenheit. Sie hatte übrigens zum Teil einen sehr realen Hintergrund: der »Große« entstammte einer jener äußerst wohlhabenden und seit langem unabhängigen Familien, in denen Bildung und Großzügigkeit einen Verhaltensstil prägen, den als unverdiente Erbmasse zu neiden zwar üblich wurde – was aber seine Wirkung kaum schmälert, eher im Gegenteil.

Ein einziges Mal übrigens erlebte ich, daß auch Flügel für Sekunden die Sprache verlor. Das war schon in der Zeit des Zweiten Weltkriegs; Flügel hatte eine Professur in Halle angetreten, und anläßlich einer nach dorthin einberufenen Konferenz beschlossen mehrere Kollegen und ich, Flügel in der Klinik zu besuchen.

Wir erwischten ihn gerade während seiner Vorlesung. Über die Hintertreppe stiegen wir lautlos zum Hörsaal hinauf, setzten uns in langer Reihe oben auf die hinterste Bank, während unten Flügel majestätisch dozierend auf und ab schritt. Ein sehr eindrucksvolles Bild. Er brachte eine neue Theorie über eine bestimmte Hirnkrankheit, wobei er sich denn doch etwas in den Wolken überlegenen Wissens verlor, so als sei kraft seiner Worte jene Theorie

längst eine erwiesene Tatsache, ein gelöstes Problem. Und da haben wir anderen oben auf ein verabredetes Zeichen alle den Zeigefinger gehoben und hinabgedroht.
Da stand einen Augenblick lang der Professor Eugen Flügel wie versteinert vor seinem Auditorium und starrte zu uns hinauf. Schließlich aber nahm er seinen lehrreichen Spaziergang wieder auf, murmelnd, daß das, was er soeben berichtete, »eben doch noch eine Theorie ist, die sich erst noch bestätigen muß«. Das sei ja wohl klar.
Es war nicht ganz einfach, ernst zu bleiben.

Ich war in der Leipziger Poliklinik mit einigen neuen Patienten beschäftigt, als ein junger Arzt hereinkam und mich nach nebenan ans Telefon bat. Als ich den Hörer zur Hand nahm, war ich ahnungslos. Der Anruf kam aus Berlin.

»Können Sie nach Hamburg gehen«, hörte ich jemanden fragen, »um dort die Nervenklinik organisatorisch völlig neu aufzubauen?« Auf meine Gegenfrage: »Wann?« hieß es: »Sofort!«

Dieses »sofort« war damals, 1936, so etwas wie das stereotype Zeitmaß aller Dinge. Vieles, was später wie ein Wunder erschien, ging auf diese gewiß nicht sonderlich originelle Blitzformel zurück; andrerseits war sie in bezug auf einige menschliche Schwächen nicht die pure Dummheit, als die sie später manchmal hingestellt wurde.

Also sofort. Natürlich mußte vorher noch mein Chef einwilligen. Aber der gute Paul Schröder, mürrisch wie immer, brummte nur: »Meintwejen, fahrn Se doch.«

Am nächsten Morgen verhandelte ich in Berlin, mittags bereits in Hamburg. In Berlin hatte mich der zuständige Herr im Ministerium mit den Worten empfangen: »Na, für einen Psychiater machen Sie ja 'nen ganz vernünftigen Eindruck.«

Ich habe nie erfahren, wem ich diese Berufung nach Hamburg verdankte. Sie kam für mich schon deshalb sehr überraschend, weil ich damals bereits mehrere Male mit gewissen Leuten aneinandergeraten war.

So auch, als eines Tages eine NS-Abordnung vor der Klinik vorfuhr. Die Herren wünschten, »Erbkranke« zu besichtigen. Ich sorgte dafür, daß nichts dergleichen geschah, man sich vielmehr unverzüglich in die Autos zurückbegab.

Ähnlich, wenn auch leider schon überflüssigerweise, war eine Szene verlaufen, als man eine unserer bewährtesten Schwestern verhaften wollte, weil sie seit Jahren ein Verhältnis mit einem Juden unterhalten hatte. Wir fanden sie dann oben in ihrem Zimmer, tot. Sie hatte sich vergiftet.

Die Aufgabe in Hamburg stellte sich folgendermaßen: Die Psychiatrische Landeskrankenanstalt in Hamburg-Friedrichsberg sollte aufgelöst, ein in sich geschlossener Trakt der Anstalt aber sollte dazu benutzt werden, eine neue, modernen Ansprüchen gerecht werdende Psychiatrische Universitätsklinik aufzubauen.

Man gab mir ein halbes Jahr Zeit. Anschließend, so hatte man in Berlin offen erklärt, müßte ich wieder nach Leipzig zurück, da die Hamburger zu »hochgestochen« seien, als daß sie einen Privatdozenten zum Klinikleiter und Ordinarius bestellten.
Friedrichsberg war damals die sprichwörtliche »Irrenanstalt« Hamburgs und wohl überhaupt eines der größten psychiatrischen Krankenhäuser in Deutschland. Hervorragende Psychiater, Neurologen, Serologen und Neuropathologen wie Gustav Kafka, Josephi, Alfons Maria Jakob, Walter R. Kirschbaum und Wilhelm Weigand hatten hier gearbeitet. Hier auch hatten diese Forscher als die ersten die von Julius Wagner-Jauregg (Wien) inaugurierte Malaria-Therapie bei progressiven Paralysen (einer luetischen Gehirnentzündung) im großen Stile eingeführt.
Die bauliche Anlage war an und für sich ausgezeichnet: fünf große Gebäude im Halbrund um eine herrliche weite Rasenfläche angeordnet. Und in diesem ganzen, geradezu riesigen Anstaltskomplex gab es kein Bett, das man nicht direkt auf einen großen Balkon oder unmittelbar in den Garten hinausschieben konnte.
Behandlungsräume und Laboratorien waren räumlich großzügig und verfügten über eine sehr gute Ausstattung. Weigand, der letzte Leiter der Anstalt, war ein rastloser Mann gewesen. Unentwegt reiste er herum, in der ganzen Welt, kannte buchstäblich alle bedeutenden psychiatrischen Krankenhäuser und verfügte also wirklich über eine größtmögliche Erfahrung. In seiner Mobilität ähnelte er Paul Flechsig, dem Begründer der Hirnanatomie, der die Leipziger Klinik erbaut hatte. Bevor der Leipziger Bau konzipiert wurde, war Flechsig durch halb Europa gezogen zur Besichtigung aller wichtigen Anstalten, und zwar – zu Fuß; eine heutzutage fast skurril anmutende Leistung.
Weigand wiederum brachte von überall her, von seinen Inspektions-Weltreisen, Schößlinge seltenster Bäume und Sträucher mit, für den Krankenhauspark. Seine botanische Sammelwut erreichte ein Ausmaß, das den Kollegen Max Nonne einmal zu dem Ausspruch veranlaßte: »Wenn ich nicht so gut mit ihm befreundet wäre, würde ich den Weigand ja mal zu sich selber schicken.«
Jedenfalls, auf diese Weise wurde der Park der Anstalt einer der schönsten Hamburgs. Weigand brachte auch eine sehr gute Sammlung alter Behandlungsgeräte und psychotischer Kunst zusammen. Sie wurde im Zweiten Weltkrieg vernichtet. Der Grundstock der neuropathologischen Präparatensammlung blieb glücklicherweise erhalten, ebenso die Bibliothek und das Archiv der Krankengeschichten.

Leider, trotz ausgezeichneter Anlagen und Ausstattung bedeutete der Aufbau einer modernen Klinik hier eine Aufgabe, zu der man sich den eigenen Entschluß noch einmal bekräftigen mußte; sobald man nämlich sah, was alles im argen lag. Denn seit Weigands Abgang zwei Jahre vorher hatte die Anstalt keinen direkten Leiter mehr gehabt. Wenige Monate des »Dahinschwimmens« aber genügen, eine psychiatrische Klinik regelrecht verschludern zu lassen. Wie überhaupt immer wieder vergessen wird, daß Abbau und Zerfall im allgemeinen ein sehr viel schnelleres Tempo haben als Aufbau. Die Gründe für eine solche Anfälligkeit liegen auf der Hand. Psychiatrisch Kranke erfordern – unter anderem – einen ganz besonders durchorganisierten und diszplinierten Wach- und Versorgungsdienst. Er muß praktisch jeder Unberechenbarkeit gewachsen sein. Ein derart hochgespanntes Ensemble aber kann sich nicht auch noch mit Entscheidungen selbst beliefern, die nur aus der Übersicht zu treffen sind.

Ich übersiedelte ganz in die Klinik, um Tag und Nacht anwesend zu sein. Sonst wäre an einen einigermaßen fristgerechten Aufbau, innerhalb eines halben Jahres also, gar nicht zu denken gewesen.

Als erstes galt es, die Kranken durchzumustern. Der Lehr- und Forschungsbetrieb einer modernen Universitätsklinik hat sich selbstverständlich auf solche Kranken zu konzentrieren, deren Zustand voraussichtlich noch eine Änderung zuläßt, also akut behandlungsbedürftig ist. Die Betreuung reiner Asylfälle muß deshalb den Pflegeanstalten überlassen werden, die dafür eingerichtet sind.

Aber auch unter den Ärzten hatte man gewisse Auswahlen zu treffen. Einige ältere Ärzte mußten davon überzeugt werden, daß sie nur noch einem weitaus ruhigeren Betrieb gewachsen waren, als er hier nun bald herrschen würde. Unter diesen Kollegen befanden sich so verdiente Männer wie Wilhelm Lange-Eichbaum, bekannt durch sein ungemein fleißig gearbeitetes Buch »Genie, Irrsinn und Ruhm«.

Es waren heikle Auseinandersetzungen, aber sie verliefen durchweg in bester Form, sehr zu meiner Erleichterung, wie man sich denken kann. Gewisse Frontstellungen ergaben sich lediglich mit dem Leiter der Verwaltung. Er verfügte über irgendwelche hochmögenden Verbindungen, aber mehr zur Abpolsterung seiner Stellung als zur Übernahme der unbequemen Dinge, die zu tun jetzt nun einmal notwendig wurden.

Und schließlich gab es einen handfesten Krach wegen zwei Pflegern, die ich nachts während ihres Wachdienstes im tiefen Schlaf angetroffen hatte und denen ich sofort am nächsten Morgen ihre Papiere zustellen ließ. Aber da entpuppten sich die beiden Schnarcher als alte SA-Kämpen, die höchsten Ortes auf den Schutz ihrer Partei pochten. Doch ich muß sagen, auch in jener Zeit damals waren die Hamburger Behörden, zum Beispiel die Hochschulabteilung, Gauleiter Kaufmann inbegriffen, ausgesprochen zugänglich für sachlich-energische Vorstellungen; jedenfalls verhielt es sich so in meinem Bereich. Sonst wäre später auch ungleich Wichtigeres zu tun unmöglich gewesen: nämlich das von Berlin aus befohlene Schicksal Erbkranker für Hamburg und seinen Umkreis zu vereiteln.

Überrascht erfuhr ich nach dem Aufbau der Klinik, daß das Wort von den hochgestochenen Hanseaten nicht so schrecklich ernst zu nehmen war. Jedenfalls wollte man mir nun doch die Leitung der neuen Klinik übertragen. Damit war automatisch die Ernennung zum Ordinarius verbunden. Allerdings zögerte sich die endgültige Berufung noch etwas hinaus, da die NS-Ärztekammer Einspruch erhob. Woraufhin Dekan, Rektor und Senator mir sagen ließen: »Sie bleiben, wir boxen das durch!«

Als ich Schröder anrief, um ihm mitzuteilen, daß ich also doch nicht nach Leipzig zurückkäme, gab's wieder nur den typischen einen Satz: »Dann bleiben Se eben, wo Se sind.« Und ebenso typisch: Hinterher kam ein ganz besonders reizender Brief von ihm.

So unwahrscheinlich es anfangs gewesen war, daß ich in Hamburg bleiben würde, bereut habe ich es nie. Dank der wahrlich wechselhaften Zeiten, die bald folgten, habe ich diese Universitätsklinik nicht nur einmal, sondern innerhalb der nächsten dreißig Jahre dreimal aufgebaut. Dabei erfährt man ziemlich gründlich, auf was für einem Pflaster man sich bewegt. Auch wenn eine solche Klinik dann fertig dasteht, hängen die Arbeitsbedingungen, die man darin schaffen kann, immer entscheidend von der Zusammenarbeit mit den Behörden ab. Das ist nun einmal so und kann einem zweifelsohne von der Gänsehaut bis zur nackten Verzweiflung alles bescheren. Bei den Verantwortlichen in Hamburg fand ich fast immer eine urbane Großzügigkeit, wie man sie anderswo oft vergeblich sucht.

In der neuen Klinik haben wir 1937 – ich glaube, als die ersten in Deutschland – die Insulintherapie im großen Maßstab angewandt. Eingeführt wurde sie von dem Wiener Psychiater E. Sakl. In Laienkreisen erhielt sie die nicht sehr glückliche Bezeichnung »Insulin-Schock«.

Diese Therapie wurde dann die erste durchgreifende, großangelegte Behandlungsmethode in der Psychiatrie überhaupt. Mit der Zeit entwickelte man eine ganze Anzahl verschiedener Verfahren; begonnen hatte es mit der Eingabe von Insulin.

Die Insulin-Therapie erfordert ein Maß an Vorbereitung, an Organisation und Kontrolle wie bis dahin noch keine andere Form psychiatrischer Behandlung. Diese Therapie hat den Impetus, nach neuen Heilmethoden zu suchen, ungemein angefacht; sie war also auch entwicklungsgeschichtlich für die Psychiatrie ein ganz bedeutender Einschnitt. Und schließlich noch hat sie leider wie so manche Neuerung im wissenschaftlich-technischen Zeitalter einen schauderhaften Wust aus Mißverständnissen, Sensation und gespenstischer Kolportage nach sich gezogen.

Es hatte wie so oft mit einer zufälligen Entdeckung begonnen. Allerdings gehörte dazu außer dem Zufall – das vergißt man oft zu erwähnen – auch ein intelligenter und aufmerksamer Beobachter. Und das war in diesem Fall Sakl (er starb später in den USA).

Sakl war bei Entziehungskuren Rauschgiftsüchtiger das folgende aufgefallen: gab man bei solchen Entziehungskuren den Patienten Insulin zur Stützung der Leberfunktion, verloren die Patienten meist rasch das Bewußtsein. (Daß Insulin die Leberfunktion stützt, war der damals gültige theoretische Ansatz.) Die Ohnmacht steigerte sich dann bis zum Koma (dem »Schock), einem Tiefstschlaf, während dem der Patient gegen jedweden äußeren Reiz völlig unempfindlich ist. Er reagiert nicht mehr.

Es handelt sich dabei um sogenannte hypoglykämische Zustände, hervorgerufen durch Unterzuckerung (gemessen am Blutzuckergehalt). Aber dieses Absinken in tiefe Bewußtlosigkeit war nicht das Entscheidende, sondern das, was sich danach ereignete.

Sakl fiel nämlich auf, daß diese Patienten hinterher, nachdem sie wieder erwacht waren, in ihrem Gesamtzustand – also auch in geistiger Hinsicht – besonders erholt und erfrischt wirkten. Auch

liefen die Entziehungserscheinungen dann wesentlich ruhiger ab und ließen sich besser steuern.
Nun, zumindest in theoretischen Überlegungen hegte man schon seit langem einen entschiedenen Verdacht: daß nämlich für den Fall, Psychosen würden wirklich durch biochemische Fehlsteuerungen hervorgerufen, dabei die Leber eine ganz wesentliche Rolle spiele. Und hatte jetzt Sakl nicht in der Tat beobachtet, daß die Stützung der Leberfunktion einen auffallenden »Erfrischungseffekt« zeitigte, im Körperlichen wie im Psychischen?
Zwar hatte es sich um Patienten gehandelt, die nicht psychotisch krank waren, nicht im Sinne länger dauernder Psychosen. Es waren Rauschgiftsüchtige mit vorübergehenden psychotischen Bildern während und auf Grund der Entziehung, zum Beispiel des Morphiums. Aber warum nicht zumindest den Versuch machen, ob das Insulin nicht auch bei psychotisch Kranken im engeren Sinne einen psychischen Erholungseffekt bewirken könnte?
Sakl machte den Versuch. Er dehnte die Insulintherapie auf die bis dahin medikamentös kaum angreifbaren Psychosen aus. Auch Max Müller in Bern nahm sich der neuen Therapie an. Und 1937 begannen wir damit in der neuen Hamburger Klinik. Ein Viertel des gesamten Betriebes, nämlich 80 von 320 Betten, wurde ausschließlich für Patienten mit Insulintherapie bereitgestellt. Eine Welle der Hoffnung ergriff die Ärzte, zum erstenmal nachdrücklich in das so rätselhafte Geschehen der Psychosen eingreifen zu können. Allerdings, es galt mit höchster Umsicht vorzugehen.
Denn man muß sich vergegenwärtigen: Nach der Eingabe von Insulin durchläuft der Patient eine Reihe sehr eindrücklicher Stadien. Bevor der Abfall des Bewußtseins eintritt, kommt es zu Begleiterscheinungen wie Hochschnellen des Pulses, Schweißausbrüchen und erheblichen Unruhezuständen. Und vor allem mußte man genau darüber wachen, daß der Schock rechtzeitig wieder unterbrochen wurde, der Patient also aus der tiefen Bewußtlosigkeit wieder herausgeholt wurde – durch Eingabe von Zucker.
Um dies alles in den Griff zu bekommen, mußte man zunächst verbindlich feststellen: Wie verhält sich jeweils der Zustand des Patienten relativ zum Blutzuckerspiegel? Das heißt, was geschieht bei welchem Blutzuckergehalt?
Man mußte also sorgsamst beobachten, man benötigte eine ganze hochorganisierte »Buchführung« über alle erfaßbaren Erscheinungen zu jedem Zeitpunkt der Behandlung und bei jedem einzelnen Patienten. Im klinisch-serologischen Laboratorium, wo zum Beispiel die Blutzucker-Untersuchungen gemacht wurden, herrschte

jetzt also wirklich Hochbetrieb. Unter der Aufsicht unseres Leiters des serologischen Laboratoriums, Kafka-Schüler Professor Riebeling, wurden hier viele Tausende von Zuckerkurven angefertigt, und jede einzelne wurde genau mit dem zeitmäßig korrespondierenden Zustand des Patienten verglichen, aufgezeichnet in detailliertesten Berichten.

Leider, am Ende dieser aufreibenden Arbeit hieß das Ergebnis: Es bestanden keine echten Korrelationen zwischen den einzelnen Faktoren wie Zuckerspiegel und bestimmten Bewußtseinszuständen oder sonstigen psychopathologischen und neurologischen Erscheinungen.

Das bedeutete, man konnte nicht mit Sicherheit vorausberechnen, welche Mengen von Insulin wann und zu welchen Zuständen führten. Das eine Mal sank der Patient nach Eingabe von zwanzig Einheiten in ein tiefes Koma, anderntags passierte mit der gleichen Dosis fast gar nichts. Mit hundert Einheiten geriet der Kranke heute in Erregung, morgen aber fiel er nur in dösigen Schlaf.

Obgleich sich im Laufe der Zeit der ganze Problemkreis um Blutzuckerspiegel und Insulinwirkung dank der Arbeit der Internisten, Diabetologen und Biochemiker außerordentlich ausgeweitet und kompliziert hat – die Erfahrung, daß keine Korrelation zwischen Unterzuckerung und psychischem Verhalten bestehen, hat sich auch weiterhin bewahrheitet (zum Beispiel Otto Schrappe).

Diese Entdeckung barg zwar im Grunde genommen eine gute Lehre. Sie zeigte nämlich sehr drastisch, wie sehr jeder Organismus jeden Tag ein entschieden anderer ist oder doch sein kann. Freilich aber stand damit zugleich auch fest, daß wir keine verbindliche Skala in die Hand bekamen, nach der man generell hätte vorgehen können.

Untersuchungsreihen, durchgeführt von anderen Kliniken, bestätigten schon damals unsere Ergebnisse. Und noch vor Ausbruch des Krieges gaben wir deshalb diese ganze riesige Testarbeit in den Labors auf. Es blieb nichts anderes übrig: jeder Patient mußte wie ein Spezialfall behandelt werden. Der Aufwand war unvermeidlich. Allerdings gelangte man mit wachsender Erfahrung doch zu gewissen Vereinfachungen.

So stellte sich zum Beispiel heraus, daß es gar nicht nötig war, den Patienten jedesmal bis zum echten Schock zu bringen. Sehr oft genügte ein tiefschlafähnlicher Zustand oder überhaupt nur ein leichtes Dämmern.

Doch nun zu dem Erfolg. Es kam tatsächlich zu überraschenden Wandlungen. Ein Krankheitsgeschehen, das dann noch in ein

seltsames, zwischen Heiterkeit, Groteske und tiefer Tragik hin und her pendelndes Schicksal führte, war das folgende.
Seit fünfzehn Monaten lag ein junges Mädchen in der Klinik, völlig unansprechbar, völlig bewegungslos – ein sogenannter Stupor. Sie mußte künstlich ernährt werden, die Schwestern mußten sie waschen, umbetten, kurz, sie mußte in allem und jedem versorgt werden. Wären nicht ihre Augen gewesen und ihr Atem, ein Besucher hätte daran zweifeln können, ob dieses Wesen überhaupt lebte.
Wir leiteten eine Insulinbehandlung bei ihr ein. Ich habe vergessen, nach dem wievielten Kurmaß, nach dem wievielten Schock – jedenfalls, eines Tages wird sie wieder unterbrochen, aus dem Koma herausgeholt. Das Mädchen erwacht, schlägt die Augen auf, sieht sich um, setzt sich im Bett auf, verlangt von den Schwestern Kamm und Spiegel, betrachtet sich darin, kämmt sich, und vor allem: sie spricht einwandfrei. Nach fünfzehn Monaten totalen Stummseins spricht das Mädchen mühelos, deutlich, völlig normal. Es war wie ein glattes Wunder.
Die ganze Station geriet im Nu in hellste Aufregung. Auch bei mir flog die Türe auf, die Schwester, die mich holen kam, weinte vor Freude. Es war wirklich kaum zu glauben; aber natürlich, nach der ersten Freude galt es, dem Wunder sorgsam zu mißtrauen.
Ich sah mir die Patientin an, untersuchte sie, ließ sie weiterhin genauestens kontrollieren, jedoch das »Wunder« erwies sich als echt. Sie war gesund. Nach einer gewissen Beobachtungszeit konnten wir sie entlassen. Strahlend ging sie nach Hause.
Doch leider, die Krankheit war zwar ausgelöscht, aber nicht auf dem Papier. Das Mädchen war nämlich schon vor meiner Zeit in die Klinik eingeliefert und diagnostiziert worden, und zwar als ein schwerer schizophren-katatoner Prozeß. Und diese Fehldiagnose hatte man »nach oben«, den Behörden gemeldet. Infolgedessen luden sie das Mädchen nach seiner Entlassung aus unserer Klinik nunmehr vor das Erbgesundheitsgericht.
Dieses Gericht tat, was viele solche Gerichte damals in solchen Fällen paragraphenbrav zu tun pflegten: sie ordneten die Sterilisation des Mädchens an.
Wir erhoben sofort Protest. Wir protestierten und protestierten nochmals. Aber so grotesk es war – es half alles nichts. Die Sterilisation wurde durchgeführt.
Doch kurz vor Ausbruch des Krieges erschien die Patientin plötzlich wieder bei uns in der Klinik. Und zwar erbat sie unsere Hilfe. In welcher Angelegenheit? Nun, sie war nicht allein gekommen.

Neben ihr stand, etwas schüchtern, ein junger Feldwebel. Und den wollte sie heiraten. Denn erstens liebte sie ihn. Und zweitens: die Sterilisierte war – schwanger.
Ich kann nur sagen, wir freuten uns über die Maßen. Sie war auch ein besonders nettes Mädchen und hatte uns vor allem den größten Gefallen getan, den sie uns tun konnte, sie war gesund geblieben.
Was ihre Sterilisation betraf, so konnten wir uns vor Vergnügen kaum fassen. Dieses chirurgische Meisterwerk klärte sich dann so auf: Während der Operation hatte man den Chirurgen zu einem schweren Krankheitsfall abberufen, und ein Assistent hatte sie fortgeführt – fortführen wollen. Aber er fand den zweiten Eileiter nicht, schämte sich jedoch, das einzugestehen. Und da nähte der Gute die Wunde unvollendeter Dinge wieder zu.
Für die junge Frau ein kaum glaubliches Glück. Doch nun: Nach damaligem Gesetz mußte dann die Sterilisation wiederholt, die Heirat untersagt werden. Das diesbezügliche Gesetz, beziehungsweise die Kommentare, wiesen da leider keinerlei Lücken auf.
Also, daraufhin haben wir einen Papierkrieg entfesselt, haben wahrhaftig die Amtsstuben gestürmt, sind dahin und dorthin gelaufen und kämpften uns schließlich bis zum Berliner Innenministerium durch. Und wir haben es geschafft. Sie heiratete ihren Feldwebel, sie bekam ihr Kind.
Sie bekam ihr Kind – das dann ihr ganzer Trost war. Und sein mußte. Denn ihr Feldwebel fiel im Krieg.

Insulin – das war der Anfang. Freilich, derart eindrucksvolle Fälle plötzlicher und vollständiger Heilung, wie sie am vorigen Beispiel beschrieben wurde, gab es selten. Andrerseits ließen die Erfahrungen bald keinen Zweifel mehr, daß diese Therapie im Grundprinzip einen erfolgversprechenden Weg darstellte. Zum mindesten vermochte sie dem Patienten Stunden quälenden Daseins zu ersparen, sie hob den körperlichen Allgemeinzustand erheblich. Es erschien entschieden als sinnvoll, nach Verbesserungen der Therapie zu suchen.

Und damit setzte eine Entwicklung ein, die man wirklich als dramatisch bezeichnen muß. Der Kampf um Fortschritte in dieser Behandlung wurde geradezu ein Musterbeispiel für jenes überraschungsvolle Auf und Ab, für jene aufreibende Kreuzung von Vor- und Nachteilen, die besonders in der Medizin ein sattes Hände-in-den-Schoß-Legen immer wieder zur Utopie machen. Denn gelang es, eine negative Begleiterscheinung durch ein neues Verfahren abzustellen, stand man irgendwann vor der Tatsache, daß dieses Verfahren wieder andere Nachteile brachte.

Schon mit dem Insulin war es sogar zu Zwischenfällen mit tödlichem Ausgang gekommen. So lag zum Beispiel in unserer Klinik ein junger Mann, etwa 24 Jahre alt, der an einer ganz schweren endogenen Psychose litt. Und angesichts seines bedrohlichen Zustandes entschlossen wir uns zur Schockbehandlung.

Wir begannen also morgens um sieben mit der Injizierung von Insulin. Der junge Patient gelangte ziemlich rasch ins Koma, in den angestrebten Zustand tiefer Bewußtlosigkeit. Das rasche Absinken hatte nichts zu besagen, das Tempo wechselte da wie beschrieben von Mal zu Mal. Im entsprechenden Moment dann flößten wir dem Patienten Zucker ein zur Unterbrechung des Schocks.

Als dies geschehen war und wir darauf warteten, daß der Patient wieder zu sich käme, ereignete sich – nichts. Der Kranke reagierte nicht.

Wir leiteten einige zusätzliche Maßnahmen ein. Als jedoch auch hierauf keine Reaktion erfolgte, wechselte die Ruhe unter uns sehr rasch zu hoher Besorgnis.

Wir versuchten dann noch alles, was damals zu Gebote stand, konnten jedoch keinen auch noch so geringen Erfolg erzielen. Im

Gegenteil. Wenig später standen wir vor einer Situation, die übrigens im Zusammenhang mit der Insulintherapie für uns in der Klinik völlig neu war. Als seien die tausendfach bewährten Methoden zur Schockunterbrechung ein einziger Irrtum, war der Patien – und hier steht diese landläufige Ausdrucksweise einmal zu Recht – uns unter den Händen gestorben. Ich gebe zu, wir standen vor einem völligen Rätsel.
Betroffen und voll quälender Ungeduld warteten wir auf den Obduktionsbefund. Wie konnte das passieren? Was war hier geschehen? Immer wieder ging man in Gedanken jeden Handgriff durch, der getan worden war, jedes einzelne Ergebnis der Voruntersuchung und jede einzelne Beobachtung während der Behandlung. Wir fanden keine, auch nicht die geringste Erklärung.
Bis das Ergebnis der Obduktion eintraf. Es erwies den Tod des jungen Mannes als die Folge eines ebenso seltenen wie tückischen Umstandes. Man fand nämlich bei dem Toten Gefäßschäden, wie man sie in einem solchen Ausmaß allenfalls bei einem Sechzigjährigen hätte vermuten können, aber nicht bei einem Vierundzwanzigjährigen. Es handelte sich also um einen hochabnormen vorgegebenen Zustand, der unerkennbar war.
Damit lag das tragische Ereignis weit außerhalb all dessen, was sich gezielt verhindern ließ. Es war ein Tod nach der vielzitierten Formel »Tausend zu Eins«. Diese Formel besitzt ihre Gültigkeit bekanntlich bei allem, bei jeder Blinddarmoperation, heute noch und immer. Es ist die Schicksalsformel alles menschlichen Tuns. Deshalb hatte das Unglück für eine Verbesserung der Therapie auch gar keine Bedeutung. Was ich absichtlich erst jetzt erwähne, um zugleich auch auf etwas ganz anderes hinzuweisen: auf die Wirkung nämlich, die es haben muß, wenn man das Unabwendbare solcher Fälle, das nicht zu vermeidende Risiko zu erwähnen überhaupt unterläßt. Es ist klar, daß man dann die Dinge in völlig falsche Zusammenhänge hineinmanövriert. Bei der Schocktherapie geschah das leider häufig.
In Wirklichkeit stellte sich die Situation genau umgekehrt. Bei der sehr hohen Belastung, die diese Therapie für den Organismus bedeutete, muß man es als einen entschiedenen Erfolg bezeichnen, daß auch weiterhin die unglücklich verlaufenden Behandlungen auf derartig extrem seltene Fälle beschränkt blieben.
Sieht man von diesem äußersten Kriterium ab, zeigte die Schocktherapie jedoch zunächst noch sehr häufig nachteilige Begleiterscheinungen, die eine Verbesserung der Methode sehr wünschenswert machten.

Da war als erstes das Abgleiten in die Bewußtlosigkeit. Selbst dann, wenn dies nach der Insulingabe relativ rasch vor sich ging, konnte der Patient den Vorgang doch genau miterleben. Oft aber ging es nicht einmal so rasch. Das Miterleben dieser erzwungenen Ohnmacht in Zeitlupe löste deshalb nicht selten panikartige Angstzustände aus.
Bei einer einmaligen Behandlung wäre ein solcher Nachteil noch in Kauf zu nehmen gewesen. Doch in der Regel mußte sie mehrmals wiederholt werden. Dann war die Möglichkeit der Furcht des Patienten vor dem nächsten derartigen Erlebnis natürlich von vornherein gegeben; den Kranken diese Belastung zu ersparen erschien also bald als sehr erstrebenswert. Nur – wie?
Es gelang tatsächlich, mit Hilfe des Elektroschocks. Er wurde eingeführt von dem italienischen Psychiater Cerletti. Diese neue Methode kam ebenfalls schon vor dem Zweiten Weltkrieg auf, und sie brachte den Vorteil, daß alles blitzartig schnell ging. Die quälenden Zwischenstadien während des Absinkens in Bewußtlosigkeit wurden übersprungen durch den buchstäblich schlagartigen Abbruch des Bewußtseins.
Der E-Schock erzeugt durch Stromeinwirkung auf das Gehirn echte, große epileptische Anfälle. Das sind Gehirnkrämpfe, die sehr plötzlich einsetzen, mit sofortigem Verlust des Bewußtseins. Und im übrigen lieferte diese neue Methode ein gutes Beispiel für jenes Kuriosum, daß nämlich bei einer erfolgreichen Neuerung auch eine nahezu unsinnige Vorstellung Pate stehen kann.
Erbbiologische Erhebungen hatten nämlich ergeben, daß der Krankheitskreis der Schizophrenie und derjenige der Epilepsie einander fast ausschließen. Das heißt, der Mensch leidet im allgemeinen nur an der einen oder der anderen Krankheit. Nur sehr selten an beiden.
Dieser Umstand brachte den Ungarn Professor v. Meduna auf seine Idee: den Teufel sozusagen mit Hilfe eines künstlichen und kontrollierbaren Beelzebubs auszutreiben. Also die Schizophrenie heilen, indem man dem Kranken eine zeitweilige Epilepsie verschaffte – eine Überlagerung von wahrhaft vordergründiger Logik. Aber sehr zum Glück für die Menschheit entscheidet eben über den Erfolg einer Behandlung keineswegs die Idee, die ihr zugrunde liegt. Dem gnädigen Zufall verdanken wir vieles.
Die Angstzustände während des Bewußtseinsverlustes gab es also beim E-Schock nicht mehr. Leider, der Vorteil kam nicht allein. Neue, andere Nachteile begleiteten ihn. Die plötzlich einsetzenden Gehirnkrämpfe lösten nämlich auch krampfhafte Muskelspan-

nungen auf, die zu starken körperlichen Verdrehungen und Biegungen führten. Die Folgen konnten übel sein. Schmerzhafte Muskelzerrungen waren noch längst nicht das Schlimmste. Es kam zu regelrechten Knochenbrüchen – Kieferbrüchen, Armbrüchen, ja, es gab sogar Verletzungen der Wirbelsäule. Diese unglücklichen Begleiterscheinungen waren im übrigen auch bei anderen Methoden möglich, so zum Beispiel bei der vor der Elektro-Methode entwickelten Krampfauslösung durch hochdosierte Kreislaufmittel wie Cardiazol.

Auch mit dieser Lösung konnte man auf die Dauer unmöglich zufrieden sein. Doch zunächst: Der Elektroschock, diese »künstliche Katastrophe«, konnte tatsächlich psychische Krankheiten heilen helfen oder bestimmte Zustände erheblich bessern. Wieso? Auf welchem Wege?

Nun, auch beim Elektroschock weiß man hierfür noch keine Erklärung, die Anspruch auf wissenschaftliche Genauigkeit erheben könnte. Bei weitem nicht. Wohl aber kennt man Parallelen, aus Beobachtungen, die der Mensch schon sehr früh machte und dementsprechend ausschmückte, fabulierend, motivierend zwischen Zauberei und Laune der Götter. Gemeint ist die alte Beobachtung, daß sehr heftige Schreckerlebnisse Taube wieder hören, Stumme plötzlich wieder reden läßt und was dergleichen Überraschungen mehr sind. Sehr zu Unrecht aber hat man später solche Erzählungen oder Berichte bis ins Grundsätzliche stets für pure Erfindungen erklärt. Denn gerade im Grundsätzlichen gilt: Außerordentliche körperliche oder seelische Ereignisse können einen Kranken oder Behinderten durchaus aus dem Automatismus seines Zustandes herausreißen.

Um einen etwas trivialen Vergleich zu nehmen: Ein Schock ähnelt dem Stoß, den man einem Tonabnehmer versetzt, wenn er wegen eines Kratzers in der Platte immer wieder in dieselbe Rille zurückspringt. Nach dem Stoß läuft die Platte »gesund« weiter. Auch psychisch Kranke aber befinden sich unter Umständen in einem solchen »automatisierten Kreis« gefangen, aus dem sie nur noch durch ein besonderes Ereignis herausgerissen werden können.

Doch Muskel- und Knochenverletzungen machten nun also den E-Schock zum erheblichen Risiko. Was blieb? Man ging auf die Suche wieder nach neuen, noch besseren Krampfschockmitteln. Und da war es der Serologe unserer Klinik, Professor Riebeling, dem etwas Überraschendes gelang.

Das Problem der Schockauslösung stellt sich im Grundsätzlichen folgendermaßen: Jedes Gehirn ist krampffähig, und man kann sagen, von dem Präparat X, das man injiziert, verträgt der Organismus die Menge von drei Kubikzentimetern. Injiziert man dagegen das Doppelte, dann setzt der Anfall ein. Und wenn nicht, dann mit Sicherheit eben bei sieben oder acht Kubikzentimetern. Die Schockauslösung ist also mit geeigneten Mitteln eine Frage der Dosierung und des Tempos der Injektion.

Riebeling verwandte nun als Grundsubstanz des Schockauslösers ein Präparat, das der Laie im Zusammenhang mit dem Begriff »Schock« kaum erraten dürfte: Pyramidon. Er brachte damit tatsächlich eine sogenannte »gepufferte« Lösung zustande, nämlich ein Präparat, das man außerordentlich genau und »weich« dosieren konnte. So daß der »Pyramidon-Schock« ungleich sanfter und angenehmer für den Patienten verlief als die Schocks nach den bisherigen Methoden.

Wir alle in der Klinik, die wir mit so viel Aufwand und Hoffnung uns der neuen Therapie verschrieben hatten, waren sehr überrascht und zufrieden. In populärer Berichtsform heißt es dann oft: Ein »Sieg« war errungen.

Gewiß. Doch leider war es abermals nur ein Sieg in Anführungsstrichen. Bald nämlich stellte sich heraus, daß das Präparat schlecht vertragen wurde, und zwar kam es bei vielen Patienten im Injektionsbereich zu starken Venenentzündungen.

So früh auch wir mit den Schocktherapien begonnen hatten, so entschieden habe ich mich von Anfang an gegen ihre übertriebene Anwendung gestellt. Mancherorts wurden Patienten bis zu fünfundzwanzigmal hintereinander »geschockt«. Und als während des Krieges Elektro-Schockgeräte an Sanitätsabteilungen ausgegeben werden sollten, habe ich das für meinen Beratungsbereich energisch unterbunden. Ein E-Schockgerät ist nicht größer als ein Grammophon, was höheren Ortes offenbar zu der Vorstellung geführt hatte, die ganze Behandlung sei auch nicht viel schwieriger als das Abspielen einer Schallplatte. Wie ich es auch immer als einigermaßen abenteuerlich empfand, wenn E-Schocks ambulant, bei Patienten zu Hause praktiziert wurden. Die Verfügbarkeit eines solchen Koffergeräts schien mir eine zu große Gefahr und zu verführerisch, allzu reichlich davon Gebrauch zu machen.

Von Ausnahmen abgesehen, setzte der Krieg dann bei uns der Therapieforschung ein Ende. Dennoch gab es auch in dieser Zeit eine Erfahrung, die mit in dieses Gebiet hineinreicht, im Grundsätzlichen.

Oft wurde mir die Frage gestellt, wie sich psychisch Kranke in den Katastrophensituationen des Krieges verhalten hätten und wie wir damit fertig geworden wären. Während der verheerenden Luftangriffe auf Hamburg war schließlich auch unser Klinikverband in Hamburg-Eppendorf zu 60 Prozent zerstört worden. Nicht ganz unverständlicherweise verbindet der Laie mit einer solchen Katastrophe im Bereich seelisch Kranker eine Vorstellung, die nicht mit phantasievollen Schauerlichkeiten spart. Manchmal hat man allerdings den Eindruck, der Betreffende denke jetzt an die Bombardierung eines zoologischen Gartens und deren Folgen.

Nun, die Antwort enthält dementsprechend einige Überraschungen. Denn das ungleich größere Problem in solchen Situationen waren keineswegs die Kranken; vielmehr waren es die Gesunden.

Unter unseren Patienten befanden sich in jenen furchtbaren Schicksalstagen Hamburgs natürlich auch viele Soldaten. Und von denen, die überhaupt das Bett verlassen konnten, meldeten sich damals alle bis auf den letzten Kranken bei mir, ich möge sie unbedingt beurlauben, damit sie in die Stadt eilen und der schwergeprüften Bevölkerung helfen könnten; sie wollten retten, wo es noch etwas zu retten gab, auf keinen Fall aber »in den Betten herumliegen«, wie sie es nannten.

Das war nun alles andere als eine leichte Entscheidung, wenn auch das Außergewöhnliche dieser Situation jetzt überall nahelegte, Außergewöhnliches zu tun. Kurzum, ich habe sie alle beurlaubt.

Sie sind alle gegangen, in die Stadt, über der die Rauchsäulen standen. Und sie sind alle, abgerissen und bis aufs äußerste erschöpft, zurückgekehrt. Wonach wir dann feststellten: Viele von ihnen waren nach diesem Einsatz, der körperlich und seelisch Schwerstes mit sich brachte, besser beisammen als vordem; ja, erheblich besser sogar, so daß ich manchen von ihnen daraufhin überhaupt entlassen konnte.

Wieder einmal ein Wunder? Gewiß nicht. Vielmehr wirkten auch jene Katastrophen-Erlebnisse wie ein Schock, ein heilsamer Schock. Man hat hier eine weitere Illustration zu der Tatsache,

daß auch die Wirkung der medizinischen Schocktherapie eben nicht in ihrer speziellen Methode liegt, sondern primär in der Auslösung eines Ausnahmezustandes, der den gesamten Organismus angreift und aus der Schiene des Gewohnten hinauswirft.
Freilich, nicht bei jedem blieb die Besserung von Dauer. Von einigen bekamen wir doch bald die Nachricht, sie hätten sich da und dort wieder in Behandlung begeben müssen. Immerhin, für eine Reihe von Fällen war es der »Schockschritt« in die Gesundung.
Mit den überhaupt Gesunden war es demgegenüber erheblich schwieriger; was ich glaube beurteilen zu können, da man mir 1942 die Leitung des gesamten Eppendorfer Krankenhausverbandes übertragen hatte.
Besonders für das ärztliche Verhalten habe ich damals Anweisungen erlassen, die gewiß alles Übliche überstiegen und viel vom einzelnen verlangten. Aber wie hätte man sonst der Lage Herr werden können? Und wenn dann, wie es eben leider vorkam, ein Arzt sich mitsamt Familie und organisierten Konservenvorräten in einem besonders sicheren Bunker niederließ, der für Schwerkranke reserviert war, und als Erklärung für sein unmögliches Verhalten angab, er müsse sich hier mit Kollegen wissenschaftlich unterhalten – oder wenn ein Arzt überhaupt tagelang in seinem Domizil außerhalb der Stadt blieb und sich bei uns nicht mehr blicken ließ mit der Entschuldigung, er habe wegen der Zerstörung der Verkehrsverbindungen nicht kommen können – auf solche Dinge habe ich mit jener Härte reagiert, die mir nach dem Kriege, wie könnte es anders sein, einige für diese Nachkriegszeit typische Revanchen einbrachte. Vergessen war längst, daß es viele Schwestern gegeben hatte, und sogar Kranke, denen fehlende Verkehrsverbindungen zunächst nichts bedeutet hatten außer der Aufforderung, sich in Tagesmärschen durch die Trümmerwüste zu schlagen.
Dies nebenbei. Wichtig war doch nur das eine: daß es durch eine straffe Organisation gelang, unseren Schutzdienst so wirksam zu machen, daß wir dann bis zum Kriegsende insgesamt nur noch drei Tote zu beklagen hatten. Zwei von ihnen erlitten dieses Schicksal überdies nur aus purem Leichtsinn.
Mit der gleichen »autoritären Regierungsform« (wie man das später anklagend nannte) gelang es übrigens auch, jeden Versuch von oben zu verhindern, unseren Rot-Kreuz-Status zur Errichtung militärischer Anlagen auf unserem Gelände zu mißbrauchen. Und dieser Versuch wurde nicht nur einmal unternommen.

Damals machte ich auch die Bekanntschaft mit Hitlers Leibarzt, Dr. Brandt, der nach Kriegsende in Nürnberg verurteilt und hingerichtet wurde. Es war unmittelbar nach dem zweiten schweren Luftangriff 1943, die halbe Stadt brannte noch, und es herrschte ein unbeschreibliches Chaos, als ein verdreckter Pkw vor unserer Station hielt. Es stieg ein Mann aus, den ich nicht kannte und dem man nur das eine ansah: daß er völlig übernächtigt war – aber wer war das damals nicht? Er stellte sich dann vor und kam gleich sehr nüchtern zur Sache. Als ihm ein Teller Suppe aus unserer Notküche angeboten wurde, bat er, man möge erst seinen Fahrer versorgen.
Was der Mann im Krieg sonst noch getan hat, war mir damals unbekannt. Über das, was er nach jenen Angriffen für *uns* tat, vermag ich nur das Beste zu sagen. Ich glaube, ihm oblagen zu jener Zeit irgendwelche Inspektionsaufgaben, jedenfalls richtete er die summarische Frage an mich, was alles wir zur Rettung der Kranken benötigten. Wir stellten rasch eine Liste zusammen, und ich erinnere mich, daß Dr. Brandts Aufenthalt bei uns kaum eine halbe Stunde dauerte. Um so überraschter waren wir, daß wir daraufhin binnen kürzester Frist tatsächlich alles bekamen, auch den letzten der Lastwagen, die wir erbeten hatten, um die Kranken, deren Stationen zerstört worden waren, evakuieren zu können.

Später, in der Kriegsendzeit, kamen zur nackten Not für manchen noch andere Probleme hinzu. Das aber stellte Ärzte mitunter vor Situationen, in denen die Rettung von Menschenleben nur noch auf ziemlich ungewöhnliche Weise möglich war.
So erschien damals ein Mann bei mir, der in der Spionage-Abwehr tätig gewesen war und Kenntnisse von Dingen besaß, von denen in jenen Tagen das Leben etlicher anderer abhing. In diesem Milieu, im erbarmungslosen stillen Krieg um militärische Informationen, wird bekanntlich nicht zimperlich verfahren. Glücklicherweise wußte ich aber von jenem Mann ziemlich genau, daß er ein integrer Offizier war.
Jetzt bat er mich, ihm zu helfen. Die Engländer suchten ihn wie eine Stecknadel, und es bedurfte keiner Prophetie, um vorauszusehen, daß sie nicht mit Wattebäuschchen hantieren würden, um das, was er wußte, aus ihm herauszuholen.
Was tun? Ihn in der Klinik unterzubringen und als Kranken zu deklarieren, hätte kaum genügt. Den Gebräuchlichkeiten in solchen Situationen war mit Respektsbegriffen kaum zu begegnen.

»Gut«, sagte ich ihm schließlich, »wenn Sie einverstanden sind, werden wir Ihnen auf einige Zeit das Gedächtnis ein bißchen ausradieren.« Er war einverstanden.

Ich unterzog ihn in entsprechendem Maße einer Elektro-Schockbehandlung. Wenige Tage später erschienen dann tatsächlich englische Geheimdienstoffiziere in der Klinik. Daß wir auf ihre Fragen mit den Achseln zuckten, schienen sie nicht anders zu erwarten. Dann gingen sie Zimmer für Zimmer ab. Sie machten auch bei dem richtigen halt. Aber nach einiger Zeit gingen sie wieder, unverkennbar ziemlich ratlos. Der Mann, den sie suchten, wußte sehr viel. Und dieser, den sie gefunden hatten, wußte von seiner eigenen Existenz nichts mehr. Und zwar demonstrierte er dies in überzeugender Manier, da er sich nicht im mindesten zu verstellen brauchte. Er wußte zu jener Zeit tatsächlich kaum mehr etwas.

Grenzfälle, produziert von Ausnahmesituationen. Der »Radiergummieffekt« einer solchen Behandlung klingt nach einigen Tagen, spätestens nach kurzen Wochen wieder ab.

Bald nach dem Zweiten Weltkrieg nahm das dramatische Auf und Ab in der Schocktherapie seinen Fortgang. Und zwar kam es dazu, als uns neue Medikamente zur Verfügung gestellt wurden: die Muskelrelaxanzien.

Das sind hochwirksame Mittel, die es ermöglichen, extreme Zustände völliger Muskelentspannung zu erzielen. Damit boten sich die Relaxanzien als erfolgversprechende Waffe an gegen die gefürchteten Folgen der Muskelkrämpfe bei den Elektroschocks.

Einmal mehr schien man vor einem Durchbruch zu stehen. Und zwar ging man bei der neuen Methode folgendermaßen vor: Man injizierte ein solches Relaxanz zu Beginn der Behandlung, wartete, bis der Zustand völliger Entspannung eingetreten war, und löste dann erst den Elektroschock aus.

Wieder war der Erfolg verblüffend. Anstelle der bisherigen Verkrampfungen blieb der Patient jetzt vollkommen ruhig. Selbst im eigentlichen Schock verriet nur noch ein leichtes Flimmern der Augenlider, daß jetzt überhaupt etwas vor sich ging. Und damit war die Gefahr von Zerrungen, Rissen oder gar Brüchen mit aller nur wünschenswerten Sicherheit ausgeschaltet.

Ich erinnere mich noch genau der ersten Versuche mit diesen sehr imponierenden Ergebnissen. Allerdings erinnere ich mich auch, wie wir damals – zum wievielten Male nun schon! – doch wieder mit einer neuen Gefahr konfrontiert wurden.

Es leuchtet ein, daß starke Muskelkrämpfe nur durch entsprechend starke Gegenwirkungen zu bekämpfen sind. Das heißt, der notwendige Grad an Erschlaffung, der vorher erreicht werden mußte, entsprach seinerseits wiederum einem nicht ungefährlichen Zustand. Nämlich dem einer starken Lähmung. Und von dieser Lähmung wurde auch die Muskulatur der Atemorgane befallen. Das aber beschwor für den Patienten die Gefahr herauf, zu ersticken.

Bedenkt man, wie fast jeder Patient sich im Ausmaß seiner Reaktionen anders verhält, so wird klar, welche Höhe der Könnerschaft die Durchführung der Therapie nunmehr erforderte.

Natürlich, man konnte auch sagen: Welch ein imponierendes, tiefgreifendes Wechselspiel, das der Mensch hier mit einer Injektionsnadel, mit dem Druck auf einen elektrischen Knopf und einem weiteren kurzen Einstich auszulösen vermochte. Imponierend

auch, wie bald man sich auf die jungen Ärzte verlassen konnte, wie präzise und selbstsicher sie dies alles bald im Griff hatten, wirklich beherrschten. Man konnte beruhigt sein.
Ich war es nie. Nie ganz.
Es gibt die unbedingt erforderliche Ruhe des Arztes. Und es gibt, so glaube ich, auch eine unbedingt erforderliche Unruhe. Nicht in Kopf und Händen während der Arbeit, freilich nicht. Aber in jenem Reservat aus Erfahrung, aus dem das Gespür für Grenzsituationen erwächst. Und da sagte man sich: Einmal wird es passieren, einmal wird es geschehen, daß . . .
Und es geschah. Zum Glück nicht bei uns. Es kam vor, daß ein Patient aus der Atmungslähmung nicht mehr herauszubringen war und erstickte. Katastrophen, wie sie sich nur selten ereigneten, gewiß.
Auch dieses virtuose Pendeln zwischen Mittel und Gegenmittel wurde nur eine Zwischenstation. Den nächsten Fortschritt verdankten wir der Entwicklung der Anästhesie, vor allem auf chirurgischem Gebiet.
Heute gibt man den Schock unter Assistenz von Anästhesisten in Kurznarkose mit apparativer Atmungsstütze. Dadurch wird eine weitere Einebnung des Schocks in einen durchgehend ruhigen Verlauf erreicht. Dieses Ensemble blieb nun endlich ohne gravierende Negativa. Darüber hinaus hat man jetzt medikamentöse Einwirkungsmöglichkeiten, die in vielen Fällen die Schockbehandlung überhaupt überflüssig machten. In nicht wenigen Kliniken gilt die Schocktherapie sogar als total veraltet, als geradezu archaisch.
Da allerdings bin ich doch anderer Meinung. Bei lebensbedrohend schweren Psychosen halte ich diese Therapie nach wie vor für eine letzte, äußerste Chance. Wie überhaupt eine Gewöhnung an den Fortschritt, an das ständige Überbordwerfen, an diese Automatik einer permanenten Vergestrigung für mein Gefühl doch auch immer mehr zur Gefahr wird. So als säße man in einem Karussell, bei dem die Zentrifugalkräfte bestimmen, was über Bord fliegt. Aber nicht jedes Gewicht ist unnötiger Ballast.
Vor nicht langer Zeit erhielt ich den Besuch japanischer Kollegen. Sie erzählten, sie seien sehr verwundert, daß in Europa die Schock- und die Insulintherapie von vielen schon derart ad acta gelegt sei. Sie selbst machten in Japan immer noch gute Erfahrungen damit, trotz modernerer Mittel, die aber eben auch nicht alles abdecken. Und man konnte wirklich nicht den Eindruck haben, daß diese fernöstlichen Kollegen von »vorgestern« waren.

Eher ganz im Gegenteil. Und zur Zukunft des Fortschritts wird es gehören, nicht einer puren Routine der Neuigkeiten zu verfallen.
Man gestatte hier aber noch eine Abschweifung. Die Grenzsituationen in der Schockbehandlung waren im Grunde noch Vorläufer. Heute können wir gerade in der Psychiatrie die Erfahrung machen, daß sich weite Bereiche der Medizin sehr extremen Grenzzonen nähern. Wir nähern uns den Möglichkeiten, auf ganz fundamentale Lebensprozesse einzuwirken, und dies in einem Ausmaß, über dessen Bedeutung und mögliche Folgen man sich schon vielfältig Gedanken macht. Wir merken das, wie gesagt, gerade in der Psychiatrie, denn Entgleisungen in Grenzzonen kündigen sich eben häufig als erstes in psychiatrischen Erscheinungen an.

Ich nehme wieder ein Beispiel, diesmal aus jüngster Zeit. Ich will gleich dazu sagen, daß es um die vieldiskutierte »Antibaby-Pille« geht – vieldiskutiert, ja, aber kaum von der im Folgenden aufgezeigten Seite her.
Da bekommt eine Frau ihr viertes Kind und sucht später den Gynäkologen auf. Sie erbittet ein Mittel zur Verhütung weiterer Schwangerschaften, mit dem wohlberechtigten Argument, sie fühle sich in der Fürsorge für Kinder und Haushalt nunmehr am Äußersten ihrer Leistungsfähigkeit angelangt. Der Arzt verschreibt ihr also die Pille.
Und es vergehen etliche Wochen. Eines Tages, sie war in ihrer prämenstruellen Phase, wird die Frau von einer merkwürdigen Verstimmung befallen – merkwürdig deshalb, weil sie eine solche Stimmung bisher noch nie erlebt hatte. Doch ab jetzt wiederholt sich das sogar.
Wiederholt sich nicht nur, sondern wird von Mal zu Mal schlimmer. Die Verstimmungen vertiefen sich bis zu regelrechten Depressionen.
In völliger Unkenntnis dessen, was eigentlich mit ihr »los« ist, versucht sie, irgendwie damit fertig zu werden. Eines Tages aber – es war wieder in ihrer kritischen Zeit – erscheint diese Frau, völlig aufgelöst in Verzweiflung, auf einer Polizeiwache.
Es ist zunächst schwierig, sie überhaupt zu verstehen. Dann stellt sich heraus: Aus Angst, ihren häuslichen Pflichten nicht mehr gewachsen zu sein, hat sie ihr jüngstes Kind erwürgt.
Der Polizeibeamte, ein intelligenter Mann, erkannte dann rasch, was es als Dringendstes zu tun galt. Denn hier lag kaum ein Fall für die Strafjustiz vor. Telefonisch verständigt er einen Psychiater, und durch dieses klug-schnelle Handeln des Beamten erhielt der

Arzt eine Möglichkeit, die ihm sonst leider nur allzu selten geboten wird: Der Psychiater bekommt die Frau noch fast unmittelbar nach der Tat zu sehen – für die richtige Beurteilung eines Patienten ein ganz ausschlaggebender Umstand!

Der Arzt sorgt dafür, daß die Frau sofort nach der ersten Untersuchung in eine Klinik gebracht wird. Etwas später rief der Kollege bei uns an und kam persönlich nach Hamburg. Gemeinsam besprachen wir den Fall.

Nachdem wir uns über alle Einzelheiten informiert hatten, blieb für uns kein anderer Schluß als der: Diese Katastrophe war durch das empfängnisverhütende Mittel ausgelöst worden.

Man muß unterscheiden zwischen einer grundlegenden Situation und den speziellen Umständen, die jeweils hinzukommen. Erst die speziellen Umstände hatten hier zu extremen Folgen geführt. Die Frau hatte einen Arzt um ein empfängnisverhütendes Mittel gebeten, und zwar aus Gründen, denen schon deshalb unbedingte Glaubwürdigkeit zukam, weil ein Bequemlichkeitsstandpunkt diese Frau natürlich nicht erst nach der vierten Geburt zum Arzt geführt hätte. Sie war also wirklich an der Grenze.

Das aber heißt, hier bedurfte es keiner Sintflut mehr, um ein Glas zum Überlaufen zu bringen. Ein derart angespannter Mensch wird vielmehr bereits in einer mittleren Schwermutssituation Gefahr laufen, so zu reagieren, wie andere, die noch über Reserven verfügen, erst erheblich später reagieren. Diese Frau besaß keine Reserven mehr. Die seelische Entgleisung geriet entsprechend rasch in die totale.

Abgesehen von diesen speziellen Umständen – und dies war bei unserer Beurteilung ein ziemlich ausschlaggebender Punkt – wußten wir in der Psychiatrie aber bereits aus mehreren anderen Fällen von möglichen Nebenwirkungen der Antibaby-Pille. Ich spreche jetzt also nicht von dem, was in der öffentlichen Diskussion meist an erster Stelle steht, die Frage nach der Krebsgefahr, nach der erhöhten Gefahr von Thrombosen und anderem. Sondern eben von psychischen Beeinträchtigungen.

Gegenüber dem Gewinn, den die Anticonceptiva mit sich bringen – Familienplanung, Geburtenüberschuß, subjektive Sorgen –, bedeuten die psychiatrisch anfälligen Folgeerscheinungen sicher wenig. Andrerseits muß man sie im Auge behalten, je differenzierter die gesellschaftlichen Bedingungen und Standards sind.

Von der Gefahr, daß es zu solchen Depressionen kommt, sind unserer Beobachtung nach vor allem jene Frauen betroffen, die schon früher einmal an depressiven Zuständen gelitten haben.

Es ist nämlich auffallend, wie prompt die geburtenregelnde Droge mitunter auf abgeklungene Depressionen rezidivierend wirkt, also Rückfälle verursacht, den überwundenen Zustand aufs neue entfacht. Aber auch ohne solche Vorläufer ist unseres Erachtens die Möglichkeit zu Nebenwirkungen durchaus gegeben. Außer regelrechten Depressionen fanden wir bei Frauen, die die Pille nehmen, so gut wie alle Schattierungen von Zwischenzuständen, von schweren depressiven Verstimmungen bis zur außerordentlichen Gereiztheit in der Zeit unmittelbar vor Einsetzen der Menstruation.

Wer jetzt meint, hier werde wieder einmal ein Pillenalarm provoziert, während der Beobachtungszeitraum doch höchstens nur erst die Formulierung eines begründeten Verdachts zuließe, und weiter, daß selbst alle irgendwie verdächtigen Fälle in der Realzahl statistisch doch ganz unerheblich seien – wer so argumentiert, bewegt sich meiner Ansicht nach im heute besonders gefährlichen Areal logischer Vordergründigkeiten. Ich bin unhöflicherweise versucht hinzuzufügen: Er hat das ganze Problem überhaupt nicht verstanden.

Wohl niemand dürfte noch behaupten, die Pille sei die erste moderne Droge, über die es zum Streit kam. Und es ist nicht der erste solche Streit, der schon längst, wie mir scheint, an typischen Anzeichen erkennen läßt, daß er zu keiner klaren Entscheidung führen wird. Denn wieder einmal konzentriert sich alles auf die Frage, ob ein direkter spezifischer Zusammenhang zwischen Droge und bestimmten schädlichen Folgen nachgewiesen werden könne. Und eben diese Fragestellung, insofern sie immer noch als allesentscheidend angesehen wird, halte ich für falsch; ich sage ruhig: für nachgerade altertümlich.

Die Pille ist, wie bereits zahlreiche andere Präparate auch, eine hochwirksame Droge. Hohe Wirksamkeit bedeutet fast immer den Eingriff in grundlegende Prozesse biochemischer Natur, man bewegt sich in Räumen molekularer und submolekularer Größenordnungen.

Was aber wissen wir über jene Bereiche, in denen grundlegende Entscheidungen fallen? Wir wissen noch relativ wenig. Das heißt nicht, daß wir nicht schon eine ganze Reihe von Wirkungen hervorrufen könnten. Unsere Möglichkeiten der Manipulation liegen auch hier schon weit über unseren Möglichkeiten der Definition. Banal ausgedrückt: das Können des Menschen eilt seinem Wissen stets weit voraus – ein ewiges Paradoxon.

Eines aber wissen wir doch schon ziemlich sicher: In diesen Räu-

men den Nachweis direkter spezifischer Zusammenhänge zu fordern, grenzt an eine Forderung – eben wider besseres Wissen.
Denn nicht erst seit heute bestehen begründete Zweifel, ob es in diesen Räumen Zusammenhänge in der klassisch zwingenden Form überhaupt gibt. Möglicherweise stehen hinter diesen Zweifeln nur unsere mangelnden Einsichtsmöglichkeiten. Für den Augenblick und im Rahmen dieser Diskussion wäre das auch nebensächlich.
Beispielhafte Vergleiche bieten sich an. Als unsere Physik in die atomaren Ordnungen vorstieß, griff sie bald nach dem Hilfsmittel statistischer Formulierungen. Mangels spezifischer Definitionen, die zumindest bis jetzt nicht zu erbringen waren, erkannte man die Möglichkeit quantitativer Bestimmungen. Was im einzelnen geschieht und wie und warum es geschieht, blieb in vielen Fällen vorerst rätselhaft, aber immerhin ließen sich Summen von Geschehnissen ablesen.
Einstein protestierte gegen dieses Verfahren, doch soweit ich unterrichtet bin, ging der Streit hier nur um Prinzipielles. Nämlich darum, ob Entscheidungen nach statistisch formulierbaren Faktoren als ein Verfahrensmodus der Natur selbst anzusehen seien, oder ob dieses unscharfe Bild, von dem wir nur noch statistische Konturen abzulesen vermögen, eine Folge unserer unvollkommenen Beobachtung sei. Einstein beharrte meines Wissens auf der klassischen, grundsätzlichen Definierbarkeit jedes einzelnen Vorganges und weigerte sich, der Natur eine Unschärfe zu unterschieben. Andere, meist jüngere Wissenschaftler, meinten, in diesen Bereichen arbeite auch die Natur nur noch mit der großen Zahl als Entscheidungsform, gerade dies sei hier das Natürliche, weil durchaus Genügende.
Doch solche Fragen qualitativer, prinzipieller Art berühren, wie gesagt, kaum unsere Diskussion. Wichtig aber ist, daß ähnlich auch Vorgänge im Wirkungsraum der umstrittenen Drogen für uns vorerst oft nur statistisch definierbar sind. Und eben hier liegt die Gefahr, daß statistische Signifikanz als Kunde und Nachricht aus einem Raum grundlegender Prozesse gleichbedeutend ist mit einem stattgehabten »Umkippen« oder Einrasten in einen Massenvorgang, in ein lawinenhaftes Geschehen, so daß es also im Falle statistischer Signifikanz bereits zu spät sein kann. Solange ein solcher Prozeß zu unseren Gunsten verläuft, sprechen wir vom Erfolg eines Medikaments oder Regulativs. Verläuft sie zu unseren Ungunsten, zu unserem Schaden, sprechen wir von einer Katastrophe. Sehr zu Recht.

Gerade auch in der Krebsforschung scheint man immer mehr in diesen Kategorien zu denken. Man kennt nun schon an die 2000 Erreger, oder eben besser gesagt: Faktoren, die zu Krebs führen »können«. Es scheint deshalb festzustehen, daß es »den« Krebserreger überhaupt nicht gibt, sondern eine Summe von Faktoren, die ab einer gewissen Höhe einen neuen Zustand auslöst. Weshalb zum Beispiel Jonas E. Salk, der sich bekanntlich nach seinen erfolgreichen Polio-Sera der Krebsforschung zuwandte, heute in Abkehr spezifischer Definitionen arbeitet, nämlich auf dem quantitativen Feld immunbiologischer Stabilität beziehungsweise Instabilität.

Wir müssen also bei einem hochwirksamen und zugleich im Massenkonsum befindlichen Präparat immer der Situation gewärtig sein, daß wir, in Unkenntnis der multifaktoriellen Voraussetzungen ebenso wie in Unkenntnis der spezifischen Mechanismen einer Erfüllungssituation, im Bereich grundlegender Lebensprozesse – eine Lawine lostreten.

Was tun? Ich glaube nicht, daß wir solche Lawinen werden grundsätzlich verhindern können. Muß man aber deshalb zugleich auch so tun, als gäbe es nicht den Unterschied zwischen großer und kleiner Lawine? Gerade dieser Unterschied wird im Massenzeitalter immer beträchtlicher werden.

Mit der Pille lieferte man meines Erachtens schon ein gewisses Musterbeispiel, wie man es künftig nicht wiederholen sollte. Ich kenne etliche Fälle, daß Frauen buchstäblich von Arzt zu Arzt wanderten, eine Zeit im Krankenhaus zubrachten, ohne daß man über die Diagnose »vegetative Störungen« hinauskam.

Wurden solche Frauen gefragt – und das geschah zudem noch selten –, ob und welche Medikamente sie etwa regelmäßig einzunehmen pflegten, konnte es geschehen, daß die Patientinnen mit ehrlicher Überzeugung antworteten: »Ich nehme nie was ein!« Für viele Frauen rangierte die Pille offenbar gar nicht unter dem Begriff »Medikament« oder »Tablette« – wohl mangels Verbindung mit Krankheit oder Schmerzen. Umgekehrt war es mitunter sogar gerade die Patientin, die wegen ihres rätselhaften Zustandes fragte: »Ich nehme die Pille, kann es etwa daher kommen?« Und sie wurde belehrt: »Von der Pille kann das nicht kommen.«

Es kann durchaus, unserer Beobachtung nach. Ob sich daraus und aus anderen Beobachtungen eine zahlenmäßige Signifikanz ergeben wird, bleibt abzuwarten. Nur, entscheidend war hier, daß man noch vor gar nicht langer Zeit kaum eine Chance besaß, Signifikanzen überhaupt festzustellen. Denn erst jetzt setzt es sich durch, die Pille nur mit der Belehrung zu verschreiben, sofort den Arzt aufzusuchen, falls Zustände eintreten, wie man sie bei sich noch nie oder seit langem nicht beobachtet hat.

Wobei man immer noch vergißt hinzuzufügen, daß die Notwendigkeit solcher Präventivbelehrung nie mehr erlischt. Dies nämlich ist ein weiteres: Mit dem Fortschreiten der Zivilisation, also dem Anwachsen manipulierter Lebensumstände, können irgendwelche Garantien keine zeitlose, vielleicht nicht einmal eine langzeitige Gültigkeit haben. Was heute noch ohne gravierende Folgen bleibt, kann morgen, unter veränderten Umständen, denen wir zunächst kaum Beachtung schenken, zum Tropfen werden, der ein Glas überfließen läßt.

Wenn all dem gegenüber sehr ernsthafte Ärzte zur Zeit ungehalten sind über den auflagenträchtigen Mißbrauch, den einige Veröffentlichungen mit ihrem »Pillen-Alarm« betreiben, so kann ich mich nicht der Frage enthalten: Warum läßt man erst den vielgescholtenen Massenmedien den Vortritt, wo man es selbst hätte besser wissen müssen? Wir Ärzte selbst waren es, in diesem Fall, die den Zeitpunkt, als Belehrung noch kein Aufsehen erregt hätte, verstreichen ließen.

Diese Drogen sind große, hervorragende Fortschritte, aber man muß wissen, auf welchem Boden man sich da bewegt. Er erfordert präventives Denken, und zwar ungleich subtilerer Art als bisher. Wer das als »Nervösmacherei« bezeichnet, der – davon bin ich fest überzeugt – übersieht, daß der rapide vorrückende Manipulationsbereich moderner Wissenschaft als Gegenleistung eine Vorsicht verlangt, die wir diszipliniert, also ohne Nervosität hinzunehmen haben. Statt mit dem Argument der Nervösmacherei zu arbeiten, wird man sich einer entsprechenden Aufklärungsarbeit widmen müssen.

Neben der Insulinkur war es vor allem der Elektroschock, der beim Laien zum Inbegriff der Schocktherapie überhaupt wurde. Ich schilderte schon, mit welchen Erscheinungen der E-Schock abläuft. Die Stromeinwirkung auf das Gehirn erzeugt echte große epileptische Anfälle, die bei einem unvorbereiteten Beobachter den Eindruck erwecken, daß hier eine körperliche Katastrophe stattfindet. Jeder, der einmal Zeuge war, wie ein Epileptiker von einem Anfall überrascht wurde, auf der Straße oder wo immer, kennt diese optisch sehr eindrücklichen Abläufe.
Daß man nun Kranke heilen oder bessern konnte, indem man bei ihnen derartige Katastrophen künstlich erzeugte, blieb außerhalb der Klinikmauern mit dem Geruch des Unheimlichen behaftet. Und ich sagte schon, daß es auch im streng wissenschaftlichen Sinne durchaus noch keine differenzierte Beschreibung der Mechanismen gibt, die den Schock zu dem machen oder machen können, was man einen *heilsamen* Schock nennt.
Für das, was ich nun berichten möchte, waren jedenfalls nicht die positiven Ergebnisse der Therapie mitbestimmend, im Gegenteil. Dank ihrer Nebenerscheinungen eskalierte gerade diese Behandlung, die den ersten Durchbruch mit prägnanten Heilerfolgen in der Psychiatrie brachte, zu einer Art Inbegriff und Summe des Schrecklichen. In der Öffentlichkeit wurden diese Vorstellungen immer wieder mit Berichten genährt, die als übertrieben oder unsachgemäß noch sehr glimpflich bezeichnet sind; geschweige, daß von den Variationen und imponierenden Verbesserungen der Therapie die Rede gewesen wäre. Man braucht da nur an den Film zu erinnern, der unter dem Titel »Die Schlangengrube« (»The Snake Pit«) Weltberühmtheit erlangte. Er schilderte die angeblich skandalösen Zustände in amerikanischen »Irrenanstalten«, und einer seiner Höhepunkte war typischerweise die ausführliche filmkünstlerische Darbietung einer Elektro-Schockbehandlung, durchgeführt an einer Frau, die nicht wie eine Patientin, sondern wie ein wehrloses Tier dieser psychiatrischen Schlachtbank zugeführt wurde.
Bevor der Streifen in der Bundesrepublik anlief, erhielten damals in Hamburg eine Reihe von Fachärzten, darunter auch ich, eine Einladung. Wir wurden gebeten, den Film in einer Studioaufführung zu begutachten.

Was man da zu sehen bekam, konnte in der Tendenz allerdings kaum überraschen. Ärztliches Tun wird nicht selten etwas übermäßig glorifiziert. Es wäre also erstaunlich, gäbe es nicht auch das Gegenteil, die Diskriminierung. Und selbst gutgemeinte Kritik kann einmal schieflaufen. Für mein Gefühl lag dieser Film jedoch weit außerhalb dieses negativen Normalmaßes.

Nach der Vorführung machte ich kein Hehl aus dieser Ansicht und sagte, daß nach meiner persönlichen Kenntnis recht zahlreicher psychiatrischer Anstalten – auch solcher in den USA – diese Darstellung in ganz entscheidenden Punkten mit der Wirklichkeit nicht das geringste zu tun habe.

Natürlich gibt es auch in der Psychiatrie Mißstände. Ich zweifle nur, daß man sie durch Mißstände in der Berichterstattung beseitigen kann. Und im übrigen, so führte ich aus, hielte ich die filmische Publikation einer Elektro-Schockbehandlung für etwa ebenso sinnvoll wie die filmische Präsentation einer Geburt, im Verlaufe derer ein Gynäkologe gezwungen wäre, den Embryo zu zerstückeln, um das Leben der Mutter zu retten; was bekanntlich leider mitunter notwendig sein kann.

Im Grunde spielt bei solchen Schock-Kolportagen das gleiche Ressentiment mit, wie es in mancherlei Form gegen die Psychiatrie überhaupt besteht. Besteht und bestand seit je; worauf mit Gekränktsein zu reagieren freilich nichts zu ändern vermag. Solche Zuspitzungen erklären sich aus der Sache selbst. Und meiner Erfahrung nach sind hier mehrere Umstände wirksam.

Nämlich zunächst das Ungewöhnliche und schwer Eingängige psychiatrischer Erkenntnisse. Beispiele zeigten das schon, und es werden noch mehrere folgen.

Sodann aber muß man vor allem die hartnäckige Mißachtung nennen, die der psychiatrisch Kranke auch heute noch seitens der Gesunden zu erdulden hat. Man kommt hier kaum um die Feststellung herum, daß es dem Menschen immer noch sehr schwerfällt, einer uralten Vorstellung zu entsagen, die im Kranken einen Besessenen sieht. Für »gutmütige« Formen von Anomalien wiederum ist der ridiküle Eindruck bestimmend, den solche Bedauernswerten auf ihre Mitmenschen machen. Und der Psychiater selbst rangiert zwischen all diesen Bildern als eine Art Instanz, die in oft undurchsichtiger Weise Entscheidungen fällt und damit »bestimmt«, wer zu dieser Gruppe der Geschlagenen gehört.

Überhaupt lastet der psychiatrischen Diagnose unterschwellig noch immer das Unsympathische an, als sage sie etwas über den Persönlichkeitswert eines Menschen aus. Das tut sie natürlich mitnichten. Die Wertung nimmt die Gesellschaft der sogenannten Gesunden vor, die dem Faktum »krank«, sobald es sich auf Geist oder Psyche bezieht, die Klassifizierung eines moralischen Dérangements verleiht.

Hier fallen die Unterscheidungen eben außerordentlich schwer. Einer Krankheit, einer Störung, kann man selbstverständlich keine moralische Note erteilen, auch dann nicht, wenn die Folgen der Krankheit – wie zum Beispiel bei einem schizophrenen Mörder – auf einem Felde liegen, das wir ansonsten moralisch beurteilen. Moral läßt sich allenfalls auf den Charakter eines Gesunden anwenden, zum Beispiel auf einen Menschen, der aus gesellschaftlichem Ehrgeiz mordet. Theodore Dreiser hat einen solchen Fall in seiner »Amerikanischen Tragödie« großartig dargestellt. Und selbst hier – oder hier sogar noch eher – sind wir heute bereit, provozierende Umstände im sozialen Schicksal eines Fehlenden mildernd anzuerkennen.

Das Ungewöhnliche und schwer Eingängige psychiatrischer Erkenntnisse hat einen besonderen Aspekt. Auch die Physiker mußten, wie in jedem Geschichtsbuch nachzulesen, bei der Errichtung ihres modernen Weltbildes einiges Ungemach erdulden. Niemand trennt sich gern von vertrauten Vorstellungen, niemand sieht leichten Herzens zu, wenn die gewohnten fundamentalen Orientierungspfähle in Frage gestellt oder gar als Täuschung erwiesen werden. Freilich, heute fände man es lächerlich, einem Heisenberg Schwierigkeiten zu machen, weil in seinen Versuchen zu einer Weltformel überhaupt keine noch irgendwie vorstellbare Welt vorkommt. Auch das Einsteinsche Universum mit seinem gekrümmten Raum, oder die Zeitdilatation, die »langsamer« vergehende Zeit bei Annäherung an die Lichtgeschwindigkeit, und vieles andere mehr, werden unbegriffen hingenommen.

Man möchte dazu banal sagen: Man hat sich eben an die Physik gewöhnt. Nun, teils haben diese Dinge, die gar keine Dinge sind, für das irdische Leben keinerlei Bedeutung. Teils auch besitzt der Mensch ein Gespür für Grenzen, bis zu denen hin ein bequemes Arrangement tragbar ist. Auch kein Physiker vermag zu erklären, was Strom ist. Eine gewisse Praktikabilität, Beherrschbarkeit genügt uns.

Ganz anders, wenn ein amerikanischer Oberleutnant seine deutsche Freundin tötet und sodann, anstatt ins Zuchthaus, straffrei in eine psychiatrische Klinik geschickt wird. Dann möchte jedermann die Gründe für eine solche Entscheidung klar übersehen können. Und er reagiert empfindlich, wenn die psychiatrische Wissen-

schaft ihm die dazu notwendige Allgemeinverständlichkeit unter Umständen nur unvollkommen bieten kann.
Denn hier geht es um den Alltag und um Ereignisse, wie sie jedem von uns widerfahren können. Und mehr noch. Von sich selbst wie überhaupt davon, wie der Mensch ist, glaubt jeder hinreichend einiges zu verstehen und zu wissen. Heute aber wird der Mensch immer mehr mit der Tatsache konfrontiert, daß eine bestimmte Wissenschaft mit ihren steigenden Erfahrungen und Fortschritten in der Lage ist, die Grenze zwischen gesund und krank immer weiter bis in Bereiche hinein zu erkennen, in die der Laie ihr nicht mehr zu folgen vermag. Und während ihn das bei einer hochkomplizierten blutserologischen Untersuchung überhaupt nicht stört, stört ihn das in der Psychiatrie ganz entschieden. Und ich möchte sagen, es stört ihn zu Recht. Denn hier geht es nicht um seinen Körper allein, sondern um seine Persona.
Fragt sich nur, wie er auf dieses Unbehagen reagieren soll. Und diese Frage werden wir später noch einmal sehr genau stellen müssen.
Ähnlich ist es auch im Klinikalltag eine der schwierigsten Aufgaben, Angehörigen von Patienten die Notwendigkeit bestimmter Maßnahmen überzeugend klarzumachen. Und hier genügt natürlich erst recht kein Hinweis, daß Psychiatrie so wenig wie Physik ein Gebäude aus landläufiger Logik darstellt. Hier muß man bemüht sein, diesen ratsuchenden, oft verängstigten Menschen »etwas in die Hand« zu geben. Wozu heute auch längst nicht mehr die unterschwellige Autorität des weißen Kittels genügt. Da sehe ich zur Zeit nur die eine Möglichkeit, den einen Weg: über das Vertrauen. Dieses Vertrauen muß sich eine Klinik mit ihrem guten Ruf in buchstäblich jahrzehntelanger Arbeit erwerben. Damit steht oder fällt sie. Einfach zu sagen »Das begreifen Sie nicht«, könnte sich ein Physiker erlauben. Der Arzt zu Recht nicht.

Menschen pflegen zwischen Extremen zu schwanken. Bei schwer ersichtlichen Krankheiten sind sie oft von keinem Argument zu überzeugen, daß dem Patienten überhaupt etwas fehlt. Andererseits, jedenfalls sehr oft bei psychiatrischen Krankheiten, belegen sie den Kranken nicht nur mit einem grausamen Stigma, sondern lassen sich nun wiederum kaum davon überzeugen, daß ein solcher Kranker auch wieder gesund werden kann; er trägt das Kainsmal seiner Krankheit buchstäblich sein Leben lang.
Wer nach einer Magen- oder Bandscheibenoperation in seine frühere Umwelt zurückkehrt, darf glücklicherweise mit einiger Rück-

sichtnahme rechnen. Ja, es gibt bekanntlich eine ganze Reihe prestige-fördernder Krankheiten und Operationen. Das beginnt schon mit der Blinddarmnarbe, die ein Zwölfjähriger stolz seinen Mitschülern zeigt. Wie es dagegen mit den Geisteskranken steht, möchte ich jetzt doch einmal nicht bloß mit summarischen Feststellungen erwähnt sein lassen.

Vor allem ist es mir ein tiefes Bedürfnis, einmal ohne jede Einschränkung das tief beschämende Versteckspiel zu schildern, das auch heute noch jede psychiatrische Klinik praktizieren muß, um ihre Patienten vor der gefährlichen und oft schlechthin tückischen Mißachtung zu schützen, mit der sie der Gesunde – bewußt oder unbewußt – bestraft, um nicht zu sagen verfolgt.

Denn was passiert, wenn »ruchbar« wird, daß Herr X. das letzte halbe Jahr gar nicht – wie er auf unseren dringenden Rat hin (!) behauptet – wegen seiner Leber im Krankenhaus lag, sondern eben in Wirklichkeit wegen eines »Dachschadens in der Klapsmühle« zubrachte? Ich schreibe hier absichtlich liebenswürdiges Umgangsdeutsch.

Herr X., wieder in seine frühere Arbeitswelt zurückgekehrt, wird eines bald feststellen: Er muß vorsichtig sein.

Den »Empfangsraum der Gesellschaft« nennt Walter Schulte, Tübingen, sehr gut diese Situation. Und in diesem Empfangsraum wird sich Herr X. fortan besser keine gesunden Temperamentsausbrüche leisten. Es wird für ihn auch besser sein, keine originellen Standpunkte zu verfechten, keine unpopulären Anordnungen zu treffen oder auch nur zu befürworten – kurz, er wird Kontroversen jeglicher Art mit seiner Umwelt tunlichst vermeiden, vermeiden müssen; was im übrigen gerade bedeutet: sich nicht wie ein Gesunder zu benehmen. Widrigenfalls kann er nämlich bald hinter seinem Rücken hören: »Na ja, bei dem geht's wieder los!« Von drastischeren Formulierungen ganz zu schweigen. Und dieses »bei dem geht's wieder los« ist ja nicht nur so eine hingeworfene Bemerkung. Sondern dahinter steht eine oft ganz massive Einstellung, über die sich die Betreffenden meist gar nicht klar sind, die aber für den Betroffenen zu einer Mauer werden kann, gegen die er ganz vergeblich anrennt.

Die Erfahrungen auf diesem Gebiet sind ebenso zahlreich wie trostlos, und man kann nicht behaupten, daß auf der sozialen oder intelligenzmäßigen Stufenleiter die Dinge nach oben hin wesentlich besser würden. Eher im Gegenteil.

So erinnere ich mich an den für Europa zuständigen Generalmanager eines US-Ölkonzerns, der mehrere Male bei uns in der Klinik

seinen »Urlaub« verbrachte. Jedenfalls war es uns zunächst gelungen, mit Hilfe genauer Absprachen – vor allem mit seiner Privatsekretärin, einer außergewöhnlich gescheiten und verläßlichen Frau – seine Krankenaufenthalte bei uns nach außen hin als »Urlaub« zu tarnen. Und dennoch sollte alles schiefgehen.
Woran litt der Mann? Psychiatrisch gesehen war die Angelegenheit keineswegs gefährlich oder gar tragisch. Es handelte sich um periodisch wiederkehrende manische Verstimmungen, deren Beginn sich durch Anzeichen ankündigten, die für einen Arzt oder einen eingeweihten Laien ohne weiteres erkennbar waren. Und zwar spielte sich das jedesmal auf die gleiche Weise ab: eines Tages, irgendwann, paßte ihm plötzlich die ganze Organisation seiner Firma nicht mehr, alles sollte nun plötzlich reorganisiert werden. Und zu diesem Zweck gab er dann wandfüllende grafische Darstellungen in Auftrag, anhand deren er seinem Direktorium und den Abteilungsleitern die Notwendigkeit klarzumachen gedachte, organisatorisch alles buchstäblich umzuschmeißen: Dann wußte man, es ist wieder soweit.
Und ebensogut wußte man, daß der Mann nach ein paar Wochen bei uns wieder vollkommen fit sein würde. Für den Laien hört sich das etwas abenteuerlich an. Aber zum Glück ist es gar nicht so selten, daß man gewisse psychotische Perioden derart gut in den Griff bekommen kann. Bei einem anderen Patienten zum Beispiel wußten wir: Es fängt bei ihm jedesmal so an, daß er zu Hause einen Wirbel veranstaltet, von seiner Frau das Haushaltsbuch verlangt, um alles und jedes von Grund auf nachzukontrollieren. Plötzlich wollte er von jeder Zwiebel, von jedem Pfund Karotten, von jeder Glühbirne und jeder Handwerksreparatur genauestens wissen, was sie gekostet hatten und ob sie überhaupt nötig gewesen waren. Freilich gibt es auch Gesunde, die von solchen Anwandlungen zur Pedanterie heimgesucht werden. Weiß man nun aber in einem Fall schon aus Erfahrung, worauf solche Anwandlungen hinauslaufen, ist es eben durchaus möglich, für die Zukunft entsprechende Vorsorge zu treffen. So hatten wir mit der Frau dieses periodischen Haushaltsbuch-Kontrolleurs abgemacht, daß sie uns dann sofort verständigen sollte. Es folgte eine Rücksprache mit dem Patienten, und wenn wir ihn nach ein paar Wochen entließen, konnten wir dafür geradestehen, daß er auf etliche Zeit wieder völlig in Ordnung war. Natürlich – das sei wiederholt – solche Regelungen setzen die Erfahrung voraus, wie die Dinge in solchen Fällen zu verlaufen pflegen.
Auch unser Öl-Manager war also eines Tages wieder dabei, seine

Direktionsräume mit den verdächtigen grafischen Kolossaldarstellungen dekorieren zu lassen und umfangreiche Umorganisationen anzukündigen, als uns auch schon die Privatsekretärin absprachegemäß in Kenntnis setzte. Lautlos bereiteten wir seinen alsbaldigen »Urlaub« vor. Dazu gehörte natürlich auch ein Gespräch mit ihm selbst, in dem man ihm die Situation zu Bewußtsein brachte. Er war's dann auch jedesmal sehr zufrieden, wieder auf ein paar Wochen dem vermeintlichen Sorgenberg entrinnen zu können.

Ich vermag jetzt nicht mehr zu sagen, wie im einzelnen dann die Panne passierte. Jedenfalls hatten wir alles geregelt, am nächsten Tag sollte er seinen »Urlaub« bei uns antreten, als sich plötzlich noch einmal die Sekretärin am Telefon meldete. Sie war ziemlich aufgeregt und bat uns um Rat. Die Zentrale in den USA habe nämlich plötzlich Auskunft gefordert, man verlange zu wissen, was eigentlich los sei. Aus den Formulierungen ließ sich deutlich ersehen, daß man drüben »Wind« bekommen hatte. Es mußte eine Benachrichtigung stattgefunden haben.

Die genaue Quelle der Indiskretion spielte jetzt kaum eine Rolle mehr. Wie dem auch sei, jetzt kam eine weitere Kaschierung nicht mehr in Frage. Dennoch hielt ich die Situation noch nicht für aussichtslos. Ich riet der Sekretärin, die Zentrale sachgemäß aufzuklären, doch solle sie hinzufügen – und dies unmißverständlich als eine von uns Ärzten gegebene Information –, daß die völlige Wiederherstellung der Gesundheit und Verantwortungsfähigkeit des Patienten außer Frage stehe.

Da aber entgegnete die Sekretärin spontan: »Ich fürchte, das nützt jetzt gar nichts mehr.« Und als wir dann den Patienten selbst von der Situation verständigten, meinte er ebenso prompt: »Na, wie gut, ich habe mir schon vor zwei Jahren eine Farm gekauft, dahin werde ich mich zurückziehen. Denn jetzt kann ich so gesund werden wie nur immer, das nützt mir in Amerika nicht das geringste.« Er fügte gelassen hinzu: »Man wird mich absägen, und zwar zu den schlechtesten Bedingungen.«

Und so geschah es auch.

Man könnte jetzt einwerfen, die Firma habe völlig richtig gehandelt. Gegenüber Männern auf sehr verantwortungsreichen Posten müßten strengste Maßstäbe an Vorsicht und Absicherung gelten. Und dem kann ich als Arzt nur beipflichten. Wo Vorsicht geboten ist, müssen wir sogar eher einer übertriebenen Vorsicht als einem Risiko zustimmen. Allerdings, entschieden problematisch wird die Sache, wenn übertriebene Vorsicht – und »Vorsicht« ist hier eben kaum mehr das richtige, nämlich ehrliche Wort – darauf hinaus-

läuft, einen Genesenen abzuschieben, kaltzustellen, jedenfalls in eine benachteiligende Isolation hineinzutreiben. Sagen wir es ganz deutlich: hier wie in vielen anderen Fällen drehte es sich in Wahrheit um den banalen Vorgang, daß jemand unter scheinheiligen Vorwänden abgeschossen werden sollte – und wurde.
So würde man sich zum Beispiel durchaus scheuen, die gleiche großartig klingende Argumentation der »strengsten Maßstäbe« gegenüber einem Magenkranken anzuwenden. Niemand kann heute behaupten, er wüßte nicht, daß Magenleiden zu einem hohen Prozentsatz auch mit seelischen und damit das Handeln beeinflussenden Umständen zusammenhängen. Auch hier kann sich eine beginnende Krise durch einen Zustand ankündigen, in dem der Herr Direktor seine ganze Umgebung auf Hochtouren bringt, kurzum einen »Mordszirkus veranstaltet«, wie die Untergebenen es ausdrücken. Dann heißt es aber: »Ach, der Boß hat wieder seinen Magen«, und ins Krankenhaus schickt man ihm Blumen hinterher. Und erst recht würde es niemand wagen, zu behaupten, der Mann könne nach seiner Genesung und Rückkehr ins Büro eine geistige Gefahr für den Betrieb darstellen. Bei einer ganzen Reihe solcher organischen Defekte bestände aber oft ungleich mehr Anlaß, die gestrengen Vorsichtsmaßstäbe anzuwenden als bei vielen, die aus einer psychiatrischen Klinik entlassen werden.
Es ist also nach wie vor außerordentlich schwierig, für Patienten, die eine psychiatrische Klinik geheilt entläßt, einigermaßen störungsfreie Verhältnisse im »Empfangsraum« der Gesellschaft zu schaffen. Eine diesbezügliche Aufklärungsarbeit, im allgemeinen, hat noch bedauerlich wenig erreicht. Und nur wenige haben bekanntlich die Mittel, sich in weiser Voraussicht eine Farm anzuschaffen, auf die sie sich zurückziehen könnten. Viele müssen also immer noch einen beschämenden Leidensweg gehen, bei dem sich zusätzlich schwer nachweisen läßt, wer ihn verschuldet hat und wie es geschah. Im Einfallsreichtum, anderen auf lautlose, jedenfalls kaum beweisbare Art zu schaden, bringt es der Mensch leider zu Beträchtlichem; wovor ja auch kein sozialer Notgroschen schützt. Mit einer Rente schafft man solche Menschen allenfalls um so leichter »aus dem Wege« – und dies dann obendrein mit »gutem« Gewissen.
Die Folgen dieser Diskriminierung beschränken sich aber nicht nur auf den Kranken oder ehemals Kranken. Den Diskriminierenden selbst packt nicht selten die Angst, er könne in die Rolle des Diskriminierten geraten. Letztlich weiß jeder nur allzugut, wie »man« über solche Krankheiten und Kranken denkt. Aus dieser

Angst und diesem Wissen erwächst wiederum die Kritiklosigkeit, mit der oft unsinnigste Kolportagen geglaubt werden, die sich auf das Schicksal der Kranken innerhalb der Kliniken und Anstalten beziehen. So daß sich hier in einem circulus vitiosus, der einen wirklich mitunter der Verzweiflung nahe bringen kann, die Situation auf den Kopf stellt: die den psychiatrischen Kliniken aufgenötigte Stille und Nichtöffentlichkeit ihres Tuns und Wirkens führt bei bestimmten Anlässen zu wahren Explosionen öffentlichen Mißtrauens; so als sei diese Nichtöffentlichkeit eine zynische Sichtblende, hinter der vom Schockmartyrium bis zu kriminellen Handlungen so gut wie alles auf der Tagesordnung stünde. Und eine äußerste Folge können Fälle sein wie jener, den ich persönlich als eine Art realer Summe des bisher Gesagten betrachte: der »Fall P.«. Er sei im nächsten Kapitel geschildert.

Es war ein reichlich kompliziertes Geschehen. Es begann damit, daß uns eines Tages Dr. P. seine Frau zur Untersuchung in die Klinik schickte. Er glaubte, bei ihr Symptome einer psychischen Erkrankung festgestellt zu haben.
Mit einem unserer Ärzte hatte Dr. P. schon seit längerem Kontakt. Sie pflegten sich über wissenschaftliche Dinge zu unterhalten, zu fachsimpeln. In letzter Zeit dann hatte Dr. P. auch während solcher Gespräche Andeutungen gemacht und schließlich Sorgen geäußert, die er sich wegen seiner Frau mache.
Wir sahen uns den Fall an und kamen zu der Meinung, daß bei Frau P. tatsächlich eine schleichend verlaufende Erkrankung im Gange sei.
Zunächst lag die Patientin mehrere Wochen lang auf einer offenen Abteilung. Auf dieser offenen Abteilung kann ein Patient, wenn er darauf besteht, jederzeit seine Koffer packen. Niemand kann ihn hier zwingen, einen Tag länger in der Klinik zu bleiben, wenn er selbst es nicht wünscht.
Später dann, als sich der Zustand der Patientin verschlechterte, wurde in Anbetracht der völligen Unberechenbarkeit psychotisch Kranker die Verlegung in eine geschlossene Abteilung angeordnet. Wie schon die Bezeichnung andeutet, ist es den Patienten von hier aus nicht mehr möglich, ohne weiteres die Klinik zu verlassen. Vor allem aber stehen sie hier Tag und Nacht unter sehr sorgfältiger Beobachtung, und zwar zu ihrem eigenen Schutz. Es wurde schon gesagt, daß psychotisch Kranke in außerordentlichem Maße der Gefährdung durch sich selbst ausgesetzt sind.
Da Frau P. auch unter Kreislaufschwierigkeiten litt, kam in ihrem Fall eine belastendere Behandlung nicht in Frage. Schließlich gewannen wir die Überzeugung, daß im Augenblick ihr Zustand keine Möglichkeit bot, aktiv etwas daran zu ändern; zunächst blieb nur das, was immer am schwersten fällt: Geduld zu haben.
Wir überwiesen Frau P. in ein Sanatorium. Immerhin verbindet sich mit einer solchen Verlegung auch eine geringe Chance. Das, was der Volksmund »Tapetenwechsel« nennt, vermag mitunter bei solchen Kranken eine gewisse Besserung herbeizuführen.
Nach einiger Zeit rief Dr. P. bei uns an. Er machte uns eine etwas ungewöhnliche Mitteilung. Seine Frau sei wieder bei ihm zu Hause. Sie sei aus dem Sanatorium fortgegangen ohne irgendein

Entlassungspapier der dortigen Ärzte. Im übrigen fände er ihren Zustand unverändert schlecht.

Ich riet, die Patientin solle noch einmal zu uns kommen. Das geschah, und auch wir konnten nicht feststellen, daß eine Besserung eingetreten wäre. Wir fragten in dem Sanatorium an, was sich eigentlich zugetragen habe. Unsere Erkundigung wurde nicht beantwortet.

Diesmal behielten wir Frau P. nur einen Monat bei uns. Ich erwähnte schon, daß für offensichtlich langwierige Fälle ohne akute Einwirkungschancen andere, mehr auf das rein Pflegerische abgestimmte Anstalten geeigneter sind. Wir überwiesen Frau P. also in ein entsprechendes, übrigens ausgezeichnet geleitetes Institut.

Hierauf hörten wir lange nichts mehr. Wie immer hatten wir zwar versucht, auf dem laufenden zu bleiben, da wir jeden Krankheitsverlauf nach bestem Vermögen verfolgen; doch blieben unsere Recherchen ohne Antwort. Bei dem heutigen Papierkrieg, wie ihn jedes große Unternehmen im Übermaß zu führen hat, kaum ein Wunder.

So hatten wir die Angelegenheit schon ganz aus den Augen verloren, als eines Morgens in der Klinik eine Vorladung zur Staatsanwaltschaft eintraf. Da unsere Klinik sehr oft mit der Justiz zu tun hat, zum Beispiel in Gutachtenfällen, war das keine Überraschung. Allerdings ließ sich aus der Form ersehen, daß es hier nicht um eine Sachverständigen-Angelegenheit ging; trotzdem machte sich niemand von uns besondere Gedanken.

Ich fuhr also zur Staatsanwaltschaft, und dort kam es sodann zu folgender Szene: zwei Beamte fragten mich, ob ich wüßte, was aus unserer ehemaligen Patientin, Frau P., geworden sei.

Ich mußte verneinen. Daraufhin gab einer der Beamten ein Zeichen. Eine Tür wurde geöffnet, und herein trat Frau P. Nicht nur für einen Laien wirkte Frau P. gesund und frisch, sondern auch für mich.

Wir führten ein kurzes Gespräch, im Verlaufe dessen ich Frau P. sagte, es freue mich, sie in einem so guten Zustand wiederzusehen. Wenig später ging sie wieder. Was das Ganze zu bedeuten hatte, war noch immer unklar.

Das Arrangement des Auftritts versprach allerdings nichts Gutes. Zu sehr verriet es die Erwartung, daß es mir als Arzt peinlich sein würde oder sein sollte, wenn die Krankheit eines unserer Patienten besser verlaufen war, als ich prognostiziert hatte. Und das zeugte denn doch von einer etwas einfältigen Vorstellung in dieser Amtsstube.

Als nächstes fragten mich die Herren, ob ich wüßte, daß der Mann bereits einen Mordversuch an seiner Frau unternommen habe. Davon war mir nun wahrlich nichts bekannt, und ich mußte verneinen. Daraufhin eröffnete man mir, ein solcher Mordversuch sei tatsächlich verübt worden: Dr. P. habe nämlich seiner Frau Strophantin-Injektionen gegeben, ohne Zusatz von Traubenzucker – also ein klarer Versuch, sie zu töten.

Jetzt, zugegeben, war ich alarmiert. Aber aus anderen Gründen, als die Herren annahmen. Es ist richtig, daß eine Zeitlang der Usus herrschte, Strophantin mit einem Zusatz von Traubenzucker zu geben. Allerdings verrät man kein Geheimnis, wenn man sagt, daß es sich dabei um kaum mehr als um eine medizinische Mode handelte. In jedem Fall: Den Traubenzucker wegzulassen, beschwor eine so tödliche Gefahr herauf wie der Genuß einer Tasse Tee ohne Zucker.

Doch nicht in dieser Unkenntnis lag das Beunruhigende. Es lag in der Tatsache, daß jedes Zwei-Minuten-Telefonat mit einem x-beliebigen Arzt die Staatsanwaltschaft über den Sachverhalt hätte aufklären können, und daß normalerweise auch keine Staatsanwaltschaft in irgendwie ähnlichen Fällen es versäumte, solche Erkundigungen einzuholen, bevor sie – und sei es nur in einem Ermittlungsgespräch – eine solche Mordbezichtigung äußerte. Ich kann nicht behaupten, so ganz ohne Sorge von diesen beiden Herren geschieden zu sein.

Dennoch war auch dieses leicht skurrile Intermezzo sozusagen schon in der Ablage verstaubt, als die Nachricht hereinplatzte, die Staatsanwaltschaft habe eine große Pressekonferenz abgehalten. Zweck dieser Veranstaltung sei es gewesen, auf einen bevorstehenden Prozeß aufmerksam zu machen, der ein hohes öffentliches Interesse beanspruche. Es ginge nämlich um einen Fall von Freiheitsberaubung, und zwar um eine Form dieses Deliktes, über deren außerordentliche Gefährlichkeit der Bürger zu informieren sei: Es handle sich um den Versuch, mittels einer manipulierten Einweisung einen Menschen in einer psychiatrischen Klinik festzusetzen. Dr. P. sollte seine Frau in unsere Klinik hineinmanövriert haben, um zu Hause ungestört seiner Freiheit leben zu können.

Von einem Mordversuch war nicht mehr die Rede. Man hatte diese merkwürdige Geschichte offenbar fallengelassen. Ich kann aber nicht sagen, daß wir in der Klinik von dem, was die Staatsanwaltschaft jetzt statt dessen auf den Tisch brachte, weniger entsetzt gewesen wären.

Das betraf ja schon die Praxis dieser Vorankündigung. Obwohl ich damals schon gute zwanzig Jahre als psychiatrischer Gutachter tätig und mit den Gepflogenheiten unserer Justiz entsprechend vertraut war, hatte ich es noch kein einziges Mal erlebt oder auch nur davon gehört, daß eine Staatsanwaltschaft vor Prozeßbeginn sich in dieser Form an die Öffentlichkeit wandte. Wohl aber geschah und geschieht es, daß Anwälte und Gutachter als befangen abgelehnt werden, weil vor Prozeßbeginn von ihnen Bemerkungen, und wenn auch nur sehr nebensächlicher Art, über die Presse an die Öffentlichkeit gelangten. Wir hatten also einigen Grund zur Besorgnis.

Er wurde mehr als bestätigt. Der »Fall« machte sofort Schlagzeilen. Weithin entstand der Eindruck, und das alles noch vor Eröffnung des Verfahrens, es biete keine besonderen Schwierigkeiten, Psychiater zu täuschen und diese Chance entsprechend zu nutzen. Dank ihrer »ungewissen Wissenschaft« grenze die psychiatrisch-diagnostische Entscheidung über krank oder gesund an eine Art Glücksspiel, dem man leicht nachhelfen könne. Außerdem übten Psychiater eine selbstherrliche Macht über Freiheit oder Unfreiheit ihrer Patienten aus. Möglicherweise sei es Dr. P. überhaupt gelungen, uns als seine Komplizen zu gewinnen. Damit habe es für das Opfer kein Entrinnen mehr gegeben. Und sehr schnell tauchte das verhängnisvolle Schlagwort von der »Krise der Psychiatrie« auf.

Auf diese Quintessenzen der Vorbereitungen hin rollte dann der Prozeß unter einer öffentlichen Beteiligung ab, wie es sie seit den Nürnberger Prozessen noch nicht wieder gegeben hatte. Und diese leidenschaftliche Anteilnahme, einmal entfacht, war im Grunde nur allzu verständlich. Denn Freiheitsberaubung stellte einen Vorwurf dar, der auch einen eminent politischen Scheinwerfer entzündete. Seine Strahlen trafen sozusagen noch mitten in die offene Wunde aus jüngster Vergangenheit, aus den bisher furchtbarsten Jahren unseres Jahrhunderts. Und gerade auch in Verbindung mit der Medizin mußte eine derart propagierte Prozeßmaterie unterschwellig sehr unheilvolle Assoziationen wecken. Wenige Jahre waren erst vergangen, seitdem die grauenhaften Irrwege einer rassistisch und erbbiologisch gnadenlos selektiven Medizin vor den Tribunalen zur Verhandlung standen und Dinge an den Tag brachten, die seitdem mit zu den trübsten Kapiteln unserer vielzitierten unbewältigten Vergangenheit gehören.

Entsprechend rasch flackerte jetzt der Verdacht auf, psychiatrische Kliniken seien windstille Winkel, in denen die Praktiken, Men-

schen unter pseudowissenschaftlichen Vorwänden verschwinden zu lassen, noch auf »privater Basis« weiterbetrieben würden.
In dieser Atmosphäre ergab es sich dann mehr oder weniger von selbst, daß im Gravitationsfeld der öffentlichen Moraldiskussion der Hauptangeklagte gar nicht mehr Dr. P. hieß, sondern: die Psychiatrie. Und nur so auch lassen sich die Folgen verstehen. Sie brachten mehreren Menschen den Tod.
Schon bald nach Eröffnung des Verfahrens erreichte die allgemeine Alarmstimmung ein Ausmaß, das den Publizisten Walter Leonhardt zu dem Ausspruch veranlaßte: »Es scheint die Urangst eines jeden Deutschen zu sein, es käme einer, der erklärte ihn für verrückt und steckte ihn in die Anstalt« – hart treffende Ironie, wie sie sich mitunter anbietet, um inmitten allgemeinen Erschreckens noch irgendwie Abstand zu den Dingen zu gewinnen.
In der Klinik und bei mir zu Hause lösten anonyme Telefonanrufe einander ab. Fotoreporter schleusten sich als angebliche Patienten in meine Sprechstunden ein. Die Titulierung »Mörder« wurde mein täglicher Begleiter, und die »Krise der Psychiatrie« bekam in den Zeitungen immer größere Schriftgrade.
Zu meiner Vernehmung als sachverständiger Zeuge vor Gericht stauten sich die Menschen bis auf die Straße. Im Gerichtssaal mußten drakonische Maßnahmen gegen Ruhestörungen angedroht werden. All das war damals noch höchst ungewöhnlich. Und aus dieser Vernehmung möchte ich nun einige Einzelheiten schildern. Sie sind meines Erachtens wichtig und interessant. Probleme der psychiatrischen Diagnostik sowie des psychiatrisch klinischen Betriebes überhaupt wurden aus der Sicht eines Verdachtes durchleuchtet, der gewiß viel Exemplarisches enthielt. Fragen, wie sie hier aufgeworfen wurden, mag mancher für sich selbst auch schon gestellt haben.
Ein erster wichtiger Punkt, den Richter und Staatsanwalt ansteuerten, hieß natürlich: Wie war unsere Diagnose bei Frau P. überhaupt zustande gekommen? Die Frage traf ja sofort etwas Entscheidendes und Grundsätzliches. Ob also durch falsche Aussagen Zweiter oder Dritter irgend jemand zu Unrecht in eine Klinik hineingeschleust und dort festgehalten werden kann? Wir setzen einmal den Fall: Mißgünstige Angehörige könnten den Plan fassen, falsche Schilderungen über das Verhalten eines unbequem gewordenen Familienmitgliedes zu geben, in der Absicht, die Ärzte zu einer Fehldiagnose zu verleiten und das Opfer hinter die Mauern einer Klinik zu befördern. Man möchte jemanden loswerden.

Frage des Vorsitzenden: »Liegt nicht eine ungeheuere Gefahr darin, daß man als Arzt falsch unterrichtet wird?«

Meine Antwort begann mit der Feststellung: »Durchaus.«

Nehmen wir ein Beispiel. Da ist ein sehr antriebsreicher, fröhlicher Mensch, in seinem Wesen ganz nach außen hin gewandt. Und selbstverständlich gibt es Menschen, die immer so sind, bei voller Gesundheit.

Doch nun: Erführe man, der Betreffende sei bis vor einiger Zeit ganz anders gewesen, nämlich ernst, still, in sich gekehrt, dann allerdings hätte der jetzige Antriebsreichtum verdachtsweise als Symptom einer Krankheit zu gelten, und zwar zum Beispiel im Sinne einer hypomanischen Phase. Und daß es sich um eine Veränderung handelte, daß er nicht immer so, sondern früher vollkommen anders war – das erfährt man unter Umständen nicht von dem Betreffenden selbst, sondern von denen, die bisher mit ihm umgingen. Wäre ein solcher Auskunftgeber noch dazu selbst Nervenarzt, bestände sogar die Möglichkeit einer »fachkundig formulierten Fehlinformation«.

Ich sagte dem Gericht, mir sei allerdings nicht bekannt, daß eine solche oder ähnliche Täuschung je versucht worden sei. Und man hätte hinzufügen können, daß diese Feststellung schwerer wog, als sie sich vielleicht anhörte. Pure Erfindungen sind immer riskant, und besonders das eben geschilderte Beispiel besäße kaum Chancen, auf die Dauer unentdeckt zu bleiben. Dann aber wäre ein solcher Fall zumindest unter uns Ärzten mit Sicherheit bekannt geworden.

Um das Beispiel zu Ende zu führen: Auf eine hypomanische Phase, auf einen solchen krankhaften Antriebsreichtum folgt nach einiger Zeit unter Umständen wieder eine Veränderung, die bis ins Gegenteil hin, in tiefe Depressionen führen kann. Ein Gesunder, in einer Anstalt festgehalten, würde sich zwar unter so groteskem Schicksal vermutlich auch verändern, doch sähe das freilich recht anders aus, und man vermag sich wirklich kaum vorzustellen, daß diese Unterschiede unbemerkt blieben. Je plastischer man sich einen solchen Fall vor Augen führt, um so unwahrscheinlichere Formen nimmt er an.

Aber nehmen wir an, verbrecherische Absichten bedienten sich subtilerer Mittel. Statt purer Erfindung die geschickte Übertreibung. Und ganz präzise stellte der Vorsitzende die Frage, was denn geschähe, falls solche Übertreibungen in die Anamnese, die Vorgeschichte des Kranken, mit einfließen?

Dazu war zu sagen, daß auch die Wirksamkeit von Übertreibungen in Richtung auf eine Fehldiagnose hin keineswegs wie automatisch gegeben ist. Ob nämlich zum Beispiel jemand wahrheitsgemäß berichtet, seine Frau habe in ihren Aufgaben, in ihrer Lebensbewältigung seit einiger Zeit oft versagt, oder ob er übertreibt und behauptet, sie täte überhaupt nichts mehr, versage also vollkommen – spielt symptomatologisch bei der Frage nach einem Aktivitätsabbau keine wesentliche Rolle.

Schlaflosigkeit ist ein häufiges Symptom. Ob aber jemand keine Nacht mehr schläft, angeblich, während er in Wirklichkeit doch noch drei Stunden schläft, macht keinen wesentlichen Unterschied aus. Denn ob Aktivitätsverlust, Schlaflosigkeit oder was immer – für die Diagnose von Bedeutung ist, ob das, was ich aus einer Vorgeschichte erfahre, sich auf Grundlinien abstimmen läßt, die ich beim Kranken selber ersehe.

So wenig wahrscheinlich der Erfolg eines Täuschungsmanövers ist, so töricht wäre es, Eventualitäten dieser Art einfach für unmöglich zu erklären. Auch liegt das Problem sicher nicht so simpel, als könne es sich immer nur darum handeln, einen Kerngesunden zum Opfer einer Fehldiagnose zu machen. Jeder weiß, daß es eine ganze Reihe von Menschen gibt, die sich nahe der Grenze bewegen, noch nicht krank, aber keineswegs mehr gesund. Es gibt da sehr viele und fließende Zwischenformen. Hier wäre an die Gefahr, von der wir sprechen, viel eher zu denken. Auch muß es sich ja beileibe nicht gleich um ein Verbrechen handeln. Wir erleben es tatsächlich, daß Angehörige, ohne sich dessen im mindesten bewußt zu sein, »gefärbte« Berichte vom Verhalten eines Familienmitgliedes geben, weil eben die Tante, die man zu versorgen hat, in der Tat sehr unverträglich oder auf sonst eine Art schwer zu ertragen ist und man froh wäre, wenigstens auf eine Atempause ihrer ledig zu sein. Und letzten Endes gilt es in Grenzfällen durchaus zu überlegen, ob es nicht besser ist, einen Menschen für einige Zeit in eine Klinik aufzunehmen, sofern es nicht gegen seinen erklärten Willen geschieht, auch wenn eine hundertprozentige Anstaltsbedürftigkeit nicht vorliegt. Ein solcher Fall wird immer dann zur Entscheidung anstehen, wenn eben die häuslichen Verhältnisse sehr belastend sind; und das sind sie heute ja nun leider nicht allzu selten.

Immer aber, das versteht sich von selbst, muß sich der Arzt nach Menschenmöglichkeit Klarheit verschaffen. Auch bei Grenzfällen. Er darf sich nicht »ein bißchen« irren, nur weil die Angehörigen oder wer immer sich das unbewußt so wünschen. Und diese Problematik ist dem Arzt natürlich längstens bekannt, weil sie weit

mehr auf Realsituationen zutrifft als das, was man im Falle der Frau P. argwöhnte.
Die Dinge sind uns also nicht ganz fremd. Wie ja überhaupt eben das Problem der Verbalisation, die sprachliche Beschreibung menschlicher Verhaltensweisen und psychischer Vorgänge, nirgends so sehr als Problem ansteht wie in der Psychiatrie. Das erwähnte ich schon mehrmals. Und natürlich hat man für die psychiatrische Diagnostik daraus die Folgerungen längst gezogen. Sie waren auch für den »Fall der Frau P.« von hoher Wichtigkeit, und ich trug sie dem Gericht vor. Nämlich: Endgültige Diagnosen basieren bei uns ausschließlich darauf, was unsere eigenen Untersuchungen und Beobachtungen am Patienten ergeben haben. Die endgültige Diagnose entsteht unter grundsätzlichem und dezidiertem Ausschluß aller Fremdbeobachtungen. Weshalb sie auch weder von einem einzigen Arzt noch an einem einzigen Tage, sondern nach der jeweils erforderlichen Beobachtungszeit und nach gründlicher Diskussion gestellt wird.
Daraufhin fragte der Vorsitzende, ob ich es auf meinen Eid nehmen könne, daß mein Urteil über Frau P. genauso ausgefallen wäre, wenn ich die Mitteilungen des Dr. P. über seine Frau überhaupt nicht gekannt hätte.
Ich bejahte.
Damit endete das Vorspiel. Alles Bisherige konnte man mir nun glauben oder nicht, Beweiskraft besaßen die meisten Ausführungen kaum. Und dies schon gar nicht, falls – wie es so heißt – wir Ärzte alle unter einer Decke steckten. Falls wir also die angeblich dunklen Absichten des Dr. P. begünstigt hatten.
Der Hauptteil der Verhandlung spitzte sich deshalb sodann ganz auf die Frage nach der Richtigkeit unserer Diagnose zu. Ich hatte die Krankheitssymptome zu schildern, auf die sich diese Diagnose stützte. Die Anklage hingegen besaß, wie man sehen wird, einige zunächst sehr überraschend wirkende Gegenargumente.
Diese Diagnose bei Frau P. hatte wie erwähnt gelautet: eine schleichend verlaufende schizophrene Psychose. Schizophrenie ist eine außerordentlich schwierig diagnostizierbare Krankheit. In Heidelberg, der »klassischen Schizophrenie-Klinik«, wurde die Diagnose relativ häufig gestellt. Bei uns hingegen geschieht das recht selten, da ich der Meinung bin, daß man nur selten mit der notwendigen Sicherheit von Schizophrenie sprechen kann.
Eines der bezeichnenden Symptome ist der Kontaktabbau des Kranken. Und wie zu erwarten, kam es über diesen Begriff sogleich zur Kontroverse.

Jeder weiß, daß es kerngesunde Menschen gibt, die von ihrer Anlage her kontaktarm sind. Der Unterschied zur krankhaften Kontaktarmut kann ebenso fein sein, wie er auf jeden Fall tief ist. Ihn zu erkennen, bedarf eines jahrelangen klinischen Anschauungsunterrichts.

Im Grundsätzlichen ist es so, daß man zum gesunden kontaktarmen Menschen zwar selten Zugang findet. Aber man vermag festzustellen, daß ein solcher Zugang, irgendwo und wie schmal auch immer, doch noch existiert. Beim Kranken dagegen existiert prinzipiell ein Zugang definitiv nicht mehr.

An dieser Stelle meiner Aussage sprang das Gericht zum erstenmal mit einer – aus seiner Sicht völlig gerechtfertigten – »Überraschung« ein.

Der Vorsitzende verlas einen Brief, den Frau P. aus der Klinik geschrieben hatte. Und dieser Brief klang in der Tat sehr kontaktfreudig. Das verfehlte auch sichtlich nicht seinen Eindruck auf die Zuhörer. Man staunte. Keine Zeile schien den geringsten Anhalt dafür zu bieten, daß dies alles von einem psychisch kranken Menschen geschrieben sein sollte.

Ich antwortete damals: »Der Brief selbst bietet keine Eigentümlichkeit. Der Begriff der Schizophrenie ist von Eugen Bleuler eingeführt worden und bezeichnet das Spaltungsirresein. Das heißt, das völlig unveränderliche Nebeneinanderbestehen von Persönlichkeitsreihen. Die Einheit und Geschlossenheit der Persönlichkeitsfigur eines Menschen fällt gewissermaßen in Einzelteile auseinander, die unmittelbar nebeneinander stehen und nichts mehr miteinander zu tun haben. So daß es also auf der einen Seite bei einer Schizophrenie möglich ist, daß der Kranke sich über seine eigenen wahnhaften Inhalte amüsiert, um auf der anderen Seite für diese Überzeugung die Welt in Bewegung zu setzen; beides unmittelbar nebeneinander.«

Weiter führte ich aus, daß genauso wie der Schizophrene einem völligen Kontaktabbau unterliegt, vor allen Dingen in sozialpsychischem Sinne, er in einer gegebenen Situation wiederum Gefühlsmöglichkeiten aktualisieren kann, die demnach anscheinend alle noch da sind. Nur macht er einige Minuten oder Stunden später keinerlei Gebrauch mehr davon.

Beim Schizophrenen wird also das einzelne Symptom zusätzlich kompliziert durch die psychische Mehrgleisigkeit, die strukturell das eigentliche Wesen dieser Krankheit ausmacht. Die Kontaktarmut kann demnach einem sprunghaften Wechsel unterliegen. Zum Beispiel vermag beim Besuch von Angehörigen ein Kontakt plötz-

lich da zu sein. Schon wenig später, dann aber möglicherweise auf Wochen oder Monate, kann wieder der Zustand eintreten, daß in der Gedanken- und Empfindungswelt der Kranken ihre Familie nicht die geringste Rolle mehr spielt.
Darauf fragte der Staatsanwalt durchaus geschickt: »Wenn die Angehörigen aber nicht wieder weggehen, sondern monatelang mit der Betreffenden zusammen sind?«
Ich mußte entgegnen, daß auch damit in bezug auf die Krankheit nicht das geringste gesagt wäre. Und ich erinnere mich, wie jetzt hinter mir im gedrängt vollen Gerichtssaal erhebliche Unruhe entstand.
Ich fuhr fort, es lebten mit Sicherheit Tausende von Schizophrenen wohlgelitten und als Kranke unbemerkt im Kreis ihrer Familie. Daß sie krank sind, kommt mitunter leider erst durch ein Unglück an den Tag. In unserer Klinik befand sich zum Beispiel ein zweiundvierzigjähriger Mann, der zu Hause völlig unvermittelt zum Hammer gegriffen und seine Großmutter erschlagen hatte. Vieles sprach dafür, daß dieser Mann schon seit seiner Pubertät ein Kranker war.
Überzeugen solche Beispiele? Schwerlich. Und in der Gerichtsverhandlung damals tauchte sodann ein Zweifel auf, wie ihn wohl ähnlich in Gedanken schon jeder einmal durchgespielt hat. Er geht aus von der Frage und der alptraumhaften Vorstellung: Wie eigentlich sollte ich mich verhalten, falls ich wirklich einmal fälschlicherweise in eine »Irrenanstalt« gesteckt werde?

Frau P. hatte als Arztgattin vor Jahren eine Dienstwohnung bewohnt, die sich auf der geschlossenen Station einer psychiatrischen Anstalt befand. Und damals hatte sie die Beobachtung gemacht – so sagte sie jedenfalls aus –, daß es außerordentlich schwierig sei, sich in einer Anstalt richtig zu verhalten.
Der Vorsitzende: »Frau P. meint, schlage ich mit der Faust auf den Tisch, dann bin ich manisch. Verhalte ich mich apathisch und sage gar nichts, dann bin ich depressiv. Und aus diesem Grunde, sagte Frau P., habe sie sich nun, als sie selbst Patientin war, sehr zurückgehalten, weil sie nämlich Angst hatte, daß man aus einem anderen Verhalten verkehrte Schlüsse ziehen könne. Wie können Sie sich hierzu äußern?«
Konnte also ihre absichtliche Zurückhaltung zu unserer »Fehldiagnose« geführt haben? Indem wir diese Zurückhaltung als krankhafte Kontaktarmut mißverstanden?
Ich antwortete: »Es gibt neben dem diagnostischen Problem noch

ein anderes, das seit Jahrzehnten eine große Rolle spielt: nämlich die Art, wie ein Patient sich mit seiner vergangenen Krankheit auseinandersetzt. Der einfachste Modus, das zu tun, besteht darin, was wir die Durchrationalisierung nennen. Das heißt: Ein Mensch weiß immer – nachträglich! – einen Grund dafür, warum er sich so oder anders verhielt. Alle diese Mechanismen sind sekundäre und schließen sich erst an die Krankheit an. Ein ehemals Depressiver weiß hinterher sehr genau, warum er depressiv war, und führt eine Anzahl anscheinend zureichender Gründe dafür an. Das erleben wir fast jeden Tag. In Wirklichkeit gibt es für krankhafte Depressionen keinen äußeren Anlaß, und zwar zumeist so wenig, daß wir von einer biologischen Uhr sprechen, nach der diese Krankheit beginnt und endet. Auch während der Krankheit äußern Patienten solche Begründungen.«

Der Vorsitzende: »Aber das ist letzten Endes, wenn ich Sie recht verstehe, doch nur eine Vermutung. Wenn Frau P. als Grund für ihre Verschlossenheit bei ihren Krankenhausaufenthalten ihre eigenen Erfahrungen auf einer geschlossenen Station anführt, dann – verstehe ich Sie recht? – meinen Sie, das sei nur ein vorgeschobener Grund?«

Antwort: »Sicher. Ganz sicher ist es so.«

Der Vorsitzende: »Warum ist es so sicher, warum kann es nicht auch anders sein?«

Antwort: »Ganz sicher ist es so, weil die Verhaltensweisen, die ein Schizophrener bietet – das, was wir Kontaktarmut nennen –, etwas völlig anderes sind, als was der Laie darunter versteht. Es ist ein großer Unterschied, ob ein Mensch in seinem Kontakt erfriert, oder ob er von vornherein ein Mensch ist, der wenig Menschen braucht. Dazwischen liegt ein Abgrund.«

Der Vorsitzende: »Ist es möglich, uns irgendwie klarzumachen, worin der Unterschied besteht?«

Ich glaube, man ahnt hier schon, wie mühsam die Sache nun wurde. Aber ich brauche mich nicht zu wiederholen. Nach einer möglichst genauen Schilderung der »schizophrenen Kühle« und Undurchbrechbarkeit schloß ich: »Das vermag man noch nicht einmal zu spielen, geschweige denn, daß eine einfache Frau ein solches Verhalten aktiv-willentlich einnähme.«

Der Vorsitzende: »Sie wollen damit sagen, Sie halten es für vollkommen ausgeschlossen, daß etwa Frau P. ein derartiges Verhalten an den Tag gelegt hätte nur gegenüber dem Psychiater, den sie als Feind angesehen hätte?«

Antwort: »Das ist ganz unmöglich.«

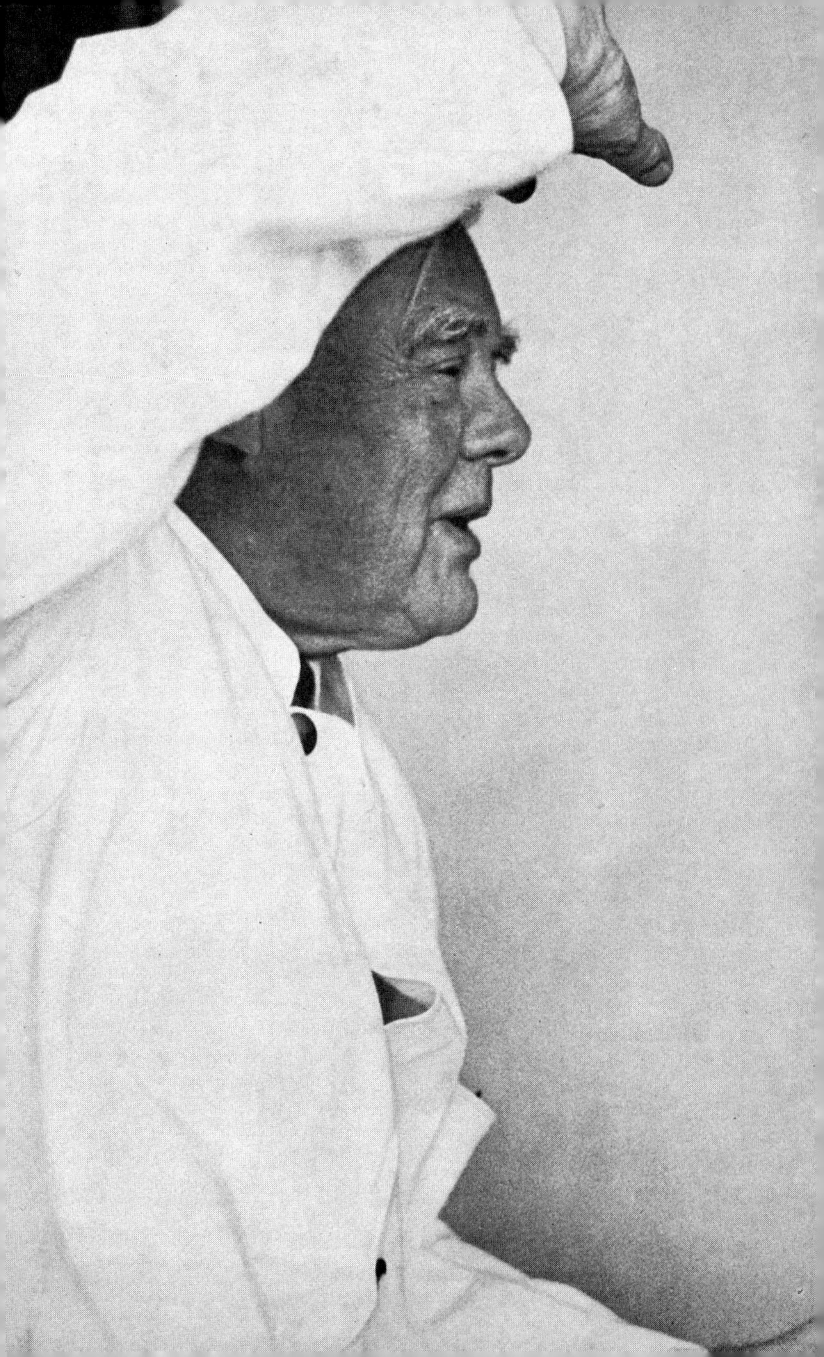

»Psychiater pflegen zu sagen, daß sie sich mit ihrer Wissenschaft auf der Kehrseite des Daseins bewegen.« (Vorderseite)

▶

Prof. Dr. Dr. Hans Giese, der das einzige deutsche Institut für Sexualwissenschaft aufbaute, verunglückte tödlich im Juli 1970 in Südfrankreich: Analogien zum Tode Gustaf Gründgens' sind evident.

Die tägliche Ärztekonferenz in der neuen Hamburger Universitätsklinik: alles durchsprechen, was an Problemen vorliegt. (Von links: Doz. Dr. J. Hanser, Dr. Dr. K. Dörner, Dipl.-Psych. Holzapfel, Dr. Rössler – Sozialtherapeutische Anstalt Bergedorf.)

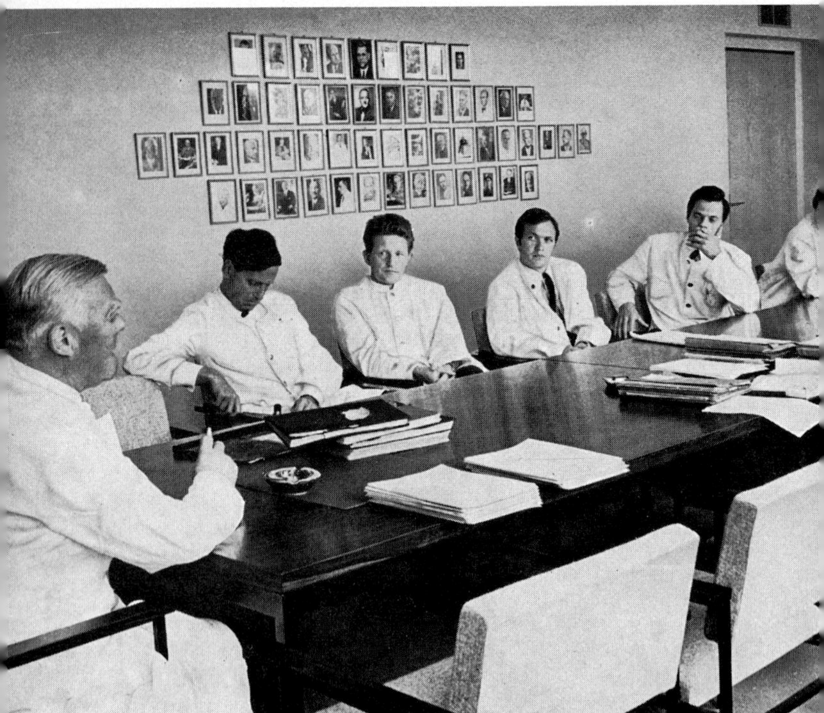

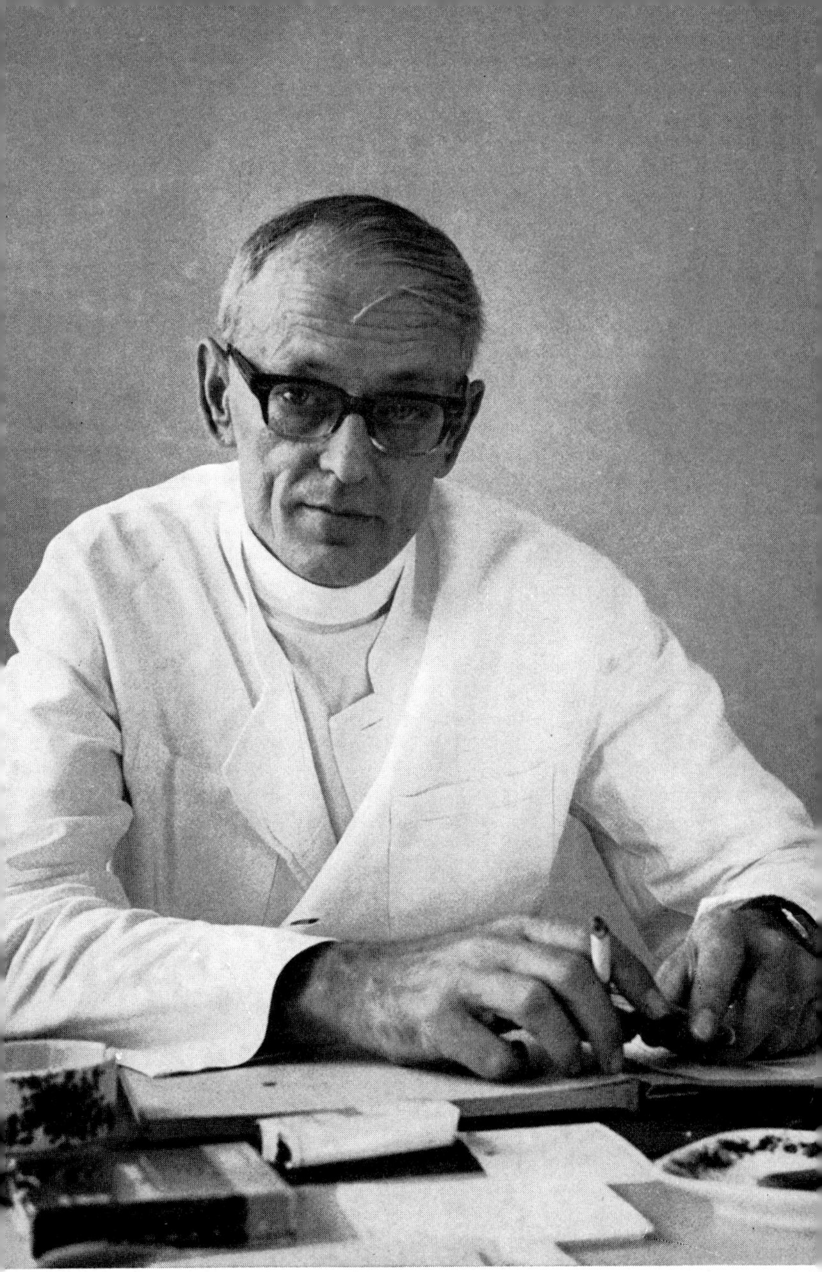

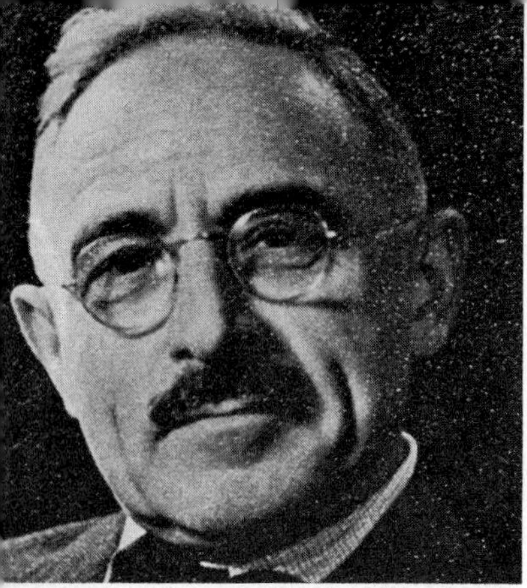

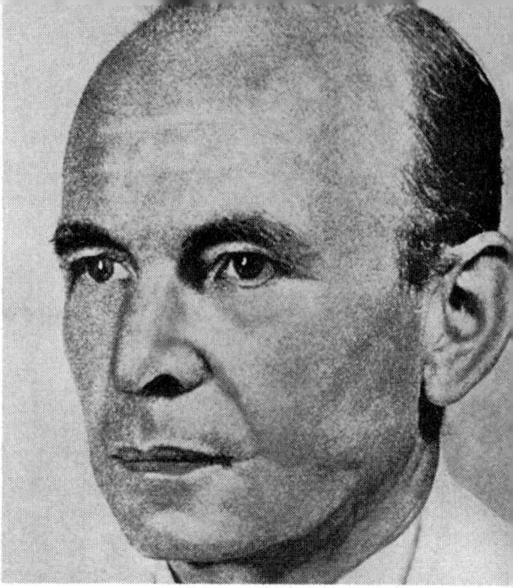

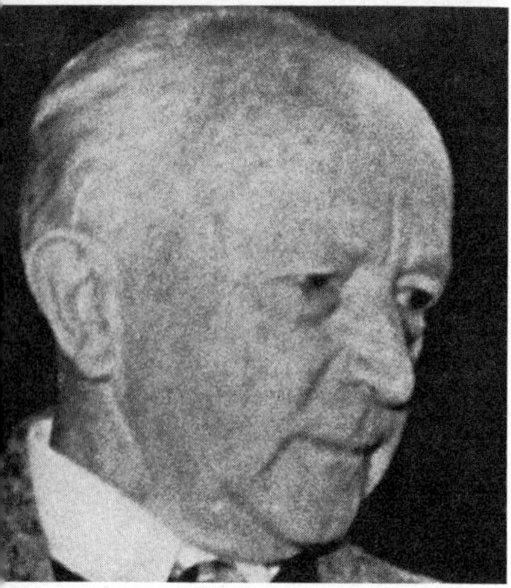

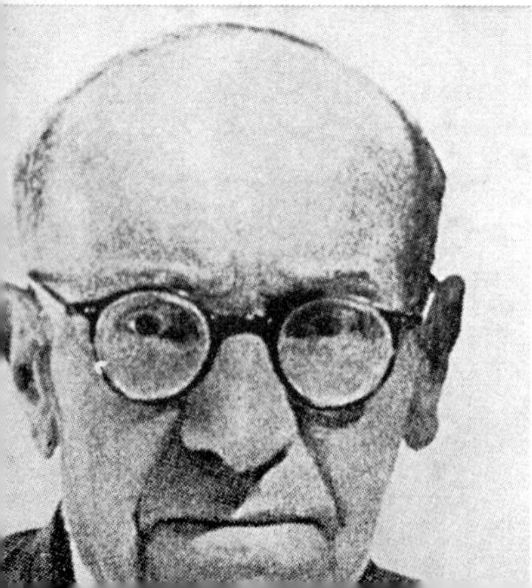

Prof. Dr. Beringer (oben), Initiator der vieldiskutierten Meskalin-Selbstversuche von dreißig Ärzten: krankheitstypische Erlebnisformen an sich selbst erzeugen – mit Hilfe von Gift.

Prof. Dr. Meyer-Groß (links oben), wie Beringer und Gruhle einer der »Heidelberger Weisen«, emigrierte später nach England: »Na, nun fangen Sie das Ganze noch mal von vorne an!«

Prof. Dr. H. W. Gruhle (links Mitte) unterzog die Graphologie einer ersten Testreihe auf ihre Brauchbarkeit für die psychiatrische Diagnostik: Hat ein Patient so zu sein, wie der große Klages es befahl?

Prof. Dr. Aschaffenburg (links unten) ging neue Wege in der forensischen Psychiatrie: der menschliche Charakter als Wechselspiel zwischen Mensch und Gesellschaft.

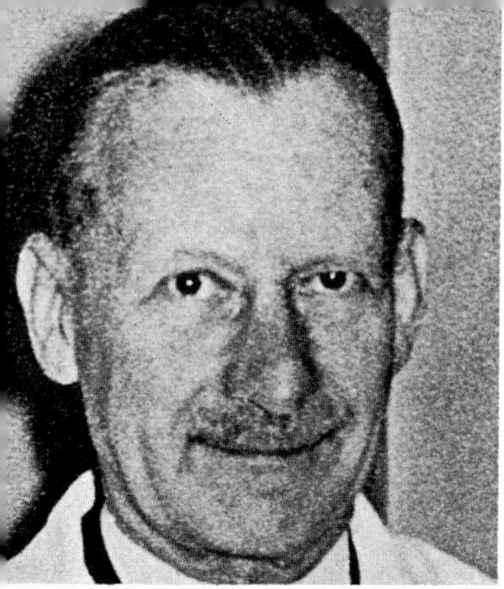

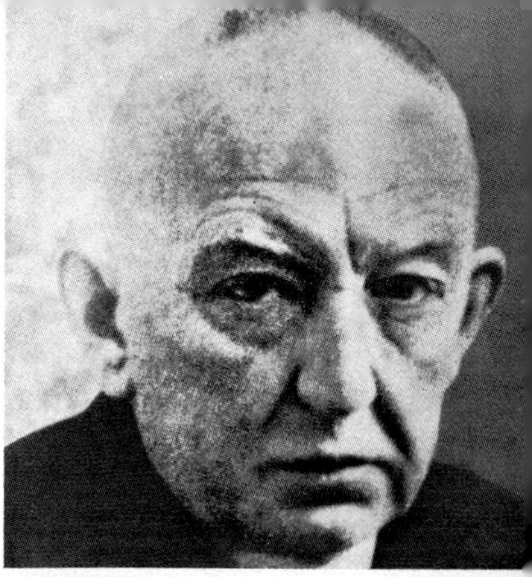

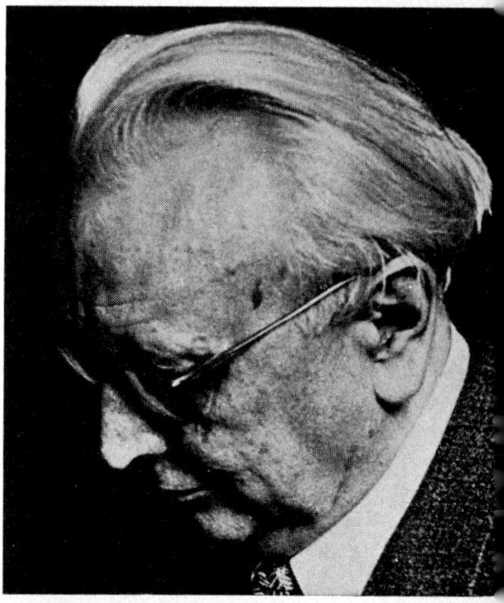

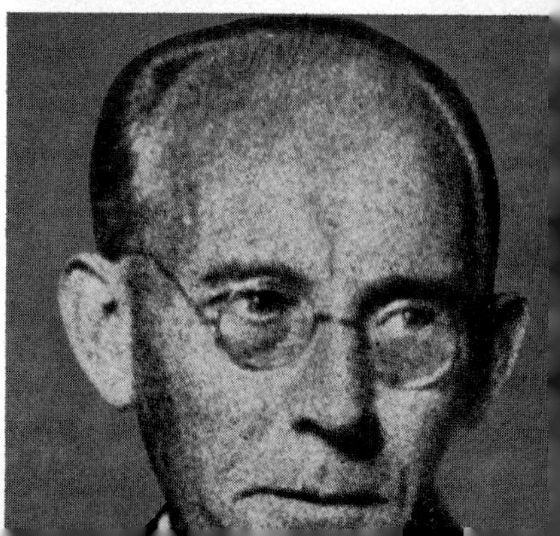

Prof. Dr. Dr. Kurt Schneider (oben) war der einzige Psychiater, der je mit Adolf Hitler unter vier Augen sprach: »... als fiele der Kalk von den Wänden.«

Prof. Dr. Paul Schröder (rechts oben), Berliner und einer der erfahrensten und besten Kliniker seiner Zeit: »Det is 'ne Manie und wird jesund!«

Prof. Dr. Karl Jaspers (rechts Mitte) promovierte als Psychiater in Philosophie mit einer Psychopathologie nach verstehender Methode: Eine verführerische Art zu denken ...

Prof. Dr. Carlos Wilmanns (rechts unten) leitete die weltberühmte Heidelberger Klinik im Stil eines modernen Unternehmers: strenge Distanz zu Mitarbeitern und dennoch beliebt.

Ärzte, Architekten und die Presse interessieren sich für den Neubau in Hamburg-Eppendorf, der modernsten psychiatrischen Klinik Deutschlands. Hier mit dem Journalisten Pál von Jankó (rechte Seite).

Vorlesung im Hörsaal der neuen Klinik: Was kann man bei jungen Menschen voraussetzen? (nächste Seite).

Bei der morgendlichen Visite mit Prof. Dr. Hans Burchardt: Wissen, daß alles immer noch ganz anders sein kann . . .

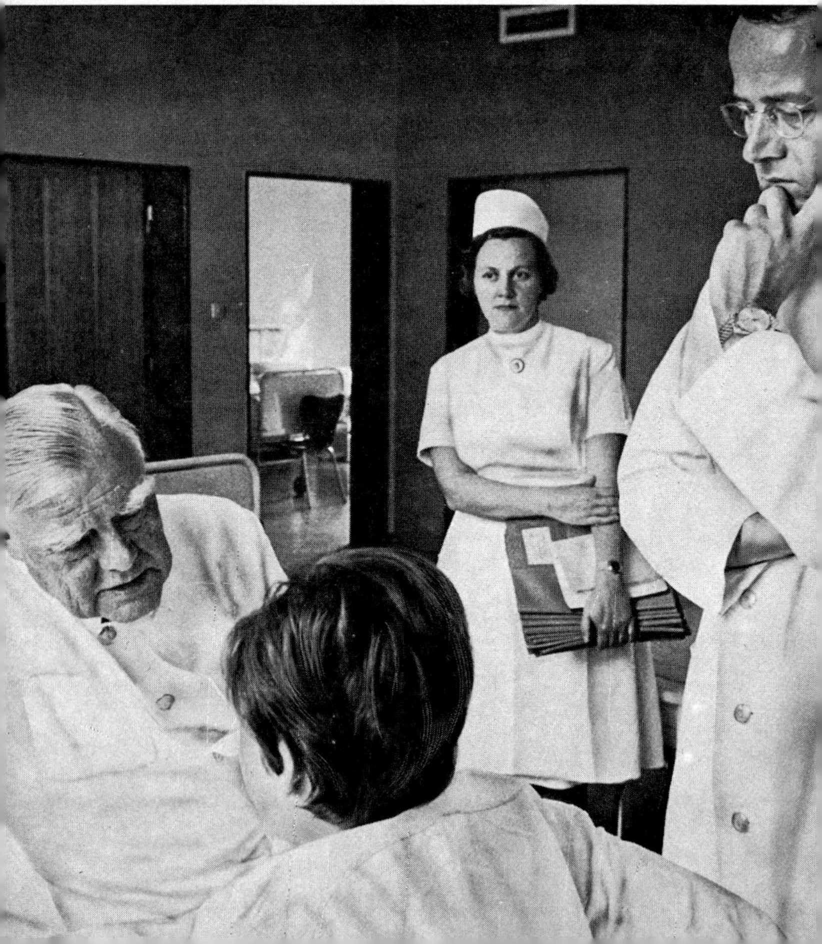

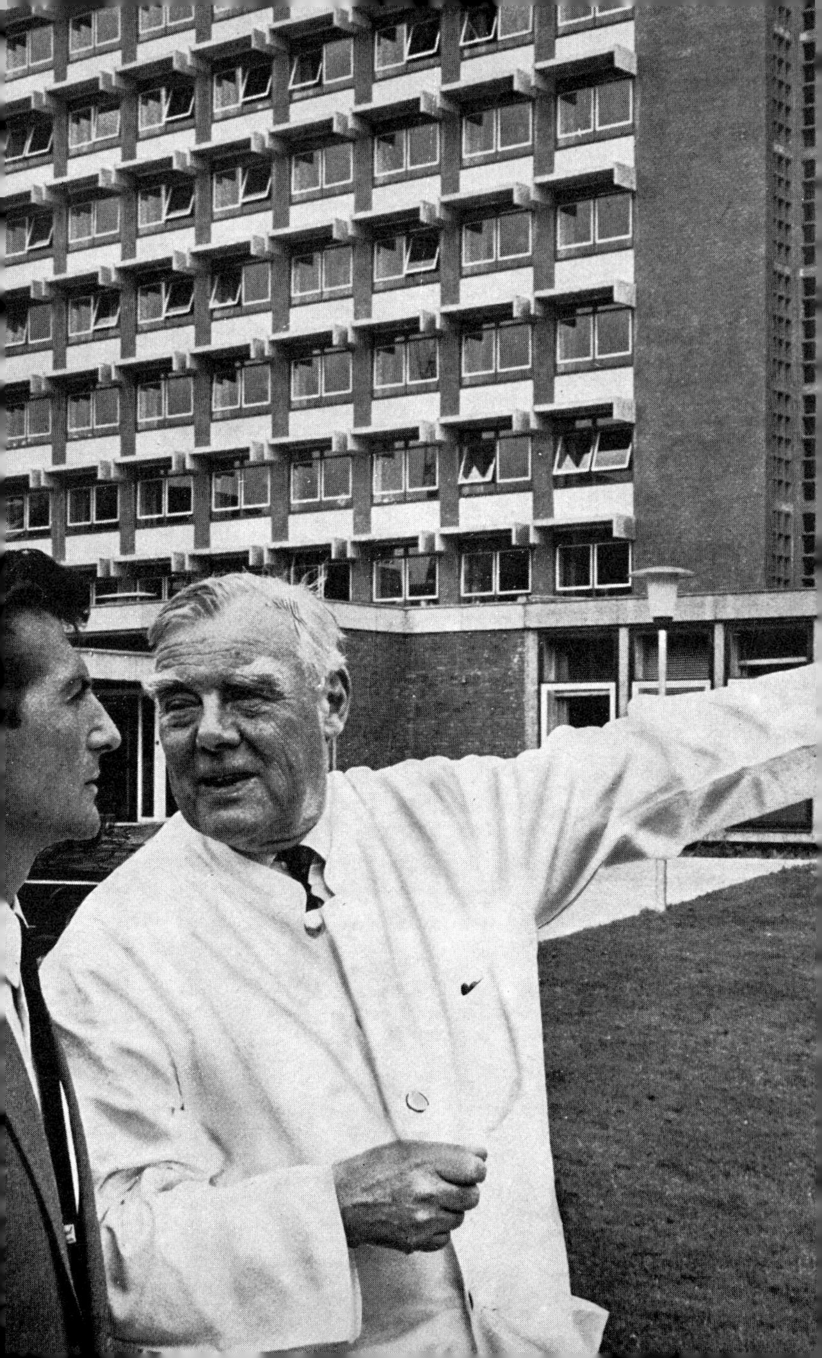

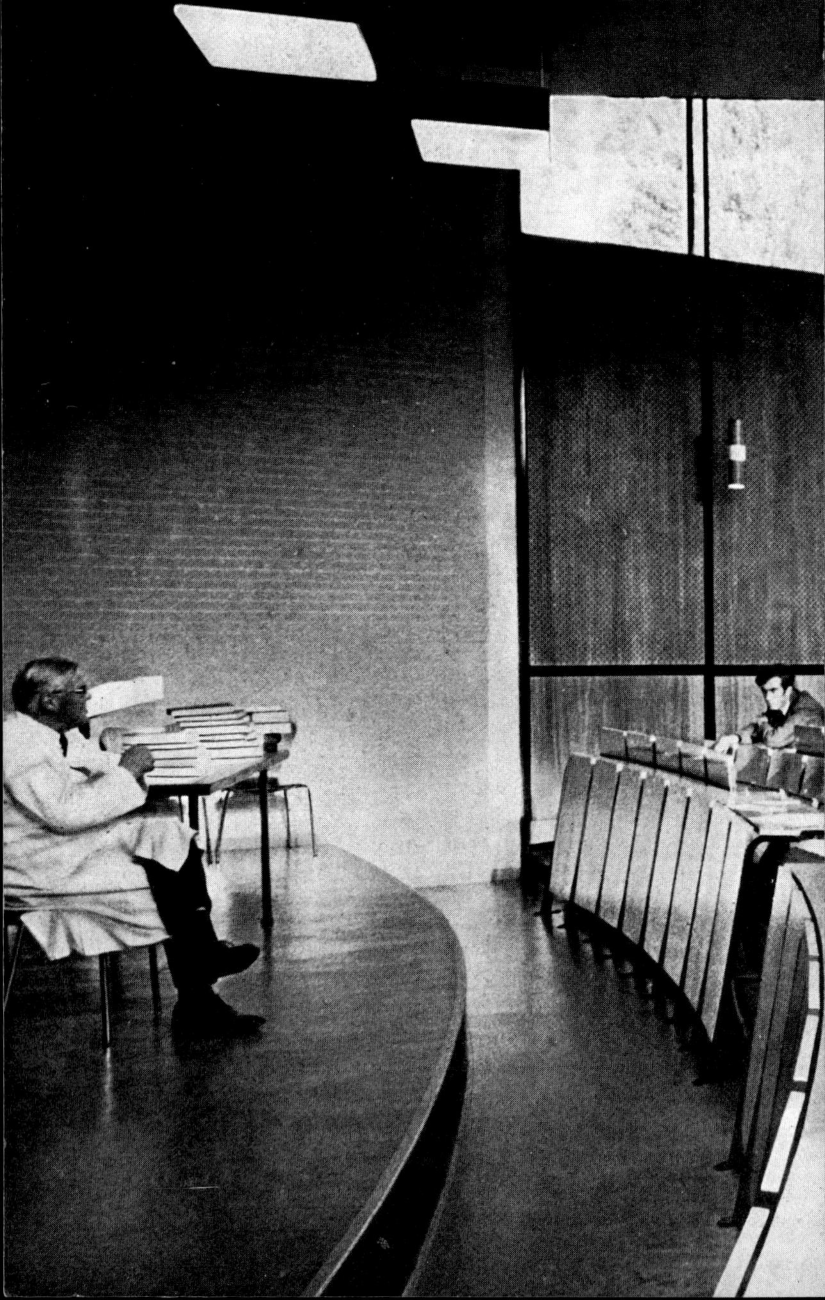

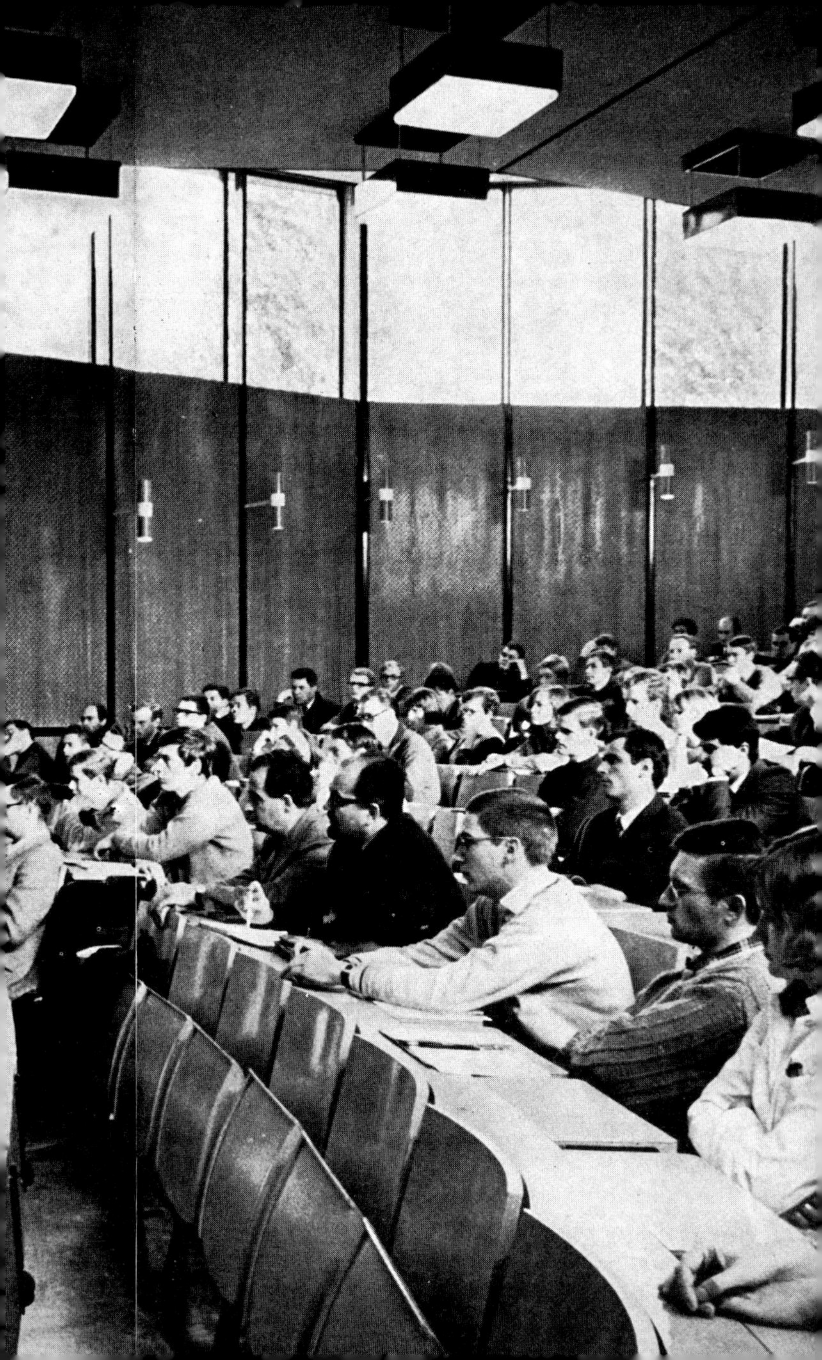

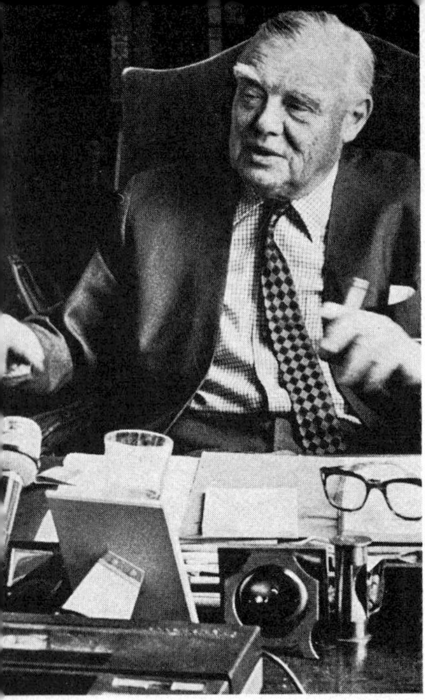
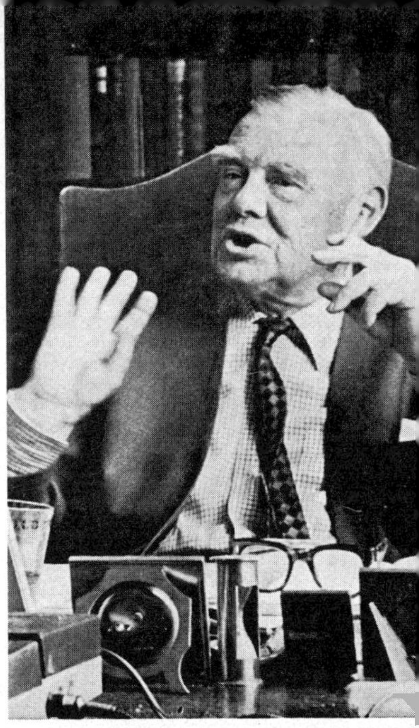
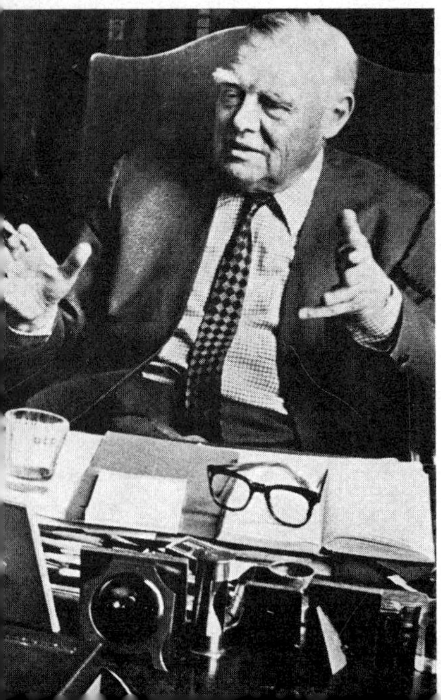
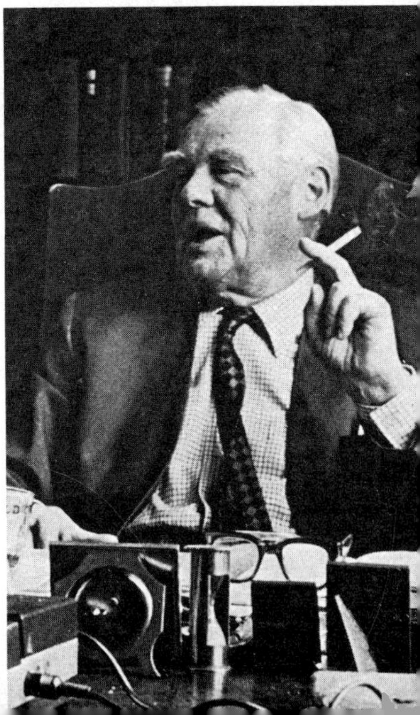

Diskussionen über das schwer Eingängige psychiatrischer Probleme: in Minuten oder Stunden Zusammenhänge erklären, die zu verstehen der Arzt selbst Jahre benötigte.

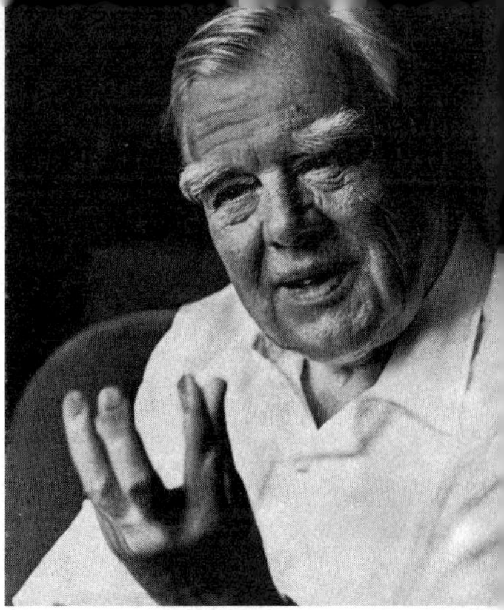

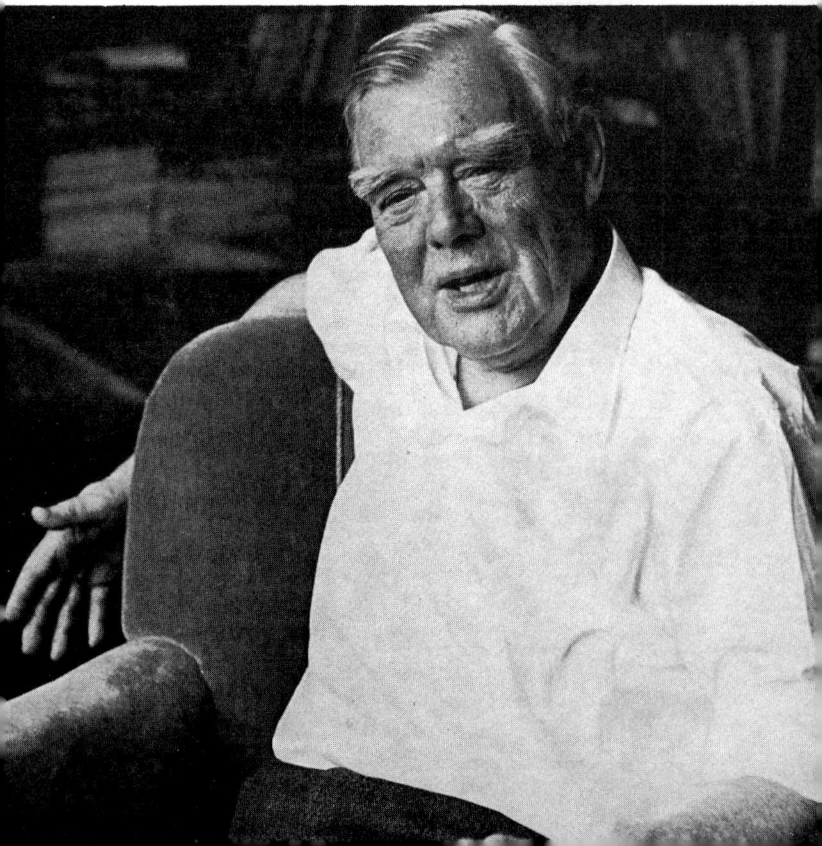

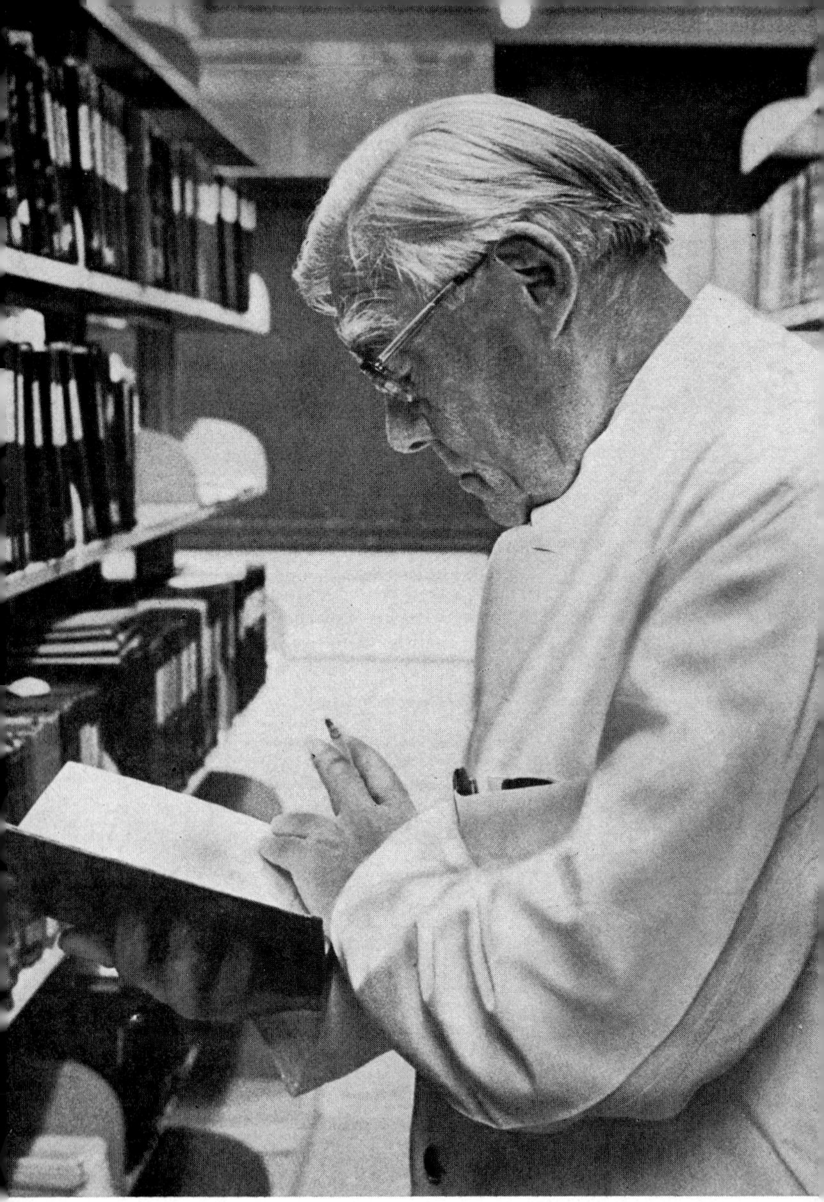

Hans Bürger-Prinz: Forscher, Lehrer, Arzt und Mensch.

Hier wird wohl überdeutlich, wie verzweiflungsvoll rasch man bei solchen Versuchen der Verständigung an jenem Punkt anlangt, wo das rein verbale Argument bei jedem, dem die persönliche Anschauung zu diesen Dingen fehlt, so leicht den fatalen Eindruck erweckt, als sei die gesamte Psychiatrie im Grunde nur ein perfektes System von Ausreden. Denn offenbar gibt es hier ja auf alles eine Antwort.

Eine weitere Verschärfung erhielt das Prozeßgeschehen in dem Augenblick, als die Meinungen anderer Ärzte zu dem Fall gehört oder zitiert wurden. Damit entstanden Situationen, wie man sie gemeinhin mit der Überschrift »Ärzte gegen Ärzte« versieht.

Erstmals kam es dazu, als bei meiner Vernehmung die Frage verhandelt wurde: ob es wirklich notwendig gewesen sei, daß ich die Patientin P. von der offenen Abteilung später auf die geschlossene Abteilung hatte verlegen lassen. Denn erst mit dieser Verlegung »fiel hinter ihr das Tor der Freiheit zu«, wie Prozeßberichte dies kommentierten.

War es also notwendig gewesen?

Der Staatsanwalt hatte seine Zweifel. Und zwar – nach dem ihm vorliegenden Material – völlig zu Recht. Denn folgendes hatte sich abgespielt:

Auf der geschlossenen Abteilung erkrankte Frau P. zusätzlich an Diphtherie. Für drei Wochen kam sie auf eine Infektionsabteilung des Klinikums.

Die dortigen Ärzte und Schwestern, die Frau P. behandelten und betreuten, gewannen erstaunt den Eindruck, der psychische Zustand der Patientin sei keineswegs so schlecht, wie wir, die Psychiater, ihn bewerteten.

So daß jetzt die Frage des Staatsanwaltes lautete: »Wie war es möglich, daß Ärzte und Schwestern der Diphtheriestation spontan äußerten, sie hätten sich gewundert, daß die Patientin bei Ihnen wieder auf die geschlossene Abteilung kam?«

Ich antwortete: »Es ist eine alte Erfahrung, daß psychotisch Kranke sich während einer zusätzlichen schweren körperlichen Erkrankung anscheinend völlig normal verhalten. Es ist eine alte Erfahrung, daß zum Beispiel eine schwere schizophrene Psychose, die vollkommen unzugänglich ist, während einer Angina mit hohen Temperaturen gelockert wirkt und sich freier und lebendiger äußert. Das sind alles Dinge und Beobachtungen, die letztlich einmal auf die Schocktherapie hingeführt haben. Daß man nämlich solche Situationen künstlich herstellte.« (Das spielt auf die Fiebertherapie an, die ich noch nicht erwähnte. Wie mit Insulin

oder Strom versuchte man auch durch »künstliches Fieber« eine heilsame Schocksituation herbeizuführen.)
Freilich, mit dem Abklingen der körperlichen Erkrankung pflegt auch deren Schockwirkung wieder zu erlöschen. Der mehr beiläufige Schockeffekt einer »natürlichen« Erkrankung besitzt nicht die durchschlagende Wirkung der gezielten medizinischen Therapien, bei denen außerdem der Schockvorgang mehrmals wiederholt wird. Nachdem Frau P. von der Diphtherie genesen war, legten wir sie also selbstverständlich wieder auf die geschlossene Abteilung.
Doch im Grundsätzlichen hatten die Ärzte der Diphtheriestation völlig richtig beobachtet. Sie hatten dann lediglich, meines Erachtens, falsche Schlüsse gezogen. Was ebenfalls noch keine gravierende Angelegenheit darstellte; denn diese Ärzte besaßen keine psychiatrische Fachausbildung. Ein Irrtum lag also nicht allzu fern. Sie hätten demnach nur die eine Grundregel befolgen müssen: über das, was man nicht kompetent beurteilen kann, sich nicht »spontan zu äußern«. Und so auch sagte ich es dem Gericht.
»Aber«, so warf der Staatsanwalt ein, »einer der betreffenden Ärzte ist auch ein Dreivierteljahr bei Ihnen ausgebildet worden.« Ich antwortete: »Das dürfte kaum genügen.« Ein Prozeß-Stenogramm vermerkt an dieser Stelle: »Unruhe und Gelächter im Saal.« Das Lachen wäre wohl kaum entstanden, hätte man gewußt: In England und in den USA, die beide heute führend sind in der Psychiatrie, beträgt das psychiatrische Pensum im allgemeinen Medizinstudium mehr als das Dreifache, beziehungsweise das Sechsfache gegenüber unserer Ausbildung. Für das Geburtsland der Psychiatrie keine brillante Bilanz.

Daß wir Frau P. nach der geschlossenen Abteilung verlegt hatten, war ein entscheidender Punkt, der immer wieder zur Sprache kam. Immer wieder – verständlicherweise – fragte man nach Symptomen, nach »einleuchtenden« Symptomen, also nach Anzeichen, die in etwa dem entsprechen sollten, was man sich landläufig unter dem Verhalten eines psychisch Kranken vorstellt. Das heißt, man suchte nach populären Beispielen von »Verrücktheit«.
So führte ich aus, daß wir Frau P. immer wieder mit demselben Buch im Bett angetroffen hatten, daß sie dieses Buch aber offensichtlich gar nicht las. Mehrmals auch wurde beobachtet, daß sie mit diesem Buch unter der Bettdecke verkrochen lag. Sodann klagte sie einige Tage über Rauschen und Pfeifen im rechten Ohr. So daß wir sie – das war noch vor ihrer Diphtherie-Erkrankung –

in die Ohrenklinik zur Untersuchung schickten. Darüber sagte ich aus:
»Aber sie weigerte sich, sich dort weiter untersuchen zu lassen, weil der Arzt dort angeblich so merkwürdige Dinge gemacht habe. Wenn ich mich recht erinnere, drehte es sich darum, daß sie sagte, er habe ihr einen Schlauch ins Ohr gesteckt und das andere Ende bei sich ins Ohr gesteckt.«
Vorsitzender: »Das hat sie etwas merkwürdig gefunden?«
Antwort: »Ja, darüber hinaus war sie in einer erheblich ängstlich gespannten Erregung, so, als sei in der Ohrenklinik etwas geschehen, was geheimnisvoll und irgendwie nicht richtig war. Sie sagte, das sei wohl kein Arzt. So also, als sei dort etwas geschehen, was nicht eine übliche sachliche Untersuchungsmethode war, sondern es sei dort etwas Geheimnisvolles, Gefährliches mit ihr geschehen.«
Vorsitzender: »Das wurde Ihnen berichtet?«
Antwort: »Ich habe Frau P. in solcher ängstlichen Spannung mehrfach gesehen. Jedenfalls war in den Tagen vor der Verlegung nach der geschlossenen Abteilung unter uns Ärzten immer wieder die Rede davon, daß Frau P. in ihrem Gesamtverhalten so undurchsichtig sei, daß wir das Risiko, sie auf einer offenen Abteilung zu halten, nicht mehr glaubten tragen zu können. Wir rechneten damit, daß nach der einen oder anderen Seite hin etwas geschehen konnte.«
Vorsitzender: »Was sollen wir uns darunter vorstellen?«
Antwort: »Zum Beispiel, daß – wie es ja bei solchen innerlich gespannten Kranken häufiger vorkommt – ein plötzlicher schwerer Ausbruch erfolgt. Also das, was die ältere Psychiatrie einen Raptus nannte.«
Vorsitzender: »Das habe ich nicht ganz verstanden. Was meinen Sie mit einem schweren Ausbruch? Wie äußert sich ein Raptus?«
Antwort: »Meistens ist es so, daß hinter all diesen Fassaden eine tiefe Angst sitzt, und niemand ist rücksichtsloser gegen sich und andere wie ein ängstlich-mißtrauischer Mensch. Er wird in der Angst entweder rücksichtslos aggressiv gegen andere oder genauso gegen sich selbst und stürzt sich aus dem Fenster oder dergleichen.«
Später kam der Beisitzer noch einmal darauf zurück: »Können Sie vielleicht sagen, woran sonst noch Sie die ängstliche Gespanntheit festgestellt haben?«
Antwort: »Im Grundsätzlichen ist es so, daß auch das Ausdrucksverhalten der Kranken genauso eine Rolle spielt wie das Aus-

drucksverhalten im Umgang mit Menschen überhaupt. Eines der schweren Probleme, die bestehen, ist dieses: die Adäquation des inneren Verhaltens mit dem äußeren herzustellen, beziehungsweise festzustellen, ob diese Adäquation überhaupt da ist. Es kann ein Mensch völlig ruhig im Bett liegen, für jeden Laien unauffällig, und es gehört einige Erfahrung dazu, zu sehen, daß dieser Mensch nur darüber nachdenkt, wie und wo finde ich eine Gelegenheit, aus dem Fenster zu springen. Um dies zu sehen, dazu genügen auch nicht Querschnitte, daß man ihn einmal sieht. Dazu kommt die ganze Aneinanderreihung der Bilder, wenn der Arzt mit dem Kranken umgeht und ihn immer wieder sieht. Genauso ist es möglich, daß der Kranke in einer Psychose sehr schwer erregt ist, und trotzdem ist die Psychose in der Erregung mit ein paar Worten durchbrechbar. Das heißt, so wie das Ausdrucksbild ist, muß der innere Affekt gar nicht sein. Es ist also nicht so, daß ein Mensch, der voller Angst sitzt, deswegen auch ängstlich aussehen müßte. Es gibt berühmte Beispiele dafür, wie weit das auseinandergehen kann. Aber ein Mensch, der vier Wochen nur ängstlich gespannt ist, ist nur aus der Tatsache, daß er ängstlich ist, meistens krank; denn vier Wochen ängstlich sein kann gar kein gesunder Mensch oder doch nur unter außergewöhnlichen Umständen.«

Beisitzer: »Könnte dieser Zustand der Gespanntheit auch auf eine natürliche Ursache zurückzuführen sein, die auch einen geistig normalen Menschen in eine Angst hineinversetzen kann?«

Antwort: »Solche Verhaltensweisen gibt es eben innerhalb des Normalen nicht.«

Beisitzer: »Frau P. hat uns gesagt, daß sie vor Ihnen einen ganz außerordentlichen Respekt gehabt hat. Kann es darauf zurückzuführen sein, daß sie annahm, daß ja letztlich von Ihnen und Ihrer Entscheidung ein Teil ihres Schicksals abhängen würde, daß sie aus diesem Grund in die Spannung hineinversetzt wurde, in der Sie sie vorgefunden haben?«

Antwort: »Ich kann nur das eine sagen: Frau P. lag schließlich lange genug auf der offenen Abteilung. Sie hätte jede Sekunde hinausgehen können.«

Vorsitzender: »Die Frage war, ob Sie es für möglich halten, daß die persönliche Einstellung von Frau P. Ihnen gegenüber ursächlich gewesen sein kann für das von Ihnen beobachtete ängstliche gespannte Verhalten, also nennen wir es ruhig Abneigung oder Angst vor Ihnen. Da fühlte sie sich also wie ein Nichts im Weltall. Die Frage ist: ist es möglich, daß ein derartiges Verhalten auf diese Reaktion zurückzuführen ist, oder würden Sie sagen, daß dieses sogenannte ängstlich-gespannte Verhalten ein typisch krankhaftes Verhalten ist, das letzten Endes gar nichts zu tun haben kann mit einer persönlichen Reaktion oder Einstellung einer Person zur andern?«

Antwort: »Wenn ich das Verhalten eines Patienten als Krankheitssymptom werte, dann ist ja damit gesagt, daß ich es nicht einbeziehe als echte einfühlbare Reaktion auf – sagen wir mal – einen bestimmten Menschen.«

Vorsitzender: »Sie wollen sagen, das ist für einen Psychiater eben ohne weiteres zu trennen und zu unterscheiden?«

Antwort: »Nicht ohne weiteres. Aber immerhin, wenn ich es so merke, und mein Oberarzt es so merkt, und der zweite Oberarzt merkt es so, und der Assistent schließlich auch, und wir merken es wochenlang, dann dürfte man wohl schon zu einiger Sicherheit kommen, ob ein affektives oder stimmungsgebundenes Verhalten eines Menschen auf eine Situation zurückgeht, auf einen bestimmten Menschen zurückgeht, oder als objektives Krankheitssymptom zu gelten hat.«

Es lief also doch immer wieder darauf hinaus, daß ich für die Richtigkeit unserer Diagnose Beweise erbringen sollte, die landläufigen Vorstellungen entsprachen. Und da es solche Beweise kaum gibt, weil diese landläufigen Vorstellungen nun einmal falsch sind, war es nicht möglich, den Verdacht auszuräumen, daß unsere Patientin gar nicht krank gewesen sei und es für ihr Verhalten eine ganz »gesunde« Erklärung gäbe. Wir Ärzte und die pflegenden Schwestern hätten also am Ende den Wald vor Bäumen nicht gesehen, absichtlich nicht oder vorgeblich.

Hat man es erst einmal mit einer Gerichtsverhandlung zu tun, ist solches Mißtrauen verständlich. Das muß man immer wieder sagen. Wie man auch andrerseits die Ungeduld verstehen wird, die mich während dieser achtstündigen Vernehmung mitunter überkam. Aus den eben zitierten Antworten ist diese Ungeduld wohl schon herauszuspüren.

Schließlich aber fiel mir dann doch noch eine Episode ein, von der sich das Gericht sehr beeindruckt zeigte.

Eines Tages nämlich hatten wir die Patientin P. nicht im, sondern unter ihrem Bett liegend vorgefunden. Sie selbst bestritt das jetzt vor Gericht. Aber mir fiel ein, daß unsere Oberschwester die Szene miterlebt hatte, und nannte sie als Zeugin. Sie sollte dann vor Gericht mehrmals genau vormachen, wie die Patientin unter dem Bett gelegen hatte.

Diese Szene erwies sich typischerweise als das weitaus überzeugendste Beispiel. Zu keiner Zeit war das Gericht so bereit zu glauben, daß an unserer Diagnose doch etwas daran sei, wie nach der Schilderung dieser Begebenheit. Die Patientin hatte unter dem Bett gelegen! Welcher »normale« Mensch tut so etwas? Aus diesem Verhalten sprach doch zweifellos etwas Krankes.

Nun, in psychiatrischer Sicht tat es das wiederum mitnichten. Jedenfalls nicht in dem Maße, wie es hier gewertet wurde, im Augenblick. Der Vorfall hatte unsererseits in der Klinik keinerlei Konsequenzen für die Patientin, und dies einfach deshalb nicht, weil psychiatrisch dazu kein Anlaß vorlag. Und eben diese Episode bietet wohl ein gutes, eingängiges Beispiel für einen typischen Punkt, in dem sich landläufige Vorstellungen und medizinische Wirklichkeit immer wieder scheiden.

Man hält das »Kuriose« schlechthin für das Krankheitsverdächtige. Wäre es wirklich so, gehörte aber die halbe Welt in eine Anstalt. Denn realiter ist gerade der gesunde Mensch der unübertroffene Produzent kurioser Verhaltensweisen. Was nicht im allergeringsten in übertragener Weise oder gar zynisch gemeint ist. Etwas allgemein gesagt ist das Gesunde das Feld der schier unbegrenzten Möglichkeiten. Krankheit dagegen ist immer ein Verlust, ein Verlust an Fähigkeiten, ein Verlust an Variabilität der Verhaltensweisen. Krankheit ist immer ein Minus, höchst selten ein Plus. Oder wie wir unter uns manchmal überspitzt zu sagen pflegen: etwas Verrückteres als den ganz gesunden Menschen – gibt es nicht.

Vor Gericht kommt es eben deshalb immer wieder dazu, daß ein Psychiater als bestellter Sachverständiger sozusagen alle Hände voll zu tun hat, um darzulegen, wie mitnichten ein Angeklagter, weil er dies und dies »Kuriose« getan hat, als unnormal und als für seine Handlungen nicht verantwortlich zu gelten habe. Dann ist es in der Regel die Verteidigung, die uns bitterböse ist. Wir können dem nichts entgegnen als: »Bitte, beobachten Sie einen x-beliebigen Menschen einen Tag lang genau, und Sie werden ihn mit Sicherheit bei absonderlichsten Dingen überraschen.« Mag sein, er vollführte einen Kopfstand auf einem umgekehrten Papierkorb.

In der Klinik aber steht ein Patient unter sehr genauer Beobachtung; das ist schließlich der Sinn – unter anderem – seines Klinikaufenthaltes. Infolgedessen erleben wir sehr vieles mit unseren Patienten. Wollten wir jedoch das Kuriose jedesmal als Krankheitssymptom werten – um des Himmels willen – es käme dann in der Tat zu seltsamsten Diagnosen.

Die Schwierigkeit, echte Krankheitssymptome plastisch zu schildern, wird freilich noch übertroffen, wenn es darum geht, die so extreme Unberechenbarkeit psychisch Kranker, die ungemein schwierig beherrschbare Selbstmordgefahr überzeugend darzulegen. Diese Gefahr ist ein entscheidender Aspekt bei der Überlegung, ob ein Patient in der offenen oder in der geschlossenen Abteilung untergebracht werden soll, beziehungsweise ob er von der einen Abteilung in die andere verlegt werden soll, weil sein Zustand sich verschlechtert hat.

Der Arzt steht hier vor einer Verantwortung, der gegenüber er wohl fast immer, im Zweifelsfall, der übertriebenen Vorsicht den Vorrang geben wird. Und natürlich betonte ich vor Gericht immer wieder, welche Rolle die Suizidgefahr bei diesen Entscheidungen spielt. Ich gewann allerdings nicht den Eindruck, daß damit die Skepsis ausgeräumt wurde, mit der man meine Anordnung, Frau P. nach der geschlossenen Abteilung zu verlegen, jetzt beurteilte. Spürbar blieb, daß man das düstere Argument der Suizidgefahr letztlich für eine Übertreibung hielt. Und gewiß gehört dieses Thema nicht zu jenen, die man – so wichtig wie immer – an die Spitze eines lauten Verständnisfeldzuges setzen sollte. Der Mensch besitzt bei all seinen Verpflichtungen und Verantwortungen, die er zu tragen hat, andrerseits doch auch sogar ein gewisses Recht auf Flucht vor äußersten Wirklichkeiten. Er muß sich mitnichten stets und ständig der äußersten Schrecklichkeiten bewußt sein, man muß ihn mitnichten über alles und jedes aufklären, was an Furchtbarem in unserem Dasein möglich ist. Sein Schöpfer hat ihn schließlich nicht belastbarer geschaffen, als er nun einmal ist. Wer das als philosophische Eselsbrücke beklagt, hat meist nur kategorische Imperative dagegenzusetzen, von denen ich in diesem Zusammenhang wirklich nicht das geringste halte.

Dennoch möchte ich jetzt einmal anhand einiger Beispiele schildern, was in diesem Zusammenhang hinter dem Wort »Selbstmordgefahr« steht. Ich hoffe, man wird mir nach dem Gesagten glauben, daß ich damit keiner modischen Gruseltechnik huldige.

Es geschah vor wenigen Jahren, als wir aus den alten Klinik-Pavillons in den heutigen modernen Großbau übersiedelten. Ich machte eine der letzten Morgenvisiten noch im alten Pavillon der offenen Abteilung. Und hier empfing mich ein Kranker sehr aufgeschlossen mit der Nachricht, er habe die letzte Nacht seit langem zum erstenmal wieder sehr gut geschlafen.

Psychisch Kranke leiden häufig unter schwerer Schlaflosigkeit. Das kann Ausmaße annehmen, denen nur noch mit Präparaten zu begegnen ist, deren Wirkung einer Narkose ähnlicher ist als dem, was man noch unter Schlaf verstehen kann.

Es war also wirklich eine gute Nachricht, und der Kranke bat mich, ich möge ihm erlauben, mit seiner Frau zu telefonieren. Er wolle ihr sagen, daß es mit ihm wieder bergauf gehe. Er fühle sich besser.

Man konnte in dieser letzten Umzugsphase nur noch von einer Telefonzelle aus sprechen, die außerhalb des Pavillons lag. Der Mann machte aber einen so guten Eindruck, daß ich keine Bedenken hegte.

Er ging also telefonieren. Seine Frau berichtete mir später, er habe freudig und »wie völlig gesund« gesprochen. Sie hätten auch gleich Pläne gemacht, über ihren nächsten Besuch und über all das, was sie unternehmen wollten, sobald er wieder entlassen sei, und dergleichen mehr.

Unmittelbar nach dem Gespräch trat der Fahrer eines Versorgungslastzuges bei der Fahrt über das Klinikgelände schlagartig auf die Bremse. Dennoch geschah es hoffnungslos zu spät. Der Kranke hatte die Telefonzelle verlassen, hatte den Laster kommen gesehen, hatte auf der Gehsteigkante abgewartet und dann, im letzten Moment, warf er sich direkt unter die Räder.

Man könnte jetzt fragen, warum ich dem Patienten keine Begleitung mitgab.

Gewiß. Bei der sonst geübten Sorgfalt wäre das sicher geschehen, wenn eine Schwester freigewesen wäre. Für einen einzigen Kranken aber konnte nicht die Mehrzahl der anderen, unter ihnen schwere Fälle, ohne Aufsicht bleiben. Auf der anderen Seite kann man wegen Schwesternmangels die Kranken nicht zu Totalgefangenen machen. Ein gewisses Risiko ist also heute manchmal unvermeidlich. Allerdings wird dergleichen in der Öffentlichkeit ungern zur Kenntnis genommen, da Mißstände wie der Schwesternmangel nur durch finanzielle Mehrleistungen aus der Welt zu schaffen sind.

In der Heidelberger Klinik erlebte ich folgenden Fall: es war ein Privatpatient von Wilmanns, er lag in einem Einzelzimmer und wurde wegen seines schlechten Zustandes von Sonderpflegern betreut. Sie wechselten sich ab. Bevor der eine ging, kam der andere, so daß der Schwerkranke keine Sekunde allein blieb.

An einem Spätnachmittag bittet der Patient um ein Glas Wasser. Der Pfleger reicht es ihm, aber das Glas entfällt der unsicheren Hand des Kranken und zerschellt am Boden vor dem Bett.

Der Pfleger wendet sich sofort zur Waschgelegenheit, holt Hand-

tuch und Lappen, kehrt die Scherben zusammen und klingelt. Ein anderer Pfleger kommt und schafft die Scherben hinaus.
Ungefähr zwei Stunden später: Der Patient liegt ganz ruhig und still in seinem Bett. Doch plötzlich fällt dem Pfleger auf, daß das Gesicht des Patienten so blaß aussieht und merkwürdig verfällt. Er denkt an ein Kreislaufversagen, greift unter die Bettdecke, um das Handgelenk des Kranken zu fassen und den Puls zu kontrollieren. Dann reißt er entsetzt die Bettdecke zurück.
Es stellte sich heraus: In dem Moment, als der Pfleger sich umgedreht und den Schritt zum Waschtisch getan hatte, war es dem Kranken geglückt, rasch einen Glassplitter des zerbrochenen Glases aufzuheben. Unter der Bettdecke, und zwar so langsam, daß keine Bewegung ihn verriet, schnitt er sich sodann die gesamte Bauchdecke auf.
Wie vermag ein menschliches Wesen eine derartige Energie zum Tode zu entwickeln? Ich kenne keine sichere Erklärung dafür. Hier auch steht man eben an der Grenze einfühlsamen Eindringens und Verstehens, das ist die Barriere, die den Gesunden vom Kranken trennt – leider und wiederum auch zum Glück. Das hindert aber nicht daran, zur Kenntnis zu nehmen, daß es so ist. Zu wissen, daß diese Gefahr besteht.
Ein letzter Fall. Er ereignete sich in einem sehr bekannten Sanatorium.
Eine Patientin wird zum Bad geführt. Die Badeeinrichtung hat eine Besonderheit, wie üblich aus gutem Grund: Die Wasserhähne für die Wanne sind sicherheitshalber an der Außenwand des Baderaumes angebracht, so daß sie nur von den Schwestern bedient werden können.
Das Wasser läuft schon, die Kranke wird in die Wanne gelegt. Die Schwester reguliert noch einmal die Temperatur nach, weil die Patientin darüber klagte, daß ihr das Wasser zu kalt sei. Sodann geht die Schwester für etliche Zeit hinaus, um eine andere Patientin zu versorgen.
Plötzlich macht sie erschrocken auf dem Absatz kehrt und läuft zurück. Ihr war eingefallen, daß sie beim Nachregulieren nur den Warmwasserhahn weiter aufgedreht hatte. Das Wasser mußte zu heiß sein.
Als sie in das Badezimmer hineinstürzt, schlägt ihr schon ein Schwall von Wasserdampf entgegen. Sekunden später sieht sie es: die Kranke ist tot – sie liegt buchstäblich wie gekocht im Wasser.
Sie hätte sich nur zu melden brauchen, die Schwester hatte sich

nicht außer Rufweite entfernt. Sie hätte auch nur einfach aufzustehen brauchen. Doch sie rief nicht, sie stand nicht auf ...
Auch dies kommt hinzu: Hat sich ein Suizid ereignet, dann leben Ärzte und Schwestern einer Klinik buchstäblich – man kann schon sagen – in Angst und Schrecken. In Angst vor dem nächsten Unglück. Man weiß aus tragischen Erfahrungen, daß Suizide unter Kranken regelrecht ansteckend wirken. Beispiele hierfür möchte ich allerdings schon niemandem mehr zumuten.
Dies ist also das Problem, das uns zwingt, bei psychotisch Kranken eine so außerordentliche Vorsicht walten zu lassen. Es ist das Problem, das uns zwingt, in jedem einzelnen Fall die Frage, ob ein Patient noch in der offenen Abteilung belassen werden kann, so sorgsam zu prüfen und nach Maßstäben zu entscheiden, deren düstere Notwendigkeit weithin unbekannt und schwer einsehbar ist.
Die geistige Unbedarftheit diesem Problem gegenüber kann allerdings Formen annehmen, die niemandem mehr zuzubilligen sind. So erinnere ich mich, wie wir einmal mit einem Gericht um die Errichtung des Paragraphen 13 HVG verhandelten. Das heißt, wir wollten die Zustimmung einholen, eine Kranke zwangsweise, gegen ihren Willen, auf der geschlossenen Abteilung zurückzuhalten, weil wir sie für exzessiv selbstmordgefährdet hielten.
Als diese Patientin vor dem vernehmenden Richter stand, erklärte sie: »Ich mich umbringen? Das ist eine lächerliche Behauptung, das kommt überhaupt nicht in Frage, ich habe überhaupt noch nie mit einem derartigen Gedanken gespielt.«
In dieser Erklärung lag selbstverständlich nichts Außergewöhnliches. Kranke fassen diesen äußersten Entschluß natürlich nicht so, wie ihn Gesunde fassen, und es ist schließlich überhaupt nicht jedermanns Sache, über Derartiges frei zu anderen zu reden. Als die Kranke den Raum verlassen hatte, meinte jedoch der Richter: »Was wollen Sie denn eigentlich? Frau X. distanziert sich ja eindeutig von diesem Vorsatz.«
Ich erklärte dem Richter, daß wir Ärzte in der Klinik den Beteuerungen der Kranken keinen Glauben schenkten. Wir hätten in diesem Fall allen Grund, dies nicht zu tun. Woraufhin der Richter entgegnete: »Das kann Ihnen doch ganz gleichgültig sein, im Grunde. Es bringen sich jeden Tag sehr viele Menschen um, und wenn sie das tun, draußen, sind Sie doch nicht dafür verantwortlich.«
Blieb zu erwidern, daß es hier für uns Ärzte einen entscheidenden Unterschied gäbe. Natürlich seien wir nicht für jene verantwort-

lich, die sich draußen das Leben nehmen und von denen wir, außer durch Statistiken, nichts hören und nichts wissen. Von einem Patienten aber kann ich es wissen, wie es um ihn steht, für ihn fühle ich mich wirklich verantwortlich. »Und wenn Sie als Richter«, so fügte ich hinzu, »mein Wissen nicht übernehmen, muß ich erklären: da stelle ich mein Wissen über das Ihre.«
Es wäre sicher niemandem übelzunehmen, eine solche Unterhaltung, ein solches Niveau für eine böswillige Erfindung zu halten.

Abseits all dieser Problematik: die »geschlossene Abteilung« als solche ist eine Einrichtung, über die beim Thema Psychiatrie gern und viel geredet wird. Das war also auch beim Prozeß um den »Fall P.« nicht anders. Vor allem in der Prozeß-Berichterstattung. Da konnte man immer wieder lesen, die Verlegung nach der geschlossenen Abteilung habe für die Patientin nun endgültig den Verlust letzter Freiheit bedeutet. Mehr noch, es sei der Einzug in ein menschenunwürdiges Reich der Gitter und harten Behandlungsmethoden gewesen. Hier ließ die Technik makabrer Andeutungen wirklich nichts zu wünschen übrig.
Man konnte es deshalb nur begrüßen, als nach Ablauf der ersten Verhandlungshälfte das Gericht den Beschluß faßte, eine eintägige Pause einzulegen und an diesem Tag unsere Klinik zu besichtigen. Auch Herren der Landesregierung, der Behörden und der Presse nahmen daran teil. So wurde es ein recht langer Zug. Vor allem aber wurde es eine ziemliche Überraschung; dies nicht zuletzt auch für uns Ärzte.
Die Besucher wurden von Abteilung zu Abteilung, von Raum zu Raum geführt, und es ist mir wirklich unvergeßlich, wie sich die Gästeschlange durch die Klinik hindurchwunderte. Es schien tatsächlich so, als habe man erwartet, Besuch in einem notdürftig rotkreuzverbrämten Gefängnis zu machen.
Als wir endlich das umstrittene Ziel erreichten, die geschlossene Abteilung, erwies es sich, daß die Herren zunächst gar nicht verstanden, wo man sich befand. Man suchte nach einem optisch eindrücklichen Unterschied zu den übrigen Abteilungen, und ein solcher Unterschied existiert natürlich nicht. Es gibt rein äußerlich nur ein Merkmal, und ich mußte mit dem Zeigefinger darauf hinweisen: ein Schloß an den Eingangstüren, das mit einem Vierkantschlüssel zu öffnen ist.
Selbstverständlich gibt es einen weiteren Unterschied. Ihn nicht nur zu bemerken, sondern – was ungleich wichtiger wäre – sich über seine Qualität ein Bild zu machen, dazu bedürfte es freilich

einer Beobachtung über längere Zeit hinaus. Denn ich meine jenen bis ins kleinste Detail durchorganisierten und wie man wohl sagen darf aufopferungsvollen Tag-und-Nacht-Wachdienst, dem allein es zu verdanken ist, wenn heute trotz der verhängnisvollen Sucht zum Tode die Durchführung einer Selbstbeschädigung den Kranken nur noch ausnehmend selten gelingt.

Natürlich, über eines gibt es keine Illusionen: allein das Bewußtsein, eine solche Abteilung nicht mehr so ohne weiteres verlassen zu können, hat für manchen Patienten etwas Quälendes. Man kann den Aufenthalt in einer geschlossenen Abteilung durchaus nicht mit der Situation etwa eines Operierten vergleichen, dem noch verboten ist, dies oder jenes zu tun, das Bett oder das Klinikgebäude zu verlassen. Es ist ein großer Unterschied, ob einem Menschen unbequeme Einsichten zugemutet werden, oder ob er feststellen muß, und sei es nur an einer einzigen, ziemlich entfernt liegenden Tür, daß ihm gewisse Einsichten überhaupt nicht mehr zugetraut werden. Und er hat in seiner Krankheit sehr oft nicht das Vermögen, zu verstehen, daß es sich bei dieser Beschränkung um eine notwendige Maßnahme handelt.

Darüber – das sei wiederholt – trösten auch alle Mühen nicht hinweg, die man sich ansonsten mit dem Patienten gibt.

Andrerseits kann gerade die Aufsicht, unter der sich der Patient hier befindet, eine sehr positive Reaktion bei ihm haben. Nämlich das Gefühl, daß sich hier wirklich permanent jemand um ihn kümmert. Wobei übrigens der Ruf, in dem eine Klinik steht, keine geringe Rolle spielt. In der Bewertung dessen, was mit ihm geschieht, was man mit ihm tut oder nicht tut, ist der Patient – wie jeder andere Mensch auch – sehr von vorgegebenen Vorstellungen abhängig. Jedenfalls, man kann ohne Übertreibung sagen, daß die Mehrzahl der Patienten die Beaufsichtigung in der geschlossenen Abteilung nicht als Einschließung, sondern als eine Betreuung empfinden (was sie ja auch ist).

Überhaupt darf man diesen Punkt nicht unterschätzen. Er ist allerdings eng verknüpft mit einer negativen Erscheinung in unserer Gesellschaft draußen. Nicht jeder Patient auf der geschlossenen Abteilung liegt dort aus rein psychiatrischen Gründen. Etliche können nur deshalb nicht in die offene Abteilung zurückverlegt werden, weil kein Bett frei ist. Allein in Hamburg fehlen heute der Psychiatrie weit über tausend Betten. Und dieser Bedarf ergibt sich nicht nur aus der Zahl der Krankheitsfälle, sondern aus Problemen im »Empfangsraum der Gesellschaft«, wie er hier schon einmal erwähnt wurde.

Die Möglichkeiten und auch der Wille, einen Kranken im Fami lienverband zu betreuen, sind heute – das weiß so gut wie jeder – erheblich im Schwinden. Die beruflichen Ansprüche unserer Leistungsgesellschaft steigen, die Ansprüche an das Leben steigen. Der Zusammenhalt der Familie dagegen nimmt immer mehr ab. Der Fall, daß Kranke einen Rückhalt in der Familie und deren Fürsorge finden, wird also immer seltener. Entsprechend kommt es immer häufiger vor, daß man Patienten, die man in einen geordneten und fürsorglichen Familienverband entlassen könnte, mangels eines solchen noch sehr viel länger in einer Anstalt behält, als es vom rein gesundheitlichen Zustand des Patienten her gesehen notwendig wäre. Daß besonders bei Rekonvaleszenten der Psychiatrie der Arzt sich um die Umstände kümmern muß, die den Patienten nach seiner Entlassung erwarten, versteht sich von selbst. Ob ein Blinddarm-Operierter zu Hause tadellose Umstände vorfindet, mag der Wichtigkeiten höchste nicht sein. Für psychisch Kranke kann es fast noch wichtiger sein als alles, was in der Klinik mit ihm geschieht.
Man kann also längst nicht jeden entlassen, bei dem dies medizinisch schon möglich wäre. Auch in diesem »Heim«-Sinn erfüllen also Krankenhäuser heute die zusätzliche Funktion, die auf das Ausbügeln eines sozialen, gesellschaftlichen Dérangements hinausläuft; und sie erfüllen diese Auffangfunktion in einem steigenden Maße, von dem viel dringlicher die Rede sein sollte. Kliniken und Ärzte als Notkorrektiv dessen, was man sich draußen erlaubt, haben in einem Maße zugenommen, dessen Unvertretbarkeit der Gesellschaft viel deutlicher klargemacht werden müßte. Statt dessen wird unser sowieso reichlich geschwollener Sozialetat zum großen Teil nicht auf Hilfe für unbedingt Hilfsbedürftige, sondern auf Lebenserleichterung und die Beseitigung von Unbequemlichkeiten verwandt. (In einer nicht unähnlichen Situation befindet sich die Kirche, die immer mehr in die Rolle eines Lückenbüßers unseres Sozialverhaltens gedrängt wird oder sich manövrieren läßt.)
Zum Thema zurück. Obwohl es damals noch die alten, mitten im Krieg erbauten Pavillons waren, die man besichtigte, zeigte sich die Gästeschar nun also sehr erstaunt. Keine Gitter, keine Irrenhaftanstalt und was an Sagenhaftem man sonst noch vermutet haben mochte. Und diese allgemeine Verblüffung verblüffte dann auch uns Ärzte. Nicht als ob wir Kenner erwartet hätten. Solche hätten sich diese Besichtigung schließlich ersparen können. Aber daß Männer des öffentlichen Lebens, daß Beamte der Justiz, die

einen solchen Prozeß in Gang setzten, daß Journalisten, die eine solche Prozeßmaterie spaltenlang kommentierten, schlicht gesagt keine Ahnung besaßen vom eigentlichen Schauplatz ihrer diesbezüglichen Bemühungen – das hielt denn doch keiner von uns für möglich. Es wurde sogar nach dem Vorhandensein einer Gummizelle gefragt.

Nun, letztlich mußten wir dankbar sein, daß man sich die Mühe gemacht hatte zu kommen. Es geschah zwar reichlich spät, aber immerhin.

Andererseits konnte es nicht ausbleiben, daß dieser Dilettantismus, soweit er vor allem publizitär den Prozeß begleitete, seine Folgen haben würde. Und er hatte sie. Schon bald nach der spektakulären Prozeßankündigung durch die Staatsanwaltschaft und erst recht nach Prozeßbeginn kamen die ersten Familienangehörigen von Patienten zu uns und verlangten, daß wir ihnen die Kranken mit nach Hause gäben. Nach alldem, was sie inzwischen über uns gehört und gelesen hatten, wollten sie die Kranken keinen Tag länger in unserer Klinik belassen.

Natürlich warnten wir. Wir machten auf die Gefahren aufmerksam, baten um Vernunft und Einsicht. Wir redeten wirklich mit Engelszungen. Aber nichts kennzeichnet besser die Panik, die hier angefacht worden war: diese aufgeschreckten Menschen ließen sich um nichts in der Welt mehr überzeugen. Sie waren der festen Meinung, in unserer Klinik sei ein Kranker – sehr gelinde ausgedrückt – nicht mehr in guten Händen. Und sie nahmen ihre Kranken mit sich nach Hause.

Wir konnten nichts dagegen tun. Eine gesetzliche Handhabe, die Patienten zurückzuhalten, besaßen wir nicht, es sei denn, wir hätten eine Zwangseinweisung erwirkt. Aber das ist nur in entsprechend extremen Fällen möglich und sinnvoll. Womit der Kreis der Gefährdeten freilich keineswegs abgedeckt ist. Gewöhnlich aber denkt auch kein Mensch daran, Kranke aus einer Klinik fortzuholen. Uns war das überhaupt noch nie passiert.

Und so sahen wir einen Tag um den andern, wie Patienten abgeholt wurden. Die Gefahren vor Augen, die damit heraufbeschworen wurden, war die Stimmung unter uns Ärzten entsprechend.

Natürlich machte ich während meiner Vernehmung vor Gericht auf diese Entwicklung der Dinge aufmerksam. Aber man schenkte dem keine Beachtung. Sicher nicht aus bösem Willen, sondern wieder aus Unkenntnis der möglichen Folgen. Auch in der Prozeßberichterstattung änderte sich nichts. Es blieb bei der »Sensation«.

Nach dem Lokaltermin, nach der Besichtigung unserer Klinik, kam es dann im Fortgang der Gerichtsverhandlung zu einem wichtigen Ereignis: Fachpsychiater sagten als Zeugen aus.
Es handelte sich um die verantwortlichen Herren jener beiden Anstalten, in die wir Frau P. nach ihren Aufenthalten bei uns jeweils überwiesen hatten. Das erste Mal war es ein Sanatorium gewesen, nach dem zweiten Aufenthalt hatten wir die Patientin in ein Landeskrankenhaus überwiesen.
Dort hatte sich nun folgendes ereignet: die Ärzte beider Anstalten befanden Frau P. zwar nicht für gesund. Aber auch nicht für anstaltsbedürftig. Sie entließen sie. Und so sagten sie es jetzt auch vor Gericht aus.
Damit lagen zwei gewichtige Stimmen psychiatrischer Fachärzte vor, und für die Öffentlichkeit war damit der Spruch über uns endgültig gefällt. Nicht im positiven Sinn, versteht sich. Der Verdacht, wir hätten Frau P. zumindest irrtümlicherweise für krank erklärt, verstärkte sich entsprechend. Das aber hatte gewiß nicht in der Absicht dieser Ärzte gelegen.
Besonders der damalige Leiter des Landeskrankenhauses hatte vor dem Tribunal an einem sehr gravierenden Umstand durchaus keinen Zweifel gelassen: daß nämlich seine Beurteilung der Patientin sich selbstverständlich nur auf die Zeit beziehe, in der sie sich bei ihm befand.
Das war nicht nur eine psychiatrisch korrekte, sondern notwendige Aussage. Ich erwähnte schon, daß psychische Krankheitsprozesse oft in Wellen verlaufen, anders ausgedrückt: in »Schüben«. Nach Zeiten völliger Gleichförmigkeit und Ereignislosigkeit können ziemlich unvermittelt Änderungen eintreten, Schübe oder neue Phasen einsetzen. Psychiatrische Prognosen sind deshalb oft sehr schwierig zu stellen, beziehungsweise man drückt sich dann entsprechend vorsichtig aus. Das gilt natürlich ähnlich für die vorangehende Zeit. Über den Zustand eines Kranken vor Wochen oder Monaten, bevor man ihn zu Gesicht bekam, kann man kaum ein eigenes Urteil verbindlich abgeben. In komplizierten Fällen wäre das nahezu ausgeschlossen.
Die zeitliche Eingrenzung, die für die Beurteilung der Patientin galt, besagte also: diese Beurteilung, insofern sie anders ausgefallen war als die unsrige, stellte keine Widerlegung dar, nicht einmal einen Widerspruch.
Im Klima dieses Prozesses lag es mehr als nahe, dies als »kollegiale Hilfestellung« zu bewerten. Das tat man jedoch keineswegs. Auch nicht außerhalb des Gerichtssaales. Dies allerdings nicht aus Gut-

mütigkeit. Sondern man verstand die Bedeutung dieser Eingrenzung gar nicht – was ohne fachliche Kenntnisse auch kaum zu erwarten war. Infolgedessen wurden die Aussagen dieser Ärzte als ziemlich eklatante Widerlegung unserer Diagnose gewertet. Wieder gab es Schlagzeilen.
Wie endete der Prozeß? Angeklagt war ein Arzt, er habe seine Frau durch falsche Darstellungen in unsere Klinik eingeschleust. Der Angeklagte wurde freigesprochen. Mangels Beweises.
Gegen uns Ärzte war keine Anklage erhoben worden, nominell. Folglich konnten wir auch nicht Gegenstand eines Freispruchs sein. Es hätte auch wenig genutzt. Nach dem Eindruck, den dieses ganze Verfahren hinterließ – oder wie man zu sagen pflegt: so wie wir jetzt »dastanden« –, ergab es sich unvermeidlich, daß die Öffentlichkeit über uns den Schuldspruch verhängte, der allgemein am schwersten wiegt: den moralischen.
Für Ärzte konnte es schlimmer kaum kommen. Die Folgen zeigten sich rasch. Schon gleich nach Beendigung des Prozesses mußte ein Sonderdezernat bei der Staatsanwaltschaft eingerichtet werden, um die Flut von Anzeigen, die jetzt gegen mich und die Klinik nachträglich erstattet wurden, noch sichten und prüfen zu können. Wenn ich mich recht erinnere, arbeitete dieses Sonderdezernat ein ganzes Jahr lang, ehe es wieder aufgelöst werden konnte.
Auch in anderer Hinsicht mußten die Behörden reagieren. Die lautstark plakatierte »Krise der Psychiatrie« verlangte nach Reformen. So wurde zum Beispiel ein Vollzugsdienst aus psychiatrisch geschulten Juristen geschaffen. Er fungiert als Beistand für Patienten, wenn die Ärzte deren Verlegung nach der geschlossenen Abteilung als notwendig erachten. Gegebenenfalls überprüft der Vollzugsdienst die Notwendigkeit der Verlegung.
Das Verfahren der Zwangseinweisung wurde ebenfalls neu geregelt. Frau P. war nie zwangseingewiesen worden. Doch jetzt sah man auch in diesem Verfahren, so wie es bisher gehalten war, Möglichkeiten des Mißbrauchs, die zusätzlicher Kontrollen bedürften. Da der Prozeß in der ganzen Bundesrepublik Aufsehen erregt hatte, ergriffen auch andere Bundesländer Maßnahmen, meist sogar ungleich schärfere als Hamburg.
Das waren die Konsequenzen, die man zog. Sie mögen gut gewesen sein. Trotzdem, so muß ich gestehen, sie beschäftigten mich nicht sonderlich. Schon aus dem einen Grunde nicht: selbst angenommen, unsere Diagnose war falsch, wir hatten uns geirrt, so hatten wir, wie geschildert, auch diese Patientin jedesmal sehr bald in andere Krankenhäuser überwiesen. Wie sich das mit dem

absurden Verdacht einer »stillen Einkerkerung« vertragen sollte, wurde nie klar. Durch die Überweisungen waren auch Korrekturmöglichkeiten gegeben. War es also ein schlechtes System?
Wir in der Klinik nahmen also die Reformen zur Kenntnis. Ansonsten aber hatten wir jetzt sehr viel anderes – und wie ich sagen muß – wichtigeres zu tun. Ich beschrieb vorhin, wie die »Krise der Psychiatrie« die Menschen zu uns trieb, um ihre Angehörigen aus der Klinik herauszunehmen. Und ich habe überhaupt in der Beschreibung dieses Prozesses etliche Begleiterscheinungen erwähnt, die alle mehr oder weniger auf eine Diskriminierung unserer Klinik hinausliefen. Es ist heute ein ziemlich landläufiger Vorgang, daß auf dem Wege über die öffentliche Justiz und die Massenmedien Personen oder Einrichtungen in ein scharfes Scheinwerferlicht geraten, und die also Angeleuchteten haben das hinzunehmen.
Gewiß. Fragt sich, ob dies alles ist, jeweils – was es dabei hinzunehmen gilt.
Damals jedenfalls kam etwas hinzu. Der Prozeß hatte eben erst geendet, da standen wir vor einer Bilanz. Sie war nach allen vorangegangenen Unklarheiten, vagen Verdachten, Meinungsverschiedenheiten und Behauptungen vergleichsweise klar, hart und übersichtlich. Sie lautete: sieben Tote.
Sieben Tote unter jenen Patienten, die man vorzeitig nach Hause geholt hatte. Sie hatten zu Hause Selbstmord begangen. Infolge ungeübter Aufsicht hatten sie meist schon innerhalb der ersten 24 Stunden die Gelegenheit zum Suizid gefunden und genutzt.
Mochte das, was diesen Prozeß heraufbeschworen hatte, noch so unsinnig sein. Mochten wir in der Klinik uns deshalb noch so »schuldfrei« fühlen. Für das Schicksal, das jetzt diese Patienten getroffen hatte, fühlten wir uns voll verantwortlich. Man kann nicht ein Leben lang mit Kranken umgehen und dabei zu dieser Tätigkeit einen Abstand bewahren, der es einem ermöglichte, im Unglücksfall die eigene Beteiligung nach Paragraphen zu salvieren.
Schon vorher, in der hochgehenden Flut des Mißtrauens gegen uns, war es manchen in der Klinik recht schwer geworden, noch jene Ruhe und Sicherheit zu behalten, ohne die ein Klinikteam, Schwestern wie Ärzte, kaum arbeiten kann. Jetzt? – als einen Tag um den andern diese Nachrichten bei uns eintrafen?
In dieser Situation hielt ich es damals für richtig, an einer Pressekonferenz teilzunehmen, die im Anschluß an den Prozeß stattfand. Nachdem nun alle Welt nach Reformen rief, erschien es mir hoch

an der Zeit, auch ein Wort für eine Reform einzulegen, von der niemand sprach. Nämlich die Formen zu überdenken, sich der Disziplin bewußt zu werden, die man sich in der sogenannten Öffentlichkeitsarbeit auferlegen muß, sobald man unter Verwendung der heutigen hocheffektiven Nachrichtenmedien medizinisches Terrain betritt.
Einfacher gesagt: ich meine einen Teil der Presseberichte, den unverantwortlichen, versteht sich. Und ich meine jene publizistische Eröffnung, mit der die Staatsanwaltschaft in völliger Verkennung der Situation und der Prozeßmaterie die Dinge ins Rollen brachte. Ich meine jene Ignoranz im publizistischen und juristischen Umgang mit medizinischen und da insbesondere psychiatrischen Problemen, wie man sie sich gegenüber der heutigen »Massenmedizin« nicht mehr leisten kann. Aus Prozessen im medizinischen Raum kann man keine publizistische Sensation nach Art einer Fußballschlacht schlagen; ich wage nicht daran zu denken, was alles noch hätte passieren können ohne die souverän-sachliche und kluge Prozeßführung des Gerichtsvorsitzenden. Dieser Pluspunkt war aber so ziemlich der einzige.
Ich habe deshalb auf jener Pressekonferenz damals die Todesfälle unter unseren Patienten mitgeteilt. Und natürlich, das damit so grell anvisierte Problem ist überaus schwierig. Wer wollte es leugnen? Natürlich auch konnte es niemals darum gehen, Ärzte und ärztliches Tun dem Gesetz und der Rechtsprechung mit unterschwelligem Druck zu entziehen. Genausowenig aber konnte man übersehen, daß zumindest jetzt der Anfang gemacht werden mußte mit der Überlegung: wie lassen sich Probleme und Auseinandersetzungen, die den medizinischen Raum und den Vertrauensbereich Patient-Arzt tangieren, in die Öffentlichkeit bringen und dort diskutieren, ohne daß es zu Folgen kommt, die niemand verantworten kann?
Im Grundsätzlichen liegen die Schwierigkeiten hier – wie so oft – wohl darin, daß Lösungen, wie man sie heute am ehesten anstrebt, kaum Erfolg versprächen. Ich meine neue Praktiken und Verfahren, festgelegt in neuen Vorschriften und Verordnungen. Doch wie wollte man so anspruchsvolle Rechte wie die auf Öffentlichkeit der Prozeßführung und auf Pressefreiheit mit Hilfe von Verordnungen abstimmen auf die Bedürfnisse des ärztlichen Auftrags? Ohne jene Rechte zu verletzen oder in heillose Kompliziertheiten zu verfallen? Es gibt – davon bin ich überzeugt – nur einen praktikablen »Vereinfacher«, nur eine Einschränkung von Freiheit, die keine Verletzung der Freiheit bedeutet: die freiwillige Beschränkung,

die freiwillige Disziplíniertheit. Womit man, wie immer, beim Grundproblem angelangt ist. Disziplin läßt sich nicht verordnen, und allein die Vokabel löst heute eine Art Schallmauer aus, seitdem wir unter demokratischen Freiheiten vor allem Befreiung von Verpflichtungen verstehen. Schwierigkeiten suchen wir deshalb methodisch zu lösen, manipulativ, mit dem Ziel, sie aus der Welt zu schaffen (zumindest scheinbar). Geht das nicht, suchen wir gern Opfer, die sie allein tragen.

Diesen letzten Weg wählte man auch damals. Nachdem ich die sieben Suizidfälle bekanntgegeben hatte, geschah etwas, das wohl niemand erwarten konnte: es geschah nichts. Die sieben Toten wurden totgeschwiegen. Keine Nachricht, keine Zeile. Auch die Justiz interessierte sich nicht für das Problem.

Bis heute hat sich daran nichts geändert. Bis heute kommt es in regelmäßigen Abständen immer wieder zu »Krisen«, zu Enthüllungen über Mißstände, zu Scheinanalysen all dessen, was angeblich falsch gemacht wird. Erst vor kurzem gestattete sich das Fernsehen eine Zwölf-Minuten-Demonstration zu dem Thema, inwieweit und warum die Methoden der psychotherapeutischen Institute so viel besser seien als die der »veralteten« Universitätskliniken. Auch auf die Gefahr des Vorwurfs hin, den Beweis schuldig zu bleiben, werde ich den Leser nicht mit einer Beschreibung des unverantwortlichen Unsinns langweilen, der hier geboten wurde; er dürfte die mit Lob bedachten Psychotherapeuten ebensowenig gefreut haben wie uns.

Die Vertrauenskrise, in die der Prozeß die Klinik stürzte, war furchtbar. Siebzehn Jahre Aufbauarbeit waren zunichte. Und jenen, die uns so schwer getadelt hatten, sagte ich damals, wir müßten mit der Klinik nun wieder ganz von vorne anfangen. Es dauerte länger als ein Jahrzehnt, bis die Folgen überwunden waren.

Nicht zuletzt: das Schicksal der Patientin P. selbst, in häuslicher Hinsicht – soweit mir bekannt – und gesundheitlich (damals), wog schwer als Bürde einer vereinsamten Frau. Ob unsere Diagnose wirklich so falsch war, hätte man aus dem weiteren Verlauf in späterer Zeit ersehen können. Jene, die uns moralisch so schwer anklagten, ließen dann allerdings jede diesbezügliche Neugierde vermissen. Wir hatten Grund, das zu bedauern. Von der Schweigepflicht waren wir Ärzte nur vor Gericht entbunden. Übrigens auch etlichen Pressevertretern gegenüber, die wir aus sogar mehrfachen Aufenthalten selbst sehr gut kannten.

Im vorigen sagte ich an einer Stelle, psychiatrischen Diagnosen gegenüber herrsche häufig immer noch das Mißverständnis, als fällte eine solche Feststellung auch ein Urteil über den Persönlichkeitswert eines Menschen. Sie tut dies mitnichten. Ich darf das wiederholen, weil ich im folgenden einige Gedanken und Begegnungen schildern möchte, in deren Mittelpunkt Personen stehen, die solche Mißverständnisse besonders oft auslösen: außergewöhnliche Menschen.

Um gleich ein Beispiel anzuführen: Es gab nach dem Zweiten Weltkrieg eine bestimmte Frage, die Psychiatern damals immer und immer wieder gestellt wurde. Sie lautete: an welcher Form von Wahnsinn litt eigentlich Adolf Hitler?

Ich darf für meinen Teil vorausschicken: ich weiß es nicht. Aber bei allem, was ich von diesem Manne zu sehen, zu lesen und zu hören bekam, ist mir auch nie im mindesten der Verdacht aufgestiegen, er könne krank sein, krank im psychiatrischen Sinne.

Persönlich habe ich Hitler nie kennengelernt. Andere Herren kamen um diese Begegnung zwar ebenfalls herum, was manchen jedoch keineswegs daran hinderte, Hitler zu »diagnostizieren«.

Ich glaube, in solchen Diagnosestellungen liegt ein verhängnisvoller Mißbrauch der Psychiatrie. Natürlich kann man auf Grund genauer dokumentarischer Unterlagen und Berichte gewisse Schlüsse ziehen. Doch wenn psychiatrische Diagnosen eine Aussage machen darüber, ob ein Mensch gesund ist oder krank – und wenn er krank ist, um welche Krankheit es sich handelt –, so folgt daraus, was sonst noch eine Diagnose besagt: nämlich nichts. Schon gar nicht kann sie Hitler in seiner geschichtlichen Rolle bewerten, sein Maß an »Genie« feststellen oder sonst irgend etwas, das im Weltanschaulichen oder Moralischen auch nur ein Geringstes zu der Frage beizusteuern vermöchte, ob Hitler zu bewundern oder zu verdammen sei.

Dennoch kam bei »Hitler-Diagnosen«, die seine geistige oder psychische Gesundheit anzweifelten, immer wieder ein Melange zumindest unterschwelliger Wertigkeiten zusammen. Wobei man völlig übersah, daß gerade ein kranker Hitler im Moralischen auf eine totale Verharmlosung des Problems hinausläuft; wirklich Kranke sind bekanntlich aus jedem Bereich irgendeiner Verantwortung praktisch ausgeschieden. So hat umgekehrt zum Beispiel

ein amerikanischer Wissenschaftler in seinem ersten Gutachten über Rudolf Heß bei den Nürnberger Kriegsverbrecher-Prozessen behauptet, Heß sei nicht geisteskrank. Später gab er zu, diese Gesundschreibung unter politischem Druck vollzogen zu haben; sonst nämlich hätte man Heß nicht vor Gericht stellen, geschweige verurteilen können. (Ich komme später noch auf diese Angelegenheit zurück.)
Auch ein kranker Hitler wäre also per se für alles entschuldigt. So daß dann einzig die Frage übrig bliebe: Wie läßt es sich verhindern, daß ein Kranker die Geschicke eines Volkes lenkt? Zu welchem Problem Iwan N. Stransky (Wien) vor etlichen Jahren die Forderung aufstellte, alle leitenden Staatsmänner müßten jährlich einmal psychiatrisch untersucht werden.
Dieses Postulat haben wir dann »Die Machtergreifung durch die Psychiatrie« getauft.
Hingegen gilt als sicher, daß Hitler in den letzten Jahren an Parkinsonismus litt. Diese Erkrankung des Zentralnervensystems bringt für den Betroffenen allerdings eine Fülle von psychischen Veränderungsmöglichkeiten mit sich.
Seine Antriebssphäre, das Tempo und die Freizügigkeit seiner Entschlüsse können sich ändern, ebenso wie seine gesamte Um- und Einstellfähigkeit. Ein grundlegender Wandel im Grade seiner Intelligenz ist damit jedoch keineswegs notwendig verbunden.

Es gibt meines Wissens nur einen einzigen Psychiater, der Hitler einmal unter vier Augen erlebt hat: mein ehemaliger Lehrer in Köln, Kurt Schneider. Er starb vor kurzem.
Zu Schneiders Begegnung mit Hitler kam es noch vor dem Krieg, und zwar in der psychiatrischen Forschungsanstalt in München, an der Kurt Schneider nach seinem Weggang aus Köln die klinische Abteilung leitete.
Dort lag damals ein schon hochbetagter Patient mit einer schweren zerebralen Altersveränderung. Der Mann stammte aus Hitlers Geburtsort Braunau. Hitler kannte ihn persönlich aus seiner Jugendzeit, und jetzt – ich weiß nicht, aus welchem unmittelbaren Anlaß – hatte er sich seiner erinnert. Jedenfalls wurde nun eines Tages angekündigt, der Führer wünsche den Greis am Krankenbett zu besuchen.
Das bahnte sich natürlich mit Dutzenden vorauslaufender Telefonate an, mit Inspektionen, Sicherheitsvorkehrungen und so weiter. Als des Theaters genug war, erschien er also selbst, »leibhaftig«.
Abgesehen von dem Aufwand aber vollzog sich alles Weitere nicht

anders wie ein x-beliebiger Krankenbesuch. Im Grunde. Hitler tauschte mit dem Patienten eine Weile lang Erinnerungen an Braunau aus. Alles verlief reibungslos bis zu dem Moment, da er sich von dem Kranken verabschiedet hatte. Hitler verließ zwar das Zimmer, aber nicht das Haus. Denn plötzlich wünschte er noch Schneider zu sprechen, unter vier Augen. Dieses Gespräch in Schneiders Arbeitszimmer dauerte etwa eine halbe Stunde. Es wurde keine angenehme Unterhaltung.

Worum ging es? Was sagte Hitler, wie verhielt er sich? Nun, er eröffnete Schneider, daß er, Hitler, den alten verwirrten Mann keineswegs für geistig krank hielte. Denn er, Hitler, habe sich mit dem Patienten mühelos unterhalten; er, Hitler, habe alles, was der Patient aus früheren Tagen erzählte, völlig verstanden, es habe auch alles seine Richtigkeit, das Gedächtnis des alten Mannes sei tadellos; er, Hitler, könne das schließlich beurteilen usw.

Kurzum – der Mann sei mit Sicherheit völlig normal, nur eben alt. Wenn es hier irgend jemanden gäbe, der diesen Kranken und seine Situation offenbar völlig mißverstände, dann seien es die Psychiater.

Und eben dies meinte ich mit der Bemerkung, alles sei wie ein beliebiger Krankenbesuch verlaufen. Denn daß ein psychiatrischer Patient in Wirklichkeit völlig gesund sei, diese »Entdeckung« machen sehr viele Besucher. Das ist für einen Arzt etwas nahezu Alltägliches. Und es wurden schon Beispiele genug angeführt, warum dies auch kaum anders sein kann.

Hitler verhielt sich also wie fast jeder Laie. Da er nichts Auffälliges bemerkte, hielt er den Mann für gesund. Dieser Irrtum kann natürlich kein Anlaß sein, ihn als nicht bestandenen Intelligenztest zu werten. Mit Intelligenz hat das nichts zu tun, sondern nur mit der banalen Tatsache, daß jemand keine psychiatrische Ausbildung besitzt. Das ist alles.

Etwas sehr anderes, freilich, ist die Art, in der nun Hitler seine Entdeckung kundtat. Hier kann man schon von einer Hitlerschen Spezialität sprechen. Das war durchaus etwas, das einen Menschen bezeichnet.

Er war nämlich sichtlich vollauf überzeugt, Schneider eine außerordentliche Überraschung zu bereiten. Er hielt ihm einen langen Vortrag, dessen Quintessenz immer wieder auf ein und dasselbe hinauslief, nämlich auf die Feststellung, wie schnell und wie gründlich er, Hitler, die wahre Situation, den tatsächlichen Zustand des Patienten erkannt habe, und wie wenig sonst, außer ihm, hier irgend jemand das geringste begreife.

Schneider war damals 50 Jahre alt. Ich beschrieb schon, wie hochempfindsam er war und dabei überragend intelligent – so daß es doch sehr interessant ist, welchen Eindruck ein solcher Mann von Hitler gewann.
Schneider hörte sich also die Belehrungen an, die Hitler in fast pausenlosem Redefluß, aber in ruhigem Gesprächston von sich gab. Als er dann doch einmal stockte, setzte Schneider zu einem erklärenden Einwand an. Zu sagen war, daß der alte kranke Mann in seiner geistigen Kapazität und seinem geistigen Reservoir eben nur noch aus wenigen Bruchstücken bestand. Und eines dieser Bruchstücke waren die Erinnerungen an Braunau. Man hätte wahrscheinlich nur ein-, zweimal das Thema zu wechseln brauchen, um etwas von dem wahren Tatbestand zu merken: daß außer diesen Rudimenten, diesen Inseln der Erinnerung, der Greis so gut wie gar nichts mehr beherrschte.
Von dieser Erklärung, wie er sie beabsichtigte, gelangen Schneider keine zwei Worte. Hitler unterbrach ihn sofort. Und das folgende schilderte Schneider später so: »Als ich dann zum zweitenmal einen Einwand versuchte und eben erst das Wort ›aber‹ herausbrachte, da hatte ich plötzlich das Gefühl, als fiele der Kalk von den Wänden.«
... als fiele der Kalk von den Wänden. Das sollte nicht heißen, daß Hitler nun losbrüllte. Ganz und gar nicht. Er blieb auch weiterhin ruhig. Und Kurt Schneider fand: »Man hatte wirklich das Gefühl, mit einem Stahlblock zu sprechen.«
An sich wäre diese ganze Episode beinahe nichtssagend, hätte nicht auf der anderen Seite eben ein Mann wie Schneider gestanden. Von ihm waren jene Formulierungen doch sehr aufschlußreich, beinahe verblüffend. Denn er war alles andere wie einer, der sich leicht beeindrucken, geschweige einschüchtern ließ. Sein kühler Intellekt war gegen pure Überrumpelung völlig immun. Um so bezeichnender doch erschien mir, daß gerade in einer ruhigen Unterhaltung die Hitlersche Explosivität – oder wie immer man es nennen mag – sich derart stark einem solchen Mann mitteilte. Zudem noch in einem Gespräch, vielmehr in einem Vortrag, der inhaltlich alles andere denn imponierend war: die umständliche Demonstration eines Irrtums.
Auch ein leiser Hitler »wirkte« also. Daß seine vielbeschriebenen Zornausbrüche Diplomaten entsetzten, finde ich demgegenüber wenig erwähnenswert.
Mit Hitler gab es – das ist sattsam bekannt – keinerlei Diskussion. Darüber hinaus aber besaß er eben eine Ausstrahlung, die

psychologisch ungemein gewaltsam, geradezu »überrollend« wirkte. Ein Arzt, der längere Zeit in seiner unmittelbaren Umgebung verbrachte, hat mir erzählt, daß nicht wenige von Hitlers Mitarbeitern, bevor sie seinen Arbeitsraum betraten, sich stets mit Tabletten dopten, um sich sozusagen ein seelisches Stützkorsett gegen den Überrolleffekt dieser Persönlichkeit zu verschaffen.
Hitler wußte um seine Wirkung. Kein Zweifel auch, daß er ein ausgezeichneter Menschenkenner war und kein teuerstes und kein billigstes Mittel scheute, seine Wirkung durch eine Einschüchterungskulisse um sich herum noch zu erhöhen.
Wovon wir ausgingen: Daß Hitler ein psychisch kranker Mann sei, dieser Verdacht ist auch Kurt Schneider nicht gekommen.

Ich habe in meinem Leben eine ganze Reihe sehr starker Persönlichkeiten kennengelernt, von denen ich im folgenden gleich berichten möchte. Bei den meisten von ihnen gab es glücklicherweise keine Zweifel, daß ihre Größe auch vor ethischen Kategorien Bestand hatte. Nur muß man sich meines Erachtens im klaren darüber sein, daß die Stärke einer Persönlichkeit an sich ein ethisch »wertfreies« Faktum ist. Und hierin eben liegt, wie ich glaube, die quälende Schwierigkeit des »Falles Hitler«. Natürlich wünschte man sich, daß die Wirkung eines Menschen etwas mit seinen Tugenden, beziehungsweise Untugenden zu tun habe. Es ist, leider, mit Sicherheit nicht der Fall. Persönlichkeit ist im ethischen Sinne qualitätsfrei. Welchen Umstand man im übrigen als »alte Geschichte« oder banale Tatsache abtun kann, und gewiß stehen ganze Bibliotheken voll Aphorismen, die mit Ironie oder Zynismus diese bittere Erkenntnis begleiten. Was nur zeigt, wie schwer sie immer wieder fällt. Auch ist gegenüber dem Ereignis vom Ausmaß Hitlers die Apostrophierung jener Tatsache als »banal« kein rechter Trost.

Jenes Grenzland, in dem sich der begabungsmäßig außergewöhnliche Mensch bewegt, ist für mich persönlich immer das erstaunlichste Terrain menschlicher Existenz gewesen. Wenn ich im folgenden nun von einigen Begegnungen, persönlichen Begegnungen mit solchen Menschen berichte, so möchte ich nicht, daß der Eindruck entsteht, dies seien Randbemerkungen zur »Psycho-Analyse des Genies« oder, wie heute beliebt: »Psychogramme«.
Diese Zeilen sind Erinnerungen an Menschen, deren Größe wohl unbestritten und deren gesundheitliches Schicksal weithin bekannt ist.

Bezüglich ihres gesundheitlichen Schicksals mag allerdings ein besonderer Aspekt weniger Beachtung gefunden haben oder doch überhaupt unbekannt geblieben sein. Ich glaube aber, daß ich diese Dinge nicht aus meiner ärztlichen Sicht überbewerte, wenn ich meine, daß sie für das Genie mindestens so bezeichnend sind wie vieles andere, das sonst im Mittelpunkt der Betrachtungen zu stehen pflegt.

Ich meine jetzt die Tatsache, daß das Genie auch im ärztlich überschaubaren Teil seiner Leistungen, nämlich in seiner geistigen und körperlichen Disziplin bis hin zur Überwindung oder der zumindest zeitweiligen Ausmanövrierung körperlicher Leiden zu nachgerade Unvorstellbarem fähig ist.

Besonders in zwei Fällen hatte ich Gelegenheit, aus nächster Nähe eine solche Auseinandersetzung mit – wie man wohl sagen darf – gesundheitlichen Leidenswegen zu beobachten. In beiden Fällen handelte es sich um große Künstler, und in beiden Fällen verlief diese Auseinandersetzung in einer Weise, wie ich sie – man verzeihe jetzt diesen Ausdruck – bei »normalen Sterblichen« ähnlich nie erlebte. Ich glaube, das kann unmöglich ein Zufall sein.

Und dies schon aus einem besonderen Grund nicht. Mir scheint, es gibt auch eine Art Genialität im Umgang mit der Krankheit. Umgekehrt gesagt, wird es vielleicht noch deutlicher: auch der Umgang mit der Krankheit ist ein Feld, auf dem sich Genialität auszuwirken vermag.

Mit psychiatrischen Kategorien haben solche Beobachtungen nichts zu tun. Und erst recht muß die Psychiatrie zu künstlerischen Maßstäben schweigen. Ich möchte sagen, dergleichen geht die Psychiatrie überhaupt nichts an. Ich spreche im folgenden von Impressionen, und dies nicht mit mehr Recht oder Kompetenz als irgend jemand sonst, sofern er überhaupt Gelegenheit zu solchen Beobachtungen besaß.

Abseits aller Medizin: Hatte man im Leben das Glück, ziemlich häufig mit begabungsmäßig weit herausragenden Menschen zusammenzusein, macht man eigentlich geradezu zwangsläufig die Erfahrung, wie bei solchen Menschen jeder Vergleich mit- oder gegeneinander nicht nur auf den sprichwörtlich schiefen Beinen steht, nicht nur mißlich ist, sondern eigentlich eben unmöglich. Ich habe mich immer wieder gewundert, wie ausgerechnet die fachkritische Publizistik nie müde wurde und wird, ständig aufs neue komplizierte Gerüste der Rangfolgen aufzustellen – Shaw über Wilde, Anouilh über Giraudoux oder Kainz über Moissi.

Mir erschien und erscheint dergleichen als zutiefst töricht. Ich glaube nicht, daß man im Künstlerischen so etwas wie olympische Ausscheidungskämpfe inszenieren kann. Wo eigentlich, im Begabungsmäßigen, beginnt echte Größe? Beginnt sie nicht eben dort, wo jeder Vergleich aufhört? Ist dies nicht eigentlich ihr Kennzeichen? Für mein Gefühl sogar ihr schönstes; das menschliche Grenzland des Unvergleichlichen.

Freilich hindert das nicht, daß jeden etwas anderes oder ein anderer beeindruckt. So war zum Beispiel für mich – und dies mit Abstand – das größte Erlebnis: Gustaf Gründgens. Wobei ich unter Erlebnis das gesamte »Erlebnis Mensch« verstehe, nicht nur den Künstler.

Er war es für mich deshalb, weil er über eine Gabe verfügte, die ich unter allen menschlichen Fähigkeiten am meisten bewunderc: die Distanz zu sich selbst. G. G. besaß sie in einem Maße, wie ich es ähnlich bei kaum einem anderen Menschen erlebt habe.

Aus sich heraustreten können, sich in der Hand haben, kontrollieren, sich selbst als künstlerisches Instrument beherrschen, sich selbst vor allem zum Objekt eigener gnadenloser Beurteilung machen – diese Fähigkeit, recht selten beim Durchschnitt anzutreffen, hatte bei Gründgens auch in der Form etwas überaus Faszinierendes.

In der Distanz zu sich selbst liegt auch die Voraussetzung für jene entsprechend seltene Eigenschaft, die bei Künstlern mitunter zu einer Kreuzigung der eigenen Person führen kann. »Eines Mannes Leben ist ans Kreuz geschlagen«, zitiert Arnold Gehlen in einer seiner Arbeiten. »Selbstkreuzigung« ironisch in vielfältiger Form, vom Schrecklichen bis zum Amüsanten, ist Angelegenheit von Größe, Ausmaß, Fülle und Substanz und daher ungewöhnlich. Natürlich gibt es auch die blasierte Pseudoausgabe der Selbstkritik, die in Wirklichkeit nur Komplimente provozieren möchte.

Selbstironie bis zu makabrer Schonungslosigkeit besaß zum Beispiel der Komponist Hans Pfitzner. Ich lernte ihn im Hause eines Hamburger Kollegen kennen.

Pfitzner, eine körperlich fast zwergenhafte Gestalt, ungemein belesener Kenner der deutschen Romantik, vor allem aber geistig eine reich facettierte Figur, konnte sich in seinen Einstellungen blitzartig bis zur bösen, »giftigen« Aggressivität wandeln.

Dies aber nicht nur anderen zum verbalen Schaden. Sich selbst schonte er genausowenig. So berichtet die Fama, er soll nach einem Luftangriff auf München, bei dem sein Haus zerstört wurde, auf der halbverschütteten Kellertreppe sinnierend stehengeblieben sein und sodann gebrummt haben: »Tragisch, wenn einem alten Komponisten – ausgenommen das eigene Haus – nichts mehr einfällt.« Eine bissigere Aussage zum eigenen Alter ist schon schwer vorstellbar.

Doch zu G. G. In mehr oder weniger regelmäßigen Zeitabständen verbrachte Gustaf Gründgens einige Tage oder Wochen in unserer Klinik. So daß natürlich auch in seinem Fall Gerüchte nicht ausblieben. Dies um so weniger, als er in allem, was seine Person außerhalb der Bühne betraf, gelinde gesagt einen empfindlichen Horror vor jeder Publizität besaß; was bei der Bedeutung und Ausstrahlung seiner Persönlichkeit nur ein Stimulans der Neugierde sein konnte. Unterernährte Neugierde aber ist bekanntlich ein schonungsloser Erfinder. So daß schließlich auch in seinem Fall Gerüchte über eine »psychische Erkrankung« oder »so was Ähnliches« kursierten.

Hier aber möchte ich einmal ausdrücklich auf meiner Kompetenz bestehen, und es genügt mir nicht zu sagen, daß all diese Redereien als purer Unsinn zu bezeichnen sind.

Denn dieser Mann mit einem wahrhaft gigantischen Arbeitspensum verfügte im Gegenteil über eine psychische Kraft und geistige Diszipliniertheit, die auch für uns Ärzte, aus ärztlicher Sicht also, außerordentlich beeindruckend war. Der Mensch Gründgens war die Demonstration einer Selbstzucht, wie sie derart für manchen unter uns Ärzten buchstäblich ein Novum und ein Unbegreifliches im Ausmaß des Menschenmöglichen darstellte.

Denn gesund war Gründgens nun allerdings keineswegs. Doch handelte es sich um rein körperliche Erscheinungen, die besonders im letzten Drittel seines Lebens einsetzten, zum Beispiel eine schwerste Arthrose der Halswirbelsäule, Gefäßerkrankungen usw.

Ich erinnere mich noch, wie unser Chirurg Zukschwerdt die Röntgenaufnahme von G. G.s Halswirbelsäule prüfte. Man braucht nicht zu versichern, daß ein Chirurg von Zukschwerdts Erfahrung kaum so leicht in Erstaunen zu setzen war. Dennoch hatte er mit dieser Röntgenaufnahme in der Hand einen ziemlichen Augenblick der Sprachlosigkeit zu überwinden.

Die Wirbel wiesen derart schwere arthrotische Veränderungen auf, daß ich Zukschwerdt plötzlich sagen hörte: »Ich verstehe nicht, daß da noch ein Kopf darauf sitzen kann.«

Die Folgen waren schon seit langem schwerste Migränen, Schlafstörungen und Störungen der Armnerven. Wie er es dennoch fertigbrachte, bis zuletzt in Mammutrollen – zum Beispiel dem

Mephisto – künstlerisch Einzigartiges zu leisten, blieb jedenfalls uns Ärzten ein Rätsel.
Natürlich mußten wir ihn mit entsprechenden Medikamenten stützen. Daß jemand die Schmerzen, die eine solche Arthrose verursacht, ohne medikamentöse Hilfe ertragen und dabei arbeiten könnte, steht außer jeder Diskussion.
Aber auch zu dieser Hilfe ist zu sagen: wir gaben ihm die schmerzstillenden Drogen zur Hand, und ich hätte das in dieser Form bei keinem anderen Patienten gewagt. Ich habe es in diesem Extrem wirklich nur bei ihm erlebt, daß man als Arzt einen Menschen so lange über einen derart schmalen Grat führen konnte, auf einem derart schmalen Grat halten konnte; denn der, der ihn hielt, das war im Grunde eben nur er selbst mit seiner beispiellosen Selbstzucht.
Dies kann niemandem zugetraut werden, bevor er einen nicht wider allen Zweifel eines Besseren belehrt hat. Das aber tat Gründgens bei jedem seiner Aufenthalte bei uns in der Klinik. Es gab keine ärztliche Vorschrift, keinen ärztlichen Rat, und seien sie noch so unangenehm und beschwerlich, denen er sich nicht bedingungslos und mit äußerster Verläßlichkeit unterwarf.
Freilich, fast noch ein besseres Maß sind die Kleinigkeiten des Alltags. Oft rief er noch spät in der Nacht von zu Hause aus an, und ich ging auf einen Sprung zu ihm hinüber. Unsere Domizile lagen nicht weit voneinander. Stets hatte er einen wunderbaren alten Sherry, den er selbst liebte. Von dem Augenblick aber, als wir ihm selbst von diesem vergleichsweise harmlosen Genuß abraten mußten, rührte er die ganzen letzten Jahre kein Glas mehr an. Und dies auch nicht im angeregtesten Gespräch, alles Ärztliche verlassend, um seine Pläne, um künstlerische Probleme, vor allem um seine Inszenierungen, die ihn bis ins kleinste Detail so fortwährend und leidenschaftlich beschäftigten – lange Nächte, in denen man mit Sicherheit irgendwann einmal das berühmte eine Auge vor dem berühmten einzigen Ausnahmeschluck zudrücken muß, die immer wieder erlebte »Ausnahme unter ärztlicher Aufsicht« und wogegen zu protestieren auch einem Arzt ungemein lästig werden kann, zumal ich selbst seinen Beständen mit Genuß zusprach. Doch – nichts rührte ihn da. Es gab keine Ausnahmen. Man konnte dessen sicher sein.
Und schon lange hatten wir ihm geraten, dringend geraten, sich von der Last der Schauspielhausführung zu befreien. Das aber war der Punkt, für den er ja alles andere auf sich nahm. Man redete auf ihn ein, er könne doch Gastrollen und Gastregien ha-

ben, wann und wo immer er wolle. Aber hier half kein Argument. Und obwohl nichts verständlicher war, so war es doch eben das Entscheidende. Als er sich endlich zum »Sprung in die Freiheit« entschloß, geschah es für ihn und seine Gesundheit zu spät.

Was man wiederum so oder auch anders sehen kann. Denn »Herr, gib jedem seinen eigenen Tod«, schrieb Rilke einmal, als Bitte, nicht als Forderung. Nicht also wie »mens sana in corpore sano«, wobei das »orandum est« immer vergessen wird.

Nur haben wir alle es ihm nicht so gewünscht, irgendwo in Ostasien, in der Badestube einer Hotelunterkunft. Wenn auch dieses »Weit weg« etwas Bezeichnendes, Verklärendes hatte. Wie man eben hinterher immer sehr vieles sagt, deutet und auch zerredet.

Eines, was den seltenen Exemplaren seiner Art fast durchweg widerfährt: Wer ihn nicht sehr gut kannte, kannte ihn überhaupt nicht. Die Fehlurteile über ihn sind zahllos. Kälte, Arroganz, Egozentrismus und so weiter und so weiter; welche Vorwürfe ihm selbst nichts weniger als unbekannt waren.

Er selbst nannte sich immer wieder einen verirrten Preußen. Was auch insofern bezeichnend war, als eben das Treffendste, was je über ihn gesagt wurde, von ihm selber stammte.

Gewiß, er konnte Menschen mit leiser, tiefster Verachtung strafen. Dies vor allem, wenn es um Sünden wider jene Grundkategorie ging, der er selbst so unerbittlich lebte: der Diszipliniertheit als Fundament oder Gerüst jeder künstlerischen Arbeit und Formung. Eben der Preuße mit der eminent straffen und hohen Auffassung von allen handwerklichen Voraussetzungen. Ein Greuel waren ihm zum Beispiel jene, die er »Kantinenschauspieler« zu nennen pflegte. Solche also, die »Leistungen« in Theaterkantinen oder Stammkneipen zum besten gaben, in euphorischem Getöse und Gebecher, sich in ihrer ganzen Lebensführung körperlich vernachlässigten, sich gesundheitlich in sinnloser, schlampiger Weise ausbeuteten. »Ja, da leben sie einfach dahin in ihrem Körper . . .!« rief er einmal in einem Gespräch zu diesem Thema, als er es vortags erlebt hatte, wie ein junger Schauspieler aus unmißverständlichen Gründen auf den Proben versagte.

Dahinleben in seinem Körper, anstatt diesen Körper zu behandeln wie ein hoch zu schätzendes Instrument, mit dem man es in dieser Kunst ja Tag für Tag zu tun hatte – das war für ihn als Künstler zunächst einmal keine Frage des Sich-Gehörens, sondern eine Sache handwerklicher Moral, eine instrumentelle Voraussetzung, eine Frage handwerklicher Intelligenz.

Er selbst betrieb, um fit zu sein, ein peinlich eingehaltenes Körpertraining und befolgte eine strenge Tageseinteilung. Mehrmals erlebte ich ihn auf Feiern nach großen Premieren. Zunächst war er überhaupt verschwunden, sofort nach der Vorstellung, nach Hause. Wenn er aber dann erschien, und das war bis zum Schluß so, als man schon gar nicht mehr wußte, wie er allein die Rolle durchstand – da trat im allgemeinen Trubel wieder ein Gründgens auf, als habe er statt einer Hauptrolle einen Urlaub hinter sich. Eine Erscheinung von faszinierender Gespanntheit, überlegener Präsenz, glänzend in jedem Gespräch – für Glockschlag eine Stunde. Danach war er wieder verschwunden. Einteilung, Maß, Form, in allem. Ob ihm das leichtfiel, stand nie zur Diskussion.

Dieser angeblich rational völlig vereiste Gründgens besaß eine bezaubernde Naivität. Und Naivität ist nun gewiß etwas, das ihm niemand auch nur im mindesten zutraute.

Als er wieder einmal bei uns zur Kur war, befand sich unter unseren Patienten in der Klinik auch ein Industrieller aus Buenos Aires. Der Mann, ein gebürtiger Düsseldorfer, hatte mit Gründgens in der gleichen Klasse das Gymnasium absolviert und war später ausgewandert. Seit ihrer Primanerzeit hatten sie sich nicht wiedergesehen. Jetzt trafen sich die beiden völlig ahnungslos auf dem Flur der Klinik. Einer psychiatrischen Klinik.

Es war einfach unbeschreiblich. Ich habe nie zwei derart ausgewachsene Männer so blitzartig zu hemmungslosen Kindern sich verwandeln gesehen. Unter einem wahrhaften Wiedersehens-Ringkampf variierten sie das Thema »Was! Du hier? Hier!?« so entsetzlich laut, albern, voll schrecklichster Anspielungen – kurzum die beiden waren so närrisch in ihrer unverhofften Wiedersehensfreude, daß von überall die Schwestern zusammenliefen, ob des blühenden Unsinns nicht schlecht staunten, sehr bald aber dann das Wasser in den Augen hatten vor Lachen. Im Moment war zu zweifeln, ob das noch eine Klinik war.

Ab dann hatten wir eben zwei Primaner im Haus. Und im Grund freuten sich alle darüber.

Verspielte Naivität ist bei Künstlern bekanntlich keine Seltenheit. Daß auch Gründgens diese liebenswerte Eigenschaft besaß, und nicht zum geringsten Teil, haben nur mehr wenige zu Gesicht bekommen; ganz einfach, weil er selber so streng über sich wachte. Da er von überaus großer Verletzlichkeit war, blieb ihm auch keine andere Wahl.

Das Phänomen des künstlerisch Schöpferischen hat die Menschen seit langem brennend interessiert und immer wieder beschäftigt. Heute arbeitet ein ganz neuer Wissenschaftszweig der Psychologie an dem Versuch, unter den modernen Voraussetzungen der Persönlichkeitsforschung das Phänomen künstlerischer »Kreativität« zu ergründen und in ihren Vorgängen aufzuhellen.

Der Mainzer Psychologe Albert Welleck unternahm es einmal, die künstlerische Produktivität im Bereich des Musikalischen zu durchleuchten. Er arbeitete vorwiegend mit einem sorgfältig ausgebauten Fragebogensystem und verschickte diese Bogen an viele namhafte Künstler.

Da gab es also nun ganz genaue Erkundigungen nach den äußeren und inneren Umständen vor und während der »Geburt« eines künstlerischen Einfalls, einer Idee. Sodann Fragen nach der Art, wie ein Künstler seine Ideen zu modulieren, auszuwerten pflegt und vieles mehr. Solche Untersuchungen werden übrigens heute in den USA in großem Stil betrieben.

Welleck schrieb über die Ergebnisse seines Unternehmens ein Buch. Er ist, das muß man hinzufügen, einer unserer führenden Psychologen.

Trotzdem halte ich solche Versuche doch für sehr problematisch. Und gebe dem bissig-bösen Pfitzner im Prinzip recht. Der hatte nämlich einmal ein Buch, das die gleiche Thematik behandelte, in die Hand bekommen und veröffentlichte darüber in einer Zeitschrift eine Rezension. In dieser Kritik schrieb Pfitzner resümierend, das ganze Buch käme ihm genauso vor, wie wenn der Lazarettgehilfe einer Frauenklinik sich über das Erlebnis der Geburt ausließe . . .

Unter den zahllosen Anläufen zu einer Analyse und Definition hat aber eine Version besonders hartnäckig bisher alle Dementis überlebt: die Vorstellung nämlich, daß einer erst anfängt, wirklich Großes zu schaffen, wenn er das, was man so einen »geistig normalen Zustand« nennt, hinter sich gelassen hat. Daß also Genialität durch eine Krankheit entfacht werde, jedenfalls »irgendwie« mit Krankhaftem verwandt sei. Und man weiß, diese Meinung ist sehr weit verbreitet.

Und sie ist ganz sicher falsch. Dem erstaunten Durchschnittsmen-

schen mögen ekstatische Elemente mancher Kunstwerke ganz »einwandfrei« als Produkte wahnhafter Zustände erscheinen. Auch besteht kein Grund, sich über diesen Irrtum herablassend zu äußern. Das Terrain, auf dem man sich hier bewegt, ist ganz gewiß schwierig, verwirrend und wunderbar genug. Schließlich auch gibt es immer wieder Perioden oder ganze Epochen, in denen die Künstler selbst eine Steigerung ihrer Fähigkeiten im Rausch suchen. Oder, ganz anders, das Ätherische bis hin zum Kränkelnden als Stilelement oder sogar als eine Art philosophischer Koketterie anstreben. Also all die Versuche zu einer Hypersensibilierung, wie sie dann – mit gewissem weltanschaulichen Impetus – als »Dekadenz« abgestempelt wurden: ein schillernder Begriff, dessen Auslegung waghalsige Ausflüge gestattet bis hin zur geistigen Untat. Man erinnert sich.
Schließlich aber und vor allem: Fällt ein Genie in geistige Umnachtung – was dem Genie so gut wie jedem anderen widerfahren kann –, dann ist die ungeheure Publizität solcher Fälle ein immer neuer Quell alter Mißverständnisse.
Hier schaukeln sich die Dinge sozusagen gegenseitig hoch. Der Geniale, der bereits Berühmtheit erlangte, wird im Fall seiner Erkrankung diesem Fatum zu allem Gepräge des Sensationellen verhelfen; nicht von sich aus, versteht sich, sondern durch die Schar der Nachrichtengeber, die ihn begleiten.
Aber auch die umgekehrte Reihenfolge ist erwähnenswert: ein genialer Mensch, der bisher noch kein Aufsehen erregte, kann durch die Sensation, die eine solche Erkrankung auslöst, dann buchstäblich »ruhmfähig« werden. Das ist ein interessanter Aspekt, dem vor allem Wilhelm Lange-Eichbaum in seiner schon genannten Arbeit »Genie, Irrsinn und Ruhm« nachging. Solche Ereignisse wecken sentimentale Vorstellungen des Tragisch-Heroischen: Er war einer der Genialen, der an den Göttern zerbrach . . . wer wäre nicht schon dem Pathos dieser oder ähnlicher Zelebrierung posthumen Geniekults begegnet?
Wie die Mißverständnisse aus der Kopplung Genie-Irrsinn und deren zahlenmäßige Überbewertung zustande kommen, ist also wenig rätselhaft. Seinen großen, tragischen Hölderlin hat jeder in der Schule gelernt. Ebenso wie Nietzsches Welterlöser-Wahn im paralytischen Endstadium. Wobei man geflissentlich übersieht, daß gerade diese beiden Großen für das Gegenteil einer »Genialität durch Krankheit« zeugen. Bei Hölderlin wie bei Nietzsche setzte die Erkrankung jeder größeren Produktion fast abrupt ein Ende.

Genial durch Krankheit –: Wahrscheinlich wird man die Hybris dieser abenteuerlichen Vorstellung kaum je erledigen können. Obwohl sich gerade hierzu einmal ausnahmsweise auch vom streng Medizinischen her etwas durchaus Zwingendes und Eindeutiges sagen läßt, und es wurde hier schon mehrmals, in etwas anderem Zusammenhang, gesagt: psychische Krankheit bedeutet einen Verlust. Ein Plus bekommt der Mensch durch krankhafte Veränderungen so gut wie niemals. Alle derartigen Veränderungen sind prinzipiell negativ zu definieren.

Woran nichts ändert, daß es auch von dieser Regel Ausnahmen gibt. Ganz seltene Ausnahmen, aber immerhin. Wofür das Beispiel zweier sehr berühmter Männer zeugt.

So hat in dem einen Fall – um es einmal so auszudrücken – eine mittlere Schwermutssituation dem Betreffenden gerade noch (!) die Möglichkeit zum Schaffen gelassen. Und es sind ihm in dieser psychischen Gerade-noch-Situation tatsächlich besonders feinsinnig durchwirkte und nuancierte Schilderungen geglückt. So groß sein Name ist, so nahezu unbekannt blieb in seinem Fall dieser psychiatrische Hintergrund seines Lebens: Adalbert Stifter.

Der andere Fall hingegen steht in der Arena der modernen Kunst geradezu als Symbolfigur für das »kranke Genie«: Vincent van Gogh.

In Verbindung mit ihm wurde ich selbst Zeuge einer sehr merkwürdigen Begebenheit. Sie reizt gewiß zu Spekulationen über eine Brücke zwischen Genie und abnormen Zuständen. Vor jeder Verallgemeinerung sollte man sich aber tunlichst hüten.

Man erinnert sich vielleicht der Meskalin-Selbstversuche, die ich im siebenten Kapitel schilderte. Wir Ärzte an der psychiatrischen Klinik in Heidelberg injizierten uns dieses Gift, um an uns selbst und in uns einmal Zustände zu erleben, die denen einer Psychose ähneln.

Bei jenen Experimenten kam es damals unter den vielen interessanten Erscheinungen auch zu folgendem: Einer der Teilnehmer, Dr. Hans Stein (später Professor in Straßburg), erlebte im Meskalinrausch eine ganz spezifische Veränderung seiner visuellen Eindrücke. Diese Veränderungen waren derart, daß Dr. Stein hinterher ganz spontan ausrief: »Jetzt verstehe ich Vincent van Gogh!«

Ich brauche nicht zu sagen, daß unsere Neugierde sofort geradezu alarmiert war. Dr. Stein mußte minuziös berichten. Und er schilderte also, wie während dieser künstlichen »Psychose« alles um ihn herum in ungemein farbintensiven, flammenden Strichen erschien.

Besonders beeindruckte ihn das Bild, das sich ihm beim Blick durchs Fenster auf die Landschaft bot. Er sah die Welt in grellen, lodernden Farbformationen, er sah das »Sonnenfeuer« in den Farben brennen: »Jetzt verstehe ich Vincent van Gogh! ...« Es war die Welt aus Licht- und Farbwirkungen, wie sie ähnlich van Gogh mit seinen für ihn so typischen leuchtenden, groben Pinselstrichen erreichte und deren ungewohnter Anblick ja zunächst zu unbarmherziger Ablehnung durch das Publikum und die hohen Kunstexperten führte. Sie schlug später bekanntlich in ebenso große Faszination um.

Aber auch die Begeisterten haben immer gerätselt, was wohl diesen van Gogh zu seiner revolutionären Malweise gebracht haben mochte; wieso er die Welt »so« gesehen habe.

Und man war, als letzte Erklärung, eben doch immer wieder mit einem Gedanken bei jenem »verrückten« van Gogh gelandet, der sich selbst das Ohr abgeschnitten und es in einem Couvert seiner Geliebten, einer Prostituierten, geschickt hatte.

Also genial-revolutionäre Kunst als Ergebnis einer Krankheit? Wohl kaum.

Zumal schon zunächst einmal niemand weiß, ob nicht van Gogh noch revolutionärer und vielleicht auch noch besser gemalt hätte, wäre er gesund gewesen. Es ist hier wie sonst auch: man greift zu der Erklärung, die einem am einfachsten und nächstliegend erscheint. Wobei man ja vor allem Anfang und Ende verwechselt. Der Mann, der sich ein Ohr abschnitt, wird repräsentativ für den van Gogh von Anfang an. Seine Malweise aber war in ihren Grundzügen längst geboren, bevor sein gesundheitlicher Zustand jenes kritische Stadium erreichte, in dessen Schatten man später den gesamten van Gogh sah. Andrerseits, freilich, werden psychische Prozesse nicht erst dann wirksam, wenn sie in ersichtlicher Weise nach außen durchschlagen, also manifest werden.

Man mag immerhin sowohl Stifter wie van Gogh als Beispiele gelten lassen, wie sich in Ausnahmefällen ein Genie mit seiner Krankheit – oder Beinahe-Krankheit – in etwa zu »arrangieren« vermag – und wie dabei ab einem gewissen Zeitpunkt sogar bestimmte Eigenheiten seiner Kunst von der Krankheit geprägt, zumindest beeinflußt werden.

Die Meskalin-Selbstversuche brachten in diesem Zusammenhang dann noch ein weiteres, höchst seltsames Ergebnis. Professor Beringer, der die Idee zu diesen Experimenten gehabt hatte, wurde im Meskalinrausch plötzlich »musikalisch«.

Es war wirklich eine verblüffende Angelegenheit. Man spielte ihm nämlich, während er im Versuch stand, einige Stücke auf dem Klavier vor. Und da geschah etwas, das er später so schilderte: »Plötzlich fiel mir die Musik ins Ohr.« Zum erstenmal in seinem Leben hörte er Musik so, daß sie ihn affizierte. Vorher – und freilich auch nachher wieder – war er außerstande, auch nur »Hänschen klein« musikalisch richtig zu singen.
Wie das »Arrangement« zwischen einer Begabung und einer Krankheit ausfällt und wohin es führt, hängt sicher von beiden Teilen ab. Von Art und Grad der Begabung wie auch entscheidend von Art und Grad der Erkrankung. Ich selbst habe später den erstaunlichen Fall beobachtet, wie auf dem Wellenberg einer ganz bestimmten psychischen Erkrankung ein hochbegabter Mensch noch weit über sich hinauswuchs.
Ich denke jetzt an einen Mann, der kein Künstler war, sondern ein Großindustrieller, ein »Kohlenbaron«, wie man ihn und seinesgleichen im Ruhrgebiet nannte.
Er litt an einer echten Zyklothymie. Zunächst also erklomm er ein Stadium außerordentlicher Selbstübersteigerung. Medizinisch zu sagen, er geriet in eine nahezu hypomanische Phase. Und in seiner beruflichen Position inmitten einer hochorganisierten Industriegesellschaft wirbelte der Mann mit seinem außergewöhnlichen Verhalten natürlich enormen Staub auf.
Realiter sah das so aus: Während vieler Monate raste er in der ganzen Welt umher, stellte die unwahrscheinlichsten Dinge auf die Beine, stampfte mit einem atemraubenden Tempo und sprühender Einfallsfülle immer weiter neue Vorhaben aus dem Boden. So daß man in der exklusiven Branche der Industriemanager nur noch den Kopf schüttelte. Konnte so etwas gutgehen? Doch wohl niemals. Jeder war überzeugt, dieser menschliche Vulkan würde eine einzige geschäftliche Katastrophe auslösen.
Aber mitnichten. Da seine Psychose nie so weit ging, daß er eindeutig manisch wurde, sondern immer gerade noch in der Zone verblieb, in der sein unerhört scharfer und wendiger Verstand mit diesem übersteigerten Antrieb fertigwerden konnte – er das Ganze also gerade noch beherrschte –, war der Erfolg phänomenal: In relativ kurzer Zeit machte der Mann Millionen, schuf er sich und anderen Reichtum und Arbeit.
Niemand wollte es glauben, bis die Tatsachen einfach für sich sprachen. Da schlugen dann Skepsis und Staunen in Bewunderung um. Daß psychisch bei dem Mann etwas nicht mit »rechten Dingen« zuging, wußte nur ein kleiner Kreis.

Freilich, es kam der Tag, an dem es hieß: »Der Herr Generaldirektor liegt völlig erschöpft im Sanatorium.« Und es folgte der Zusatz: »Aber das war ja klar bei dem Tempo, mit dem er schuftete, nicht wahr!« – Sätze also, wie sie einem sehr vertraut ins Ohr klingen.
Nun, in der Klinik wußte man wie gesagt sehr wohl, was in Wirklichkeit von diesem »völlig erschöpft« zu halten war: Der Mann hatte seine depressive Phase erreicht. Nach dem rasanten Aufstieg war der entsprechende Abstieg erfolgt. Denn eben dies ist das Kennzeichen der Zyklothymie.
Wir behandelten und pflegten ihn also eine Zeitlang in unserem »Sanatorium«. Als er dann wieder in seinem prächtigen Büro erschien, war die Stimmung natürlich vorerst noch sehr gedämpft. Er galt als magenkrank, als abgewirtschaftet. Der Mann ist »fertig«, meinte man.
Doch wir Ärzte wußten gut: das Comeback würde nicht ausbleiben. Zur Zeit der Entlassung befand er sich sozusagen noch etwas unter dem normalen Pegelstand. Als er ihn wieder erreichte, durchlebte er eine Zwischenzeit, in der er ein sehr ausgeglichener Mann war, den jeder gern mochte. Und da hieß es natürlich: »Na, Gott sei Dank, hat er also doch gelernt, mit seinen Kräften hauszuhalten.«
Keine Rede, natürlich. Eines Tages ging es wieder los: Hatz, Trubel, eine Kette pausenloser Einfälle, Nachtarbeit – alles wiederholte sich. So daß wir am Ende dann schon jedesmal gewissermaßen mit gemachtem Bett auf ihn warteten. Die erstaunliche Pointe war nur, daß er auch jedesmal wieder um ein paar Millionen schwerer in dieses Bett sank.
Gesetzt den Umstand, daß eine gleichmäßige, hohe Leistung noch nicht genügen mag, die »Schallmauer« zum ganz großen Erfolg zu durchbrechen, sondern nur eine ganz ungewöhnliche Höchstleistung dazu imstande wäre, dann läge hier wohl in der Tat der Fall vor, daß eine Krankheit diesen Erfolg ermöglichte. Indem sie eben das vorhandene Begabungspotential zyklisch übersteuerte, mit einer Art Jahreszeiteneffekt. Hochblüte, Übergangszeit bis hinab zu winterlichem Abgestorbensein; mit der entsprechenden Wiederholung des Ganzen. Wobei in der Realität dann natürlich der Treppeneffekt davon abhängt, daß in den Pausen, in denen so ein Mensch gar nichts Besonderes mehr zu leisten vermag, andere für ihn das jeweils Erreichte zumindest bewahren.
Wesentlich banaler verhält es sich selbstverständlich, wenn der Ankurbelungseffekt keine echte psychische Ursache hat und der

Betreffende vor allem in der Höhe seiner Veranlagung – also dessen, was ihm qualitativ überhaupt möglich ist – gar nicht zu den Ausnahmeerscheinungen gehört.
So waren einige Kollegen und ich einmal vor dem letzten Krieg zu einem Regierungsempfang geladen. Man wurde etlichen hohen Herren vorgestellt, kam mit diesem und jenem ins Gespräch. Und da entsinne ich mich, wie wir nach einer solchen Unterhaltung mit einem Herrn im Ministerrang unter uns sofort einig waren: »Das dauert nicht lange, dann ist der in unserer Klinik.«
Man konnte dem Betreffenden, bei einiger Erfahrung in diesen Dingen, sehr rasch anmerken, daß sein ganzes Temperament nicht echt, die Überkurbelung, Überhastung, die ganze aufgepulverte Art, in der er sich gab, gar nicht zu ihm paßten.
Er stand einfach unter der Wirkung eines Aufputschmittels. Und die Zusammenbrüche, die nach übermäßigen Einnahmen solcher Drogen mit Sicherheit erfolgen, haben mit Depressionen natürlich nichts zu tun. Sie sind reine Ausbeutungsfolgen, freilich oft mit erheblichen psychischen Erschöpfungserscheinungen.

Doch zurück zu den Künstlern, zu Menschen mit einer Begabung, die sie auf so unerklärliche Weise vielen sonst allgemeingültigen Maßstäben entzieht.
Ich bin schon sehr früh in meinem Leben mit Künstlern in Berührung gekommen, und zwar durch meine Mutter. Ich erwähnte schon, daß allem Künstlerischen ihre Leidenschaft gehörte. Unter ihren schier zahllosen Freunden und Freundinnen in Musik- und Theaterkreisen waren auch Elli Ney, die Lindemann-Dumonts vom Düsseldorfer Schauspielhaus und viele, die ich zwar auch kennenlernte, aber kaum gründlicher. Gut erinnere ich mich an den Pianisten Ferry Gebhardt, der – ich war damals noch Student – mit Stroß zusammen auf Rheindampfern »Musik für Kleingeld« machte. Niemand ahnte, daß man es in den beiden an Bord, wie man sagen könnte, mit der schwimmenden Urzelle des später weltberühmten Stroßquartetts zu tun hatte.
Doch Erlebnisse mit Künstlern, wie sie zum Erzählen reizen, begannen für mich erst, als ich selbst unter den tausend Lebensvorstellungen, mit denen ich mich herumschlug, einen bleibenden Weg gefunden hatte.
So kam es während meiner Heidelberger Zeit dann zu einer wahrhaft packenden Begegnung: Mit Heinrich George und Albert Steinrück. Von beiden Schauspielern darf man sagen, daß sie, jeder in seiner Weise, menschliche Kolossalfiguren waren.

Für mich, der ich ja in der Klinik meinen Dienst tun mußte, wurde das eine herrliche, aber nicht gerade unschwierige Angelegenheit. Denn man kann nicht behaupten, daß George oder Steinrück außer mit dem, was jeweils ihren mentalen Bedürfnissen entsprang, mit irgend etwas sonst noch das geringste Einsehen gehabt hätten. Das heißt, Hinweise auf Nachtdienst oder sonst einen Umstand, der gewöhnliche Sterbliche zu einer gewissen Einteilung ihres Kräftehaushaltes veranlaßt, erreichten das Ohr dieser beiden niemals. Und ohne das Glück, selbst über eine ausgesprochen malträtierbare Physis zu verfügen, hätte ich meine Rolle als »Zugezogener« im Bunde bald aufgeben müssen.

Kaum war man morgens aufgewacht oder eben erst eingeschlafen, wurde schon vom »Europäischen Hof« angerufen. Das war der berühmte EH oder »ehe«, wie man das Hotel abgekürzt nannte. Und dann hieß es: »Hör mal, wie lange sollen wir mit dem Frühstück auf dich warten?« Wobei Frühstück eine sehr magere Umschreibung des tatsächlichen Ereignisses darstellte. Der Tag begann mit Sekt, unter anderem. Und womit er endete, war davon so grundverschieden nicht.

Besonders Steinrück, entschieden subdepressiv, konnte sich im Grunde nur durch Alkohol von seiner Schwermut lösen. Immer trug er seinen unendlichen Zweifel, dieses große quälende Fragezeichen gegenüber sich selbst und der Welt in seinem Herzen.

Aber dann abends George und Steinrück auf der Bühne zu sehen, im Wallenstein zum Beispiel, das war eben unbeschreiblich; obwohl man wußte, die sind beide alles andere als nüchtern, nach landläufigen Maßen.

Doch was hatte das zu sagen? Sie spielten wie die Herrgötter, und wer konnte da Präzision von Improvisation noch unterscheiden?

Im übrigen verkörperte George ein Musterbeispiel, wie eine herausragende Eigenschaft erst durch das Vorhandensein ihres extremen Gegenteils zur Wirkung kommt. Daß der Mann im Körperlichen ein Koloß war, bedeutete im Künstlerischen für die Darstellung des Monumentalen nur eine recht bescheidene Hilfe. Heraklesschultern und ein riesenhafter Leib mit Tonnenbauch haben sozusagen zunächst nur für den Schneider eine Bedeutung. Um der bloßen Massenhaftigkeit eine auf andere übertragbare, »überspielbare« Dimension zu verleihen, und zwar in diesem künstlerischen Ausmaß, dazu eben bedurfte es jenes erstaunlichen Gegenparts, der für mein Gefühl erst Georges spezielle Sensation ausmachte: dieses anscheinend kaum steuerbare, tapsende und dampfende Ungetüm verfügte im gleichen Superlativ auch über

das Zarte, das Naive, das unendlich Behutsame; und zwar im Darstellerischen mit aller Präzision.
Einmal bat ich George – das war schon in Hamburg –, er möge in der Universität vor unseren Studenten einen Abend Lyrik sprechen. Matthias Claudius, Mörike, Eichendorff usw. Also wahrhaft das, was man »reine Lyrik« nennt.
Einige Herren fanden den Vorschlag abstrus. George selbst nahm sofort an. Und für jeden, der ihn kannte, war es unschwer vorauszusehen, daß es ein großer Abend werden würde.
Das, was er dann daraus machte, übertraf allerdings alles, was auch seine Freunde für möglich hielten. Freilich und wieder: Beschreiben kann ich das nicht – diese ungeheuer beherrschte Phantasie, diese traumhafte Balance in einer Welt zerbrechlichster Einfachheit. Das Ungetüm wurde zur Kulisse, in der sich plötzlich die leisesten, zärtlichsten und unschuldigsten Dinge abspielten. Ohne den geringsten Fehltritt ins Sentimentale.
Daß er hinterher, als er nach orkanhaftem Erfolg durchschwitzt und glücklich-erschöpft im Hotel eintraf, wieder ein Bad veranstaltete, und dies nicht nur in Leitungswasser – auf welches und wessen Blatt gehört das?
Womit man wieder bei »so einem Punkt« angelangt ist: der Künstler und der Alkohol. Der Außergewöhnliche und sein Stützmittel; und im Hintergrund die Suchtgefahr.

Nach Kraepelinschen Regeln war Goethe ein chronischer Trinker. Zwei Flaschen Wein pro Tag bedeuteten für Kraepelin einen erheblichen chronischen Alkoholismus. Aber hier gerät eben alle landläufige Psychiatrie, die sich natürlich angelegentlich mit Suchtproblemen zu beschäftigen hat, doch sehr ins Wanken.
Der große französische Maler Utrillo war bekanntermaßen ein schwerer Trinker. Modigliani ein Süchtiger. Der große amerikanische Dichter Edgar Allan Poe war ein derart schwerer Süchtiger, wie das normalerweise unbedingt mit vorzeitiger Asylierung, mit Familienelend und allem grausigen Drum und Dran zu enden pflegt.
Aber da muß man eben fragen, wie weit kann die Produktivität eines Künstlers mithalten? Wieviel »verbrennt«, verarbeitet er? Und wann beginnt es ihn und seine Kunst zu zerstören?
Die Unterschiede können himmelweit, himmelhoch sein. Wie überhaupt bei allen extremen Handlungen oder Situationen entscheidend ist, auf welcher Höhe, auf welcher Etage des Lebens sie durchgespielt werden. Ob ein Mensch mit seiner geistigen und

psychischen Organisation, mit seinem Antrieb und seiner Verarbeitungsfähigkeit im Erdgeschoß des Durchschnitts rangiert oder zwei oder drei oder fünf Etagen darüber – davon hängt nun einmal sehr viel ab. Und der Reichtum an Unwahrscheinlichkeiten sieht noch wesentlich anders aus, als selbst der Künstler es darzustellen vermag.

Wenn man in modernen Dramen, zum Beispiel bei Tennessee Williams, solchen süchtigen, völlig verschrobenen Figuren auf der Bühne begegnet, ist man als Arzt versucht auszurufen: »Nein, mein Lieber, das, was die Realität bei tatsächlich so gearteten Menschen bietet, das ist damit noch längst nicht eingefangen!« Das Phantastischste, was es gibt, das sind der Mensch und das Leben selber.

Man kann sich das Verrückteste ausdenken – es ist vorgekommen oder wird vorkommen. Potenziert, noch extremer. Nicht, weil es so abenteuerlich kranke Figuren gibt, sondern weil selbst im Durchschnittlichen dies Unternehmen Mensch alle Varianten zuläßt und durchspielt.

Nicht zuletzt aber steht die Frage an: ob man nämlich in bestimmten (!) Fällen einen Menschen nicht eher auf ein totes Geleis schiebt, wenn man ihm sein Stützmittel nimmt, als wenn man es ihm beläßt? Und statt Sucht- oder Stützmittel sollte man in diesem Zusammenhang jetzt überhaupt das »Unübliche«, das »Besondere« sagen. Welches Problem beim Hochbegabten Formen annehmen kann, wie sie dem Gewohnheitsmoralisten vielleicht gar nicht so schwierig erscheinen mögen. Für ihn ist die Welt einfacher. Aber nur für ihn.

Ein recht bekannter Schriftsteller, dessen Namen ich in diesem Zusammenhang natürlich nicht nennen kann, erschien eines Tages bei mir als Patient. Der Grund seines Kommens: er war bisexuell, jedoch mit einer stark überwiegenden Neigung zum Homosexuellen.

Es passierte ihm immer wieder, daß er auf regelrechte Strichjungen hereinfiel. Da er aber ein hohes Qualitätsgefühl, ein sehr ausgeprägtes ästhetisches Empfinden besaß, störten ihn diese Entgleisungen erheblich. Er paßte sich gewissermaßen selber nicht. Seine ganze Unentschiedenheit, seine sexuelle Labilität wurden ihm zum tiefen Unbehagen an sich selbst.

Und er blieb mein Patient für volle vier Jahre. Die Möglichkeit, den Fall überhaupt zu behandeln, ergab sich bei ihm aus einem günstigen Umstand. Man konnte nämlich hier einmal die Entste-

hungsursachen seiner besonderen Neigungen analytisch recht gut herausfinden, freilegen, definieren. Sie lagen in bestimmten Konfliktsituationen seiner Jugendzeit, in seinem Elternhaus, im Verhältnis zu Eltern und Geschwistern und in manchem anderen mehr.
Man konnte versuchen, die daher rührenden Belastungen und Spannungen in speziellen Gesprächen mit ihm zu lösen. Und das glückte schließlich offenbar ausgezeichnet.
Denn eines Tages heiratete er eine ganz reizende Frau, sie bekamen Kinder und führten eine durchaus glückliche Ehe miteinander. Wenn man so will, ein geradezu filmisches Happy-End.
Zehn Jahre später haben wir beide wieder einmal zusammengesessen. Ich kannte so ziemlich alles, was er geschrieben hatte, damals und danach, während er nun von sich aus noch einiges aus seiner Zeit nach der Behandlung erzählte. Und beide stellten wir uns dann die Frage, ob wir heute wieder so handeln würden wie damals. Er, ob er sich wieder in Behandlung begeben würde, wenn er wie heute jetzt die Folgen kennte. Ebenso ich, ob ich in Kenntnis dessen eine Behandlung anraten und übernehmen würde.
Und da haben wir beide gesagt: Nein. Denn womit hatte er das Ganze bezahlt?
Er hatte es bezahlt mit dem Verlust der zauberhaften Anmut seines Schreibens. Das war weg, ausgelöscht. Man konnte ruhig sagen: Der Künstler in ihm war tot. Das war der Preis, den er hatte zahlen müssen.
Er führte jetzt ein untadeliges Leben. Und das heißt, er hatte jetzt die Beschwernis, er hatte die Belastung und Verantwortung zu tragen, die das sogenannte einfache, normale Leben und Familienleben mit sich bringt.
Die ihm eigentlich gemäße Welt aber war etwas erheblich anderes gewesen. Es war jene Grenzzone, jenes nicht ganz Verbindliche, nicht ganz Entschiedene, dieses nie ganz mit vollem Ernst Gelebte. Daher hatte er Charme, Leichtigkeit, jenes spielerische Darüberstehen bezogen.
In dem, was er jetzt schrieb, suchte man all dies vergeblich. Es war biedere Fleißarbeit geworden, die mit einiger Mühseligkeit ihn und die Seinen ernährte. Er war ein Schreiber geworden wie viele andere.
Man könnte entrüstet einwenden, daß hier ja aus einem Tunichtgut überhaupt erst ein vollwertiges Mitglied der menschlichen Gesellschaft geworden war.

Ansichtssache! Ein ganzes Stück Philosophie dazu. Gezeigt werden sollte, wie das Schöpferische in einem Menschen sterben kann, wenn man ihm sein »Klima« und seinen Konflikt auslöscht.

Ein Philosoph prägte einmal den Satz: »Genie ist die höchste Form von Gesundheit.« Ein Satz von geradezu gleißender Schönheit. Als Arzt allerdings müßte ich dem entgegnen, daß die rein medizinische Wirklichkeit meist bedauerlich wenig übrigläßt vom philosophischen Glanz eines schönen Gedankens.

Das Erstaunliche ist nur, daß gerade dieser idealisierende Ausspruch durchaus Gültigkeit besitzt. Jedenfalls nach meiner Erfahrung. Faszinierendes, erschütterndes Beispiel: Jürgen Fehling.

Daß Fehling die letzten dreizehn Jahre seines Lebens ein psychisch schwerkranker Mann war, ist kein Geheimnis geblieben. Man könnte also sagen, daß hier zufällig einmal einiges stimmte von dem, was sich an Nachrichten über einen Großen im Umlauf befand.

Dennoch war es nur die halbe Wahrheit. Und sie bekam durch die andere Hälfte, im Sinne des vorigen Zitats, ein ganz erheblich anderes Gesicht.

Jürgen Fehling litt an einer schweren, im Alter nicht mehr beeinflußbaren Depression. Ebenso aber hat er bis fast zuletzt bewiesen – und man verschüttet kein Pathos, wenn man hinzufügt: er hat es in bewundernswerter Weise bewiesen –, daß er im entscheidenden Bereich dessen, was einen Menschen ausmacht, sich die Gesundheit bewahrt hatte, sich diese Gesundheit buchstäblich nicht hatte nehmen lassen.

Das mag nach allem, was über psychische Krankheiten hier gesagt wurde, recht unwahrscheinlich klingen. Nun, Fehling war eines der bündigsten Beispiele für das, was vorhin als verschiedene Etagen bezeichnet wurde, in denen ein Mensch und sein Leben rangieren. Fehling und sein Leben lagen zweifellos in einer der allerobersten.

Unter Befolgung einer eisernen Ökonomie teilte er seine Kräfte ein zu immer neuer Demonstration seiner letztlichen Unversehrtheit. Er bot damit zugleich wirklich ein Vorbild, wie ein Mensch mit seinem Altwerden und seiner Krankheit zugleich umgehen sollte.

Er konnte zwanzig, zweiundzwanzig Stunden nur dämmern, sich ganz abschließen, sich ganz auf Spargang schalten. Und dies für die eine dreiundzwanzigste Stunde, in der er dann glasklar war. In der er »ganz da« war, vor allem für den einen und einzigen Menschen, für den allein er schließlich noch da sein wollte. Für Joana Maria Gorvin.

Das erforderte eine unendliche geistige Zucht, eine hohe Form des Umgehens mit sich selbst.
Die Kraft dazu ist sogar unter den ganz Gesunden gewiß nicht eben häufig. Vor allem stellen nur wenige überhaupt den Anspruch an sich selbst, derartiges in sich zu mobilisieren. Schon gar heutzutage, da wir uns im Gegenteil immer verbissener an den statistischen Anspruch auf ein hohes, bis zuletzt gleichsam jung gelebtes Leben klammern. Keine Stunde wollen wir abgeben, bei allem noch dabeisein. Obwohl man es sich nicht mehr leisten kann, obwohl man seiner Umwelt damit oft zur Last fällt, weil man nicht merkt, nicht merken will, daß – grob gesprochen – der Motor schon mehr lärmt als läuft.
Wir in der Klinik sind mit Fehling nicht nur glänzend ausgekommen, sondern jeder, ob Schwester oder Arzt, hatte ihn ins Herz geschlossen. Für uns Ärzte war das Arzt-Patient-Verhältnis zu ihm eigentlich gar nicht mehr da. Natürlich versorgte man ihn mit allen medizinischen Notwendigkeiten. Aber im Grunde war er ja ein alter, übrigens großartig aussehender Herr, der bei uns wohnte, den jeder mochte und von dem man es froh war, wenn er sich bei uns wohlfühlte.
Die Zahl der Menschen, denen er noch Zugang zu sich gestattete, schmolz von Jahr zu Jahr. Und mit der gleichen ökonomischen Gründlichkeit bereitete er sich auf die wenigen Ausgänge vor. In diesen von illusionsloser Disziplin errungenen Momenten aber hatte er nicht einmal etwas von seinem herrlichen Witz eingebüßt; wenige konnten wie er Pointen unter schier grausam unscheinbaren Formulierungen verstecken. Wir verwahren in der Klinik eine ganze Sammlung seiner haarfeinen Ironien.
So hatte er einmal noch eine Premiere mitgemacht, als Zuschauer. Ein junger Gast von auswärts spielte die Hauptrolle, einen Helden. Anderntags – wie auch nicht? – wollte er brennend gern Fehlings Urteil über sich hören. Er bekam Erlaubnis zum Besuch, und wir führten ihn ins Zimmer.
Fehling plauderte ganz reizend mit ihm. Bis der Junge mit seiner Frage nicht länger hintanhalten konnte. Also, nach einem etwas gedankenverlorenen Moment schöpfte da Fehling plötzlich tief Atem und hob dann seine Stimme zu ganz überraschender Bedeutungsfülle. »Mein lieber junger Freund«, sagte er, »Sie haben gespielt wie ein ganz guter Schauspieler.«
Beschwingt eilte der jugendliche Held von dannen, ohne – zum Glück – den schlimmen Klartext der tröstlichen Chiffre erahnt zu haben.

Fehling selbst hat man nie »ganz gut« erlebt. Von seinen Tagen opferte er schließlich sogar neun Zehntel, in denen er gar nicht mehr war. Um im letzten Zehntel Fehling sein zu können. Ein Unvergleichlicher.
Eben auch eine höchste Form von Gesundheit ...

20 »WER VON IHNEN KENNT AN SICH SELBST ZWANGSERSCHEINUNGEN?«

Zum Kollegbeginn stelle ich Studenten gern die Frage: »Wer von Ihnen kennt an sich selbst Zwangserscheinungen?«

Eine Zwangserscheinung liegt zum Beispiel vor, wenn man aus einem seltsamen Gefühl der Unsicherheit heraus irgend etwas drei-, vier-, fünfmal nachkontrolliert. Im Schreibtisch des Herrn X. befinden sich einige nicht für jedermanns Auge bestimmte Sachen. Sorgfältig hat er deshalb den Schlüssel im Schloß umgedreht und sich noch einmal vergewissert. Trotzdem dreht er noch mehrmals an der Tür wieder um. Er muß sich von dem überzeugen, was er längst weiß: Der Schreibtisch ist abgeschlossen.

Oder daß man morgens den Tag nicht beginnen kann, bevor man sich nicht genau darüber klargeworden ist: »Was bedeutet dieser Tag für dich? Den wievielten haben wir heute? In welcher Situation befinde ich mich eigentlich, ich mit meinem ganzen Leben?« Und ehe man sich es versieht, ist aus dem Morgen Mittag geworden, und noch immer ist man dabei, sich darüber klarzuwerden – zum tausendsten Male.

Auf die diesbezügliche Frage im Kolleg tritt in der Regel zunächst tiefe Stille ein. Keine Hand regt sich. Woran man leicht etwas ändern kann, indem man jetzt zum Beispiel fortfährt: »Wüßte ich nicht genau, daß mindestens die Hälfte unter Ihnen, meine Damen und Herren, solche Erscheinungen sehr gut kennt, dann würde es sich überhaupt nicht lohnen, vor Ihnen ein Wort über Psychiatrie zu sprechen.«

Zaghaft gehen nun die ersten Hände hoch. Und es werden mit der Zeit recht viele. Das ist dann annähernd eine ehrliche Zahl.

Unter sensitiven Menschen sind seelische Zwänge außerordentlich häufig. In der Fachsprache nennen wir sie »Zwangserscheinungen als neurotische Symptome«.

Man muß hier jedoch gleich anmerken, daß »der Neurotiker« im Sprachgebrauch des Alltags längst eine gänzlich unpassende Inflation erfahren hat (wie überhaupt inzwischen die halbe psychiatrische Fachsprache eine abenteuerliche Einebnung erfahren hat. Man denke nur an den Gebrauch des Wortes »schizophren«. Unlängst las ich die Überschrift: »Die Schizophrenie der Gewerkschaften«. Aber man glaubt gar nicht, um wieviel schwieriger noch dadurch die Verständigung über psychiatrische Probleme gewor-

den ist; bei fast jedem zweiten Begriff muß heute der Arzt, außer im Kollegenkreis, überhaupt erst klären, wovon die Rede ist).
Herr Müller braucht nur durch irgendeine Hartnäckigkeit Ärger zu erregen, schon ist er ein »Neurotiker«. Neurosen sind zum Synonym für auffällig an Geist oder Seele schlechthin geworden.
Psychiatrisch dagegen gilt gerade die Neurose weitgehend nicht als Krankheit. Sondern als ein Fehlverhalten des noch Gesunden. Allerdings mit einer Einschränkung: Zwangsneurosen können sich steigern, können gewissermaßen in einer immer enger werdenden Spirale die Handlungsfreiheit eines Menschen derart eingrenzen, einschnüren, daß der ganze Mensch schließlich wie in einem Panzer gefangensitzt.
Er führt in einem solchen Stadium ein Leben, in dem er buchstäblich nicht mehr von der Stelle kommt. Eine derart verschärfte Situation aber wird vom klassischen Begriff der »Zwangsneurose« gar nicht mehr abgedeckt, sondern erfüllt den Tatbestand einer schweren seelischen Erkrankung. Woran nichts ändert, daß es hierfür noch keine spezielle Bezeichnung gibt, bis jetzt.
Wie entstehen Zwangsneurosen? Nun, eines weiß man hier mit Sicherheit: Ihr Auslöser ist immer in Situationen zu suchen, in denen ein Mensch zum erstenmal einem ganz bestimmten, tiefgreifenden Erlebnis der Verunsicherung ausgesetzt war, dem Schreckgespenst der Nichtbewältigung, des unberechenbar Bedrohlichen, des nicht voraussehbaren Unwahrscheinlichen. Und der moderne Mensch wird jetzt aufhorchen.
Erstmals in unserer Geschichte stehen wir generell bis in privateste Lebensdetails vor zivilisatorischen Umwälzungen, die uns die Angst vor Nichtbewältigungen zum täglichen Gefährten werden ließen. Nur beginnen hier wieder, wie bei jeder Verallgemeinerung, die spezifisch medizinischen Kategorien gleichsam aufzuweichen.
Ganz im Gegensatz zum psychotisch Kranken, beispielsweise, vermag der Neurotiker seine Symptome, seine von Zwängen beherrschte Welt sehr genau zu schildern.
Mehr noch. Er verfügt sogar über eine durchaus selbstkritische Einsicht in das »Sinnlose«, in das Abnorme seiner Zwangshandlungen und baut sogar Sicherungen dagegen auf. So daß man immer wieder versucht sein könnte zu fragen: »Wenn Sie das alles so gut einsehen, warum bringen Sie dann den Willen nicht auf, die unsinnigen Handlungen zu unterlassen? Es hat doch wirklich keinen Zweck, zehnmal das Datum im Kalender zu überprüfen. Es hat doch wirklich keinen Zweck, immer noch einmal zum Wagen

zurückzulaufen, um nachzuschauen, ob man ihn abgeschlossen hat« usw.
Sinn und Zweck hat es keinen, gewiß. Aber der Zwangskranke kann nicht anders. Um keinen Preis. Er vermag bei aller Einsicht nur ebensooft zu wiederholen, daß er dies alles eben trotzdem tut. Denn eben in diesem von keinerlei Logik besiegbaren Zwang manifestiert sich das Neurotische.
Unseren Studenten führte ich einmal einen jungen Mann vor, der schon Patient unserer Klinik war und hier zunächst weiter ganz simpel und drastisch solche Zwänge manifestierte. Zahllose Male täglich in der Klinik mußte er sich vergewissern, daß sich da und dort ein Ausgang befindet, daß hier die Fahrstühle sind, daß sie wirklich funktionieren und so weiter und weiter. Er war sogar ein ausnehmend intelligenter junger Mann, der dann in ganz verblüffend überlegener Manier über seine Zustände sprach – ohne im entscheidenden Moment auch nur mit einer Silbe anders antworten zu können als: »Ich kann nicht anders. Ich muß hingehen und nachsehen. Ich werde sonst einfach so unruhig, so ängstlich, daß ich es nicht mehr aushalte.« Freilich nützte es auch gar nichts, wenn eine Schwester ihm sagte, er solle jetzt einmal schön ruhig in seinem Zimmer bleiben, seine Zeitung weiterlesen, sie werde für ihn die Aufzüge kontrollieren und ihm Bescheid geben. Er machte sich trotzdem selbst auf den Weg.
Schon bevor er zu uns in die Klinik kam, hatte sich seine Unsicherheit zu einem alles beherrschenden Ohnmachtsgefühl gesteigert. Keiner Aufgabe glaubte er mehr gewachsen zu sein. Folge: Innerhalb der letzten Monate wechselte er nicht weniger als zehnmal seine Stellung, in der er sein Studium verdiente.
In einem mag jetzt allerdings ein falscher Eindruck geweckt sein. Das »Ich kann nicht anders« muß beileibe nicht immer so lauten. Es muß sich keineswegs immer in der schlichten Feststellung des Unvermögens, anders zu handeln, erschöpfen. Es läuft nur im letzten immer darauf hinaus. Doch kann man es sehr wohl erleben, daß vor allem der geistig Hochbegabte für seine Zwänge mit Motivationen aufwartet, bei denen man als Arzt zwar immer noch gut erkennen mag, daß sich dahinter eine klare Zwangsneurose verbirgt. Bei denen aber im übrigen sogar der »Philosoph von Fach« nicht mehr abzustreiten vermag, daß es sich bei diesen Motivationen zumindest außerdem (!) auch noch um ein echtes Problem im philosophischen Sinne handelt. Was schrecklich übertrieben klingt, vielleicht. Nur sind hier eben wieder das Leben und der Mensch Lieferant von ungewöhnlich erscheinenden Fällen.

Eines Tages war ein sehr begabter Maler als Patient zu mir gekommen, weil er immer wieder in Zustände geriet, in denen ihn seine Zwänge bis an die Grenze der Lebensfähigkeit einklammerten. Grundlegender Bestand seiner Zwangsneurose war ein ganz tiefgehender Zweifel, ein ganz tiefes Mißtrauen gegenüber aller Realität. Ist alles wirklich so, wie es uns erscheint? Ist alles wirklich so, wie wir es in unserer Sprache wiedergeben? Die Möglichkeit, in diesem Sinne einer fortwährenden Täuschung zu unterliegen, beunruhigte ihn unausgesetzt.
Man mag schon hier mit der Frage einspringen, was ein solcher Mensch beim Arzt zu suchen habe. Auch Kant sei von derartigen Zweifeln geplagt gewesen. Und wie könnte denn die Beschäftigung mit solchen Problemen die Lebensfähigkeiten schmälern? Läßt der Mann oft sein Essen unberührt? Schläft er wenig? Die Lebenswege der Größten stehen voller nichtgegessener Mahlzeiten und laufen durch zahllose nichtgeschlafene Nächte. Das aber sei doch etwas ganz anderes. Oder verweigere der Mann die Nahrung, weil er an der so gearteten Realität von Beefsteak zweifle?
Eben dies. Nur darf man jetzt wiederum nicht folgern, der Herr gehöre überhaupt schleunigst hinter »Schloß und Riegel«, er sei total wahnsinnig. Wie auch der Philosoph den Finger heben mag zum Hinweis, daß das Realitätsproblem, auch so gesehen, durchaus nicht zu verachten sei.
Doch nehmen wir den Fall selbst: Jener Maler mit seinen Realitätszweifeln führte unter anderem ständig ein dickes Notizbuch bei sich. Die Seiten des Buches waren mit Eintragungen dicht übersät. Doch handelte es sich nicht um Aufzeichnungen schriftlicher Natur. Eben das nicht: lauter zum Teil winzige, aber gut erkennbare Bilder.
Die Bildchen besaßen keinerlei künstlerischen Wert und waren in keiner derartigen Absicht – etwa als Skizze – angefertigt. Es ging um ganz anderes.
So hatte er zum Beispiel an einem Tag einen ganz bestimmten Bahnhof aufgezeichnet, daneben eine Uhr, deren Zeiger auf Zwölf standen. Darunter war ein Château abgebildet und hierunter noch eine Schüssel mit einem gebratenen Hähnchen.
Das Ganze bedeutete: Um zwölf Uhr Abfahrt vom Bayerischen Bahnhof in L. zur Einladung auf dem Gutshof der Familie S. zum Mittagessen. Also eine informative Gedächtnisstütze, wie sie sich wahrlich einfacher mit wenigen Stichworten hätte hinschreiben lassen.
Warum schrieb er es nicht hin? Eben! Sein Mißtrauen gegen die

Realität gipfelte in einer unüberwindlichen Aversion wider die von Menschen geschaffenen künstlichen Informationssysteme; also Wort und Schrift. Mißtraute er dem Anschein der Dinge, so erst recht der abstrakten Aussage über sie. Zumal ja das geschriebene Wort ein doppelter Umsetzungsprozeß im Abstrakten ist.

Wieder mögen einem Zweifel kommen. Oder auch Neugierde. Die künstlerische Begabung dieses Zwangskranken stand außer Zweifel. Desgleichen seine Intelligenz. Dennoch konnte man fragen, ob speziell in den Problemstellungen, in denen sich seine Zwänge manifestierten, gedankliche Qualitäten lagen, die auch einen Philosophen im strengen Sinne herauszufordern vermochten. Oder bescheidener angesetzt: Was überhaupt würde passieren, konfrontierte man diesen Mann mit Philosophen vom Fach?

Nun, es geschah nicht nur mit diesem Patienten. Etliche andere, zum Beispiel auch zentrale Sprachstörungen (Aphasien) kamen auf meine Bitte mit ins philosophische Seminar meines Freundes Arnold Gehlen, damals junger Privatdozent bei Driesch in Leipzig.

Es zeigte sich, daß eine von Zwängen ausgerichtete und genötigte Intelligenz dem Professional ein hochinteressanter Gesprächspartner sein kann. Hohe Grade immer vorausgesetzt, vermag eine solche Intelligenz im Umgang mit dem Abstrakten eine Art produktiver Spitzfindigkeit zu entwickeln, eine Art Akrobatik, wie man sie jetzt durchaus ohne die leicht negative Bedeutung dieser Bezeichnung verstehen darf.

Realiter: An die Stelle des Geständnisses »Ich weiß, das ist Unsinn« mit dem Zusatz »Aber ich kann nicht anders« rückt bei Menschen entsprechender Begabung nicht selten eine Sinn-Behauptung. »Ich kann nicht anders, weil . . .!« Und dem folgen nun Motivationen, deren originelle Aspekte nur die eine Seite sind.

Die andere: Sie sind auch im Philosophischen mitunter derart durchdacht, daß die Akademiker mehr als einmal – in bezug auf diese Diskussionen darf man es wohl so ausdrücken – ihren hellen Spaß, ihr hohes professionales Interesse und Vergnügen daran hatten. Und nicht ohne Staunen ging man solchen »zwangsinspirierten« Motivationen bis in ihre äußersten Verästelungen und Konsequenzen nach. Es gab da Gedankengebäude von beträchtlicher philosophischer Qualität, in ihrer Architektur zwar oft von skurriler Statik, aber dennoch keineswegs so leicht oder überhaupt zum Einsturz zu bringen. So daß man manches Mal statt einem »Ich kann nicht anders« unversehens einem in sich theoretisch gleichsam bis zum i-Tüpfelchen gerechtfertigten »Man darf gar nicht anders« gegenüberstand.

Eine der besten Proben lieferte darin eben jener Maler. Seine philosophischen Zweifel an den abstrakten Systemen – schon vom Ansatz her unwiderlegbar – verfocht und rechtfertigte er glänzend und »fehlerfrei«. Wodurch eben besonders gut herauskam, wie der »Fehler« beim Zwangskranken sowieso und immer ganz woanders liegt: im Verhalten. Denn ein logisch noch so gut motiviertes Zwangsverhalten bleibt selbstverständlich ein Fehlverhalten. Wie sehr immer Zweifel an Sprache und Schrift berechtigt sein mögen, der von Zwängen freie Mensch handelt nach der Erfahrung, daß er beide Systeme im Alltag braucht und auch ruhig gebrauchen kann. Ob sie im höheren Sinn zweifelhafte Instrumente darstellen, steht eben auf einem anderen Blatt, dessen Postulate nicht für den Kauf von ein paar Brötchen gelten. Erst der Zwang führt zu solchen »hyperlogischen«, pedantischen Transaktionen von Übergeordnetem auf Untergeordnetes, von Abstraktem auf Konkretes.

Diese Klippen können auch dem »Zwangsphilosophen« sehr wohl bewußt sein. Jener Maler war sogar eines durchaus ironischen Verhältnisses zu seiner Philosophie fähig. Um die Reichweite seiner Vorstellungen noch zu verdeutlichen, schrieb er in Gehlens Seminar folgendes an die Tafel: »Der Rock ist grün.« Und darunter schrieb er: »Dies ist ein Satz mit einem Punkt.« Dazu meinte er: »Wenn ich jetzt den unteren Satz vom oberen abziehe, erhalte ich den Sinn.«

Er verfügte also zusätzlich über einen höchst hintergründigen, amüsanten Umgang mit seiner Krankheit. Und man kann sich unschwer vorstellen, zu welch köstlichen Disputen es zwischen ihm und den jungen Philosophiestudenten kam.

Gut. Bis hierhin hört sich das alles recht unterhaltsam und originell an. Die Kehrseite: Was macht ein Mensch, der sich nun nachgerade nicht mehr aus dem Haus, nicht einmal mehr an die Arbeit wagt, bevor er nicht in der vom Zwang vorgeschriebenen Weise über jedes Detail jedes seiner nächsten Schritte derart »reale Gewißheit« erreicht hat?

Um eine Vorstellung zu erlangen, wie es im Innern eines solchen Zwangskranken aussieht, muß man sich nur klarmachen, daß es ja leider auch in unserer vertrauten Alltagsumwelt Ordnungssysteme genug gibt, in denen die Ordnung alles überwuchert.

Zwangskranke sind nach diesem gleichen Prinzip Menschen mit einer sozusagen maßlos übersteigerten Bürokratie ihres Innendaseins. Wo andere zügig und frei entscheiden, haben sie jeden Gedanken zu einem Entschluß gleichsam einem ganzen Ministerium

intellektueller Kontrollinstanzen in sich vorzulegen. Das eine kontrolliert das andere und so fort bis ins Unendliche; sprich: bis zur totalen Entschlußunfähigkeit, möglicherweise.
Jörg Hansen bei uns hat übrigens ähnliche Symptome auch bei dem genialen Maler Paul Klee und anderen aufgezeigt. Paul Klee war ein minuziöser Archivar seiner selbst; ein Mensch, der jede Minute seines Lebens unter Kontrolle haben wollte. Wobei die Unmöglichkeit einer befriedigenden Durchführung solcher »Programme« natürlich schwerste Konflikte auslöst. (Inwieweit das speziell bei Klee der Fall war, ist mir allerdings nicht bekannt.)
Ein weltberühmter, heute noch lebender amerikanischer Schriftsteller schrieb eine ganze Abhandlung über seine Bemühungen, ein praktikables System zu entwickeln, das es ihm gestatten sollte, buchstäblich von Augenblick zu Augenblick ein genaues Stichwort-Tagebuch seines Lebens zu führen. Auch dies ein Zwang zur pausenlosen Selbstvergewisserung und Selbstfixierung. Wobei man sich nicht täuschen lassen darf: auch die künstlerisch außerordentlich eindrucksvolle Motivation für dieses Vorhaben zur größtmöglichen Annäherung an die eigene Wirklichkeit stellt nur den Vorwand für das Zwangsverhalten dar. Ein von Zwängen freier Künstler würde ein derart minuziös fixiertes Leben allenfalls zum Objekt seiner Kunst machen, es zum Beispiel in einem Roman beschreiben; aber niemals ein solches systematisch belauschtes Leben selbst zu führen versuchen.
Auch bei Kierkegaard, bei Strindberg und in gewissem Sinne auch bei Kafka finden sich Züge einer ausgesprochen neurotischen Verunsicherung gegenüber der Realität.
Solche Risse oder Sprünge im bisher selbstverständlichen Bezug und Reagieren zur Wirklichkeit entstehen meist kurz vor, während oder in den Jahren nach der Pubertät. Also in der Zeit, in der dem Menschen seine Stellung zur Umwelt, die Notwendigkeit einer Stellungnahme zur Wirklichkeit bewußt wird und er in dieser Bewußtheit erstmals mit der Übernahme echter Lebensaufgaben Entscheidungen zu treffen hat. Erst mit dieser Bewußtheit wird der Mensch im eigentlichen Sinne »konfliktreif«.
Situationen, die in diesem menschlichen Entwicklungsstadium die typischen Verunsicherungen hervorrufen können, stellt man sich nun gern als irgendwie sehr bedeutsame Momente vor. Das sind sie auch. In ihren Auswirkungen. Die Situation selbst, die Umstände, müssen es mitnichten sein. Es kann sich sozusagen um ein vergleichsweise sehr triviales Arrangement des Schicksals handeln. Um, wie man sagt, »nichts Besonderes«.

Da fährt eine Zwölfjährige einen abschüssigen Weg, den hohe Bäume dicht an dicht säumen, mit dem Fahrrad hinab. Es ist der gewohnte Weg zur Schule, und in diesem Alter macht Tempo unbesorgte Freude. Sie saust also ganz gehörig. Unten aber, plötzlich, steht ein kleines Kind mitten in ihrer Fahrbahn.

Den Zusammenstoß hat sie gerade noch vermieden. Aber – ja, kann es nach überstandenem Schrecken hier noch ein Aber geben? Nach einer derart alltäglichen, doch völlig »hintergrundlosen« Begebenheit? So was erzählt man den Klassenkameradinnen und abends noch zu Hause, allenfalls, und dann ist es abgetan.

Eben nicht, mitunter. Mich konnte zwar nie eine ziemliche Skepsis verlassen, wenn man sah (und sieht), wie manche Analytiker noch – pardon – aus jeder Minimal-Episode die ursächliche Essenz eines Komplexes herausdestillieren und somit, ich kann mir nicht helfen, wirklich oft »alles mit allem« erklären – aber in diesem Fall hier waren Ursache und Wirkung retrospektiv einmal mit hinreichender Sicherheit zu erkennen, wie ich meine.

Jene Schrecksekunde auf dem Fahrrad – sie liegt inzwischen Jahrzehnte zurück – hat einem eben erwachenden Bewußtsein klargemacht, wie das Leben aus Momenten besteht, die kaum überschaubare Konsequenzen in sich tragen. »Wenn ich das Kind überfahren hätte . . .« Zum erstenmal diese Erkenntnis, zu der ein hochsensibler Mensch keinen gesunden Abstand mehr fand.

Heute ist dieses Mädchen eine ältere, feinsinnige Dame, die seit Jahrzehnten in meiner Behandlung steht. Man darf sie das Schulbeispiel einer Zwangsneurose nennen.

Das heißt, in ihrem Leben geschah und geschieht seither nichts mehr, kein Gefühl, keine Wahrnehmung, kein Gedanke, keine Handlung, die nicht von Zwängen begleitet wären. Alles und jedes noch einmal tun, um aus der Verunsicherung gegenüber allem Einmaligen herauszukommen. Denn in allem und jedem argwöhnt sie jenen unübersehbaren Konsequenzenreichtum. »Dies ist passiert. Was wird daraus . . .?« Man weiß es nicht. Folglich muß alles rekonstruiert, in Gedanken noch einmal durchgespielt werden. Das »Wir werden ja sehen, was daraus wird«, gibt es nicht. Unmöglich. Denn was passiert, wenn wir es nicht sehen?

Das nahm Formen an, vergleichbar mit einer anderen Kranken, die ich in Leipzig kennenlernte. Deren Tage sahen schließlich so aus, daß sie abends noch mit dem Aufstehen beschäftigt war. Abends noch war sie mit ihrer Toilette beschäftigt, immer und immer wieder unterbrochen von Einfällen, von Dingen, die sie erst noch nachsehen, untersuchen, klären, durchdenken mußte.

Das ist es, was ich mit jenem Leben meine, das buchstäblich nicht mehr von der Stelle kommt. Wobei man sich ausdrückliche Hinweise auf das Qualvolle eines solchen Lebens wohl sparen darf.
Typisches Kennzeichen einer solchen fast einzementierten Lebensweise ist unter anderem eine bestimmte Art der Berichterstattung. Da erzählt eine Sekretärin eine vollkommen nebensächliche Begebenheit: »Mein Chef hat mir gestern gesagt, ich solle die Fernschreibbänder im Nebenraum abgeben. Das heißt vielmehr, er hat gesagt, legen Sie die Bänder dort in den Kasten, der auf dem Regal steht. Oder nein, pardon, stimmt nicht, er hat gesagt, legen Sie sie dort in das mittlere Fach vom Schrank, in dem auch die Meldungen vom Vortag liegen – nein, ins untere Fach, einfach dort ins untere Fach, oder – halt, jetzt erinnere ich mich überhaupt. Er hat gesagt, legen Sie die Bänder neben meinem Schreibtisch in den Kasten auf dem Fensterbrett, und sagen Sie im Nebenraum Bescheid, daß sie dort liegen.«

Man behaupte nicht, das gäbe es nicht. Man muß nur einmal darauf achten, und man wird erstaunt sein, wie häufig man Menschen mit solchen rhetorischen »Zwangszöpfen« begegnet. Die Realität muß in dieser Zwangsform bis in jede Nuance hinein wiederholt werden. Man muß sich ihrer gänzlich versichern.
Damit ist man beim Entscheidenden: Eine Realität kann nämlich gar nicht wiederholt werden. Das, was hinter den Zwängen steht, das, was damit gemeint ist, existiert überhaupt nicht.
Alle Zwänge haben in sich diese Struktur, daß stets ein Irreales gemeint und in die Realität transponiert wird. So wie es am Beispiel des Malers besonders deutlich wurde. Und da solche Konflikte in der Sache un lösbar sind, wird jeder Zwang unendlich.
Das Schlimme: Ein solches Geschehen absorbiert einfach gesagt natürlich eine ganz erhebliche Menge an Antriebsenergie. Diese Energie geht nun für das tatsächliche Leben verloren. Der Zwang wird immer größer, er verhärtet sich; was übrigbleibt, Kraft, Spielraum, wird immer weniger. Die Spirale wird enger und enger. Es ist eine Fesselung, die in totaler Bewegungsunfähigkeit enden kann. Und zwar durchaus im wörtlichen Sinne.
Wir hatten eine Zwangskranke, die aus einer in ihrer Furchtbarkeit wirklich schon kaum mehr überbietbaren Situation zu uns gebracht wurde.
Sie war die Inhaberin einer gutgehenden Musikalienhandlung. Sie hatte das Geschäft nach dem Tode ihres Mannes übernommen und selbständig weitergeführt.

In dieser Musikalienhandlung gab es eine halbhohe Treppe, die zu einem dahinter gelegenen Kontorraum führte. Und hier saß sie und hatte diesen Raum seit vollen achtzehn Jahren nicht mehr verlassen. Schließlich war sie nicht einmal mehr zu bewegen, auch nur vom Sessel aufzustehen, mit allen Konsequenzen hygienischer und sanitärer Art. Einem glücklich Gesunden mag hier schon die Phantasie versagen.
Als Arzt darf man jetzt jedoch ein wichtiges Problem nicht übersehen. Zwänge zeigen immer an, daß hier ein Mensch ist, der in seiner tiefen Verunsicherung versucht, sich ein Gerüst zu bauen, ein Gerüst, um gleichsam im Wind der Welt und des Lebens sich aufrechthalten zu können. Womit der Arzt oft vor einer schwerwiegenden Entscheidung steht. (Besser wäre übrigens zu sagen, »es« baut sich ein Gerüst auf, nicht er baut auf.)
Hält sich der Zustand des Patienten nämlich in lebensfähigen Grenzen, dann fragt es sich sehr, ob man diesem Patienten sein Stützgerüst nehmen, ob man ihn also heilen soll. Man muß sich fragen, ob nach einer Behandlung die ganze Angelegenheit nicht auf eine »Heilung« in Anführungsstrichen hinauslaufen wird.
Um bei dem Bild eines Gerüstes zu bleiben: es fragt sich eben sehr, ob die einengende Wirkung des Gerüstes schon derart ist, daß ein Abbau unbedingt geraten erscheint. Baut man es nämlich ab, ist durchaus die Gefahr gegeben, daß der Patient dank der wiedergewonnenen Bewegungsfreiheit zwar wieder laufen kann, es sich dabei dann aber um eine Art Leerlauf handelt. Denn im Eigentlichen handelt es sich bei einer Heilung ja darum, daß man dem Patienten die Unsicherheit nimmt, daß man ihm den Konflikt, eine ganz bestimmte Auseinandersetzung mit dem Leben löst. Auflöst. Ein derart reibungsloses Leben kann dann aber in eine zwar schmerzlose, aber in ihrer Leere auch wieder tragische Lebensform münden.
Das wird noch besser verständlich, wenn man das ganze Problem in seiner verschärften Form betrachtet: wenn es sich bei dem Patienten um einen Hochbegabten, sagen wir wieder, um einen Künstler handelt.
Künstler führen zwar oft einen besonders »gefährlichen Lebenswandel mit der Realität«. Was aber bleibt als Stimulans für seine Kunst übrig, was an Aus- und Einblicken in das Leben, in die Menschen, wenn man ihm seinen gefährlichen, stützungsbedürftigen, zugleich aber auch schöpferischen Standpunkt nimmt? Holt man ihn da weg, heilt man ihn, können auch Aus- und Einblicke unmöglich geworden sein. Kurzum, eine Heilung kann einem

Künstler seine Kunst buchstäblich unmöglich machen. Nämlich ähnlich, wie wir es im Falle des homosexuellen Schriftstellers gesehen haben.

Bei dem ganzen Problem stößt man letztlich immer wieder auf die falsche Vorstellung, am besten sei der Mensch daran, der problemlos lebt. Man darf ruhig sagen: Nichts ist falscher. Die Risse und Sprünge in der »Kugel Mensch« geben erst die Anstöße zu Überbrückungen, zu Verstehen und Begreifen. Wären die Kugeln glatt wie Billardbälle, dann gäbe es nur Abgestoßenwerden und gerade kein Hinüber zum anderen und zu sich.

Alles irgendwie Bedeutsame im Leben, auch die Kraft, die einer entwickelt, die Erfahrungen, die einer sammelt, die Dinge, die einer tut, schafft, bewältigt – sofern es sich eben nicht nur um pure-sture Erledigung von Aufträgen handelt – das alles stammt aus Problemen, aus den Reibungsflächen des Lebens. Das alles ist das Leben.

Freilich, artet das Problematische zum Überproblematisieren, zum echten Zwang aus, gilt es im obigen Sinne abzuwägen. Andrerseits hoffe ich, diese Schilderungen führen nicht dazu, daß der Leser sich selbst nun ängstlich auf »Zwangsneurosen« hin untersucht. Auch hier ist es wie so oft: Vieles sieht so aus, als ob . . .

Anzufügen wäre noch: Auch bei Kindern sind zwangsneurotische Erscheinungen möglich. Obwohl sie sich hier natürlich noch nicht in jenen bewußten und oft geradezu lebensphilosophischen Bereichen abspielen. Sie treten besonders bei den sogenannten milieugeschädigten Kindern auf. Also bei solchen, denen eine heruntergekommene Umgebung bereits schwere seelische Verletzungen in ihrer Kontaktaufnahme zur Umwelt zugefügt hat; so daß oft lebenswichtige Kontakte verweigert werden.

Zum erstenmal war ich als psychiatrischer Gutachter allein in einem Verfahren in Köln vor Gericht. Es handelte sich um ein »Tötungsdelikt in der Intimsphäre« (Rasch). Aus guten Gründen erinnere ich mich noch an alle Einzelheiten. Angeklagt war ein Mann, der seine Frau getötet hatte. Und zwar wies die Leiche nicht weniger als siebzehn Messerstiche auf. Diese Anzahl von Verletzungen ließ kaum auf einen wohlüberlegten, kaltblütigen Anschlag schließen. War der Täter krank? Was hatte den Mann in so furchtbare Raserei versetzt, daß er siebzehnmal zustach?
Die Kölner Klinik bekam den Täter zur psychiatrischen Untersuchung, und so erfuhren wir die näheren Umstände. Sie erklärten das Geschehene in überreichlichem Maße.
Der Mann war von seiner Frau betrogen worden, noch und noch. Er hatte von ihr eine Gonorrhoe und eine Syphilis akquiriert. Und eines Tages verließ sie ihn, auch dies sozusagen auf besonders gründliche Weise: Sie räumte die gesamte Wohnung aus und schaffte Mobiliar sowie sonstige Habseligkeiten in eine neue Unterkunft, die sie sich besorgt hatte. Als der Mann abends von der Arbeit nach Hause kam, stand er buchstäblich vor leeren Wänden.
Er wußte, wo ihre neue Wohnung lag. Und er begab sich dorthin. Nachdem er fast die ganze Nacht hindurch gewartet hatte und der Morgen graute, fuhr ein Taxi vor. Ihm entstieg die Gesuchte, begleitet von einem Taxichauffeur, von dem sie sich an der Haustür noch sehr zärtlich verabschiedete. Ihr Mann aber stand im Dunkeln hinter der Tür und beobachtete die Szene.
Als die Frau die Tür öffnete, geschah es. Er stürzte sich auf sie. Siebzehn Messerstiche waren die Folge dieses so lange ertragenen Martyriums.
Blieb nunmehr die Frage: Warum hatte der Mann all dies derart lange hingenommen?
Noch vor der Gerichtsverhandlung stellte ich den Probanden den Mitarbeitern der Kölner Klinik vor. Und zwar präsentierte ich ihn nicht als einen psychiatrischen Fall. Sondern als einen »Fall von Liebe«.
Das war er nämlich. Ein Fall von Liebe bis zur restlosen Hörigkeit. Liebe bis zu jenem Moment, da aus einem schwachen Herzen kurzschlußartig das maßlose Herz eines Mörders wird.
Und eben hierin war es ein so eminent typischer Fall. Hier spielte

genau jene Schwäche eine so wesentliche Rolle, wie man ihr besonders bei Tötungsdelikten in der Intimsphäre immer wieder begegnet: Der Mangel an konfliktverarbeitender Kraft führt eines Tages übergangslos zur alles vernichtenden Explosion.
Solche Katastrophen geschehen nicht beim brutal robusten, sondern bei schwachen Menschen. Der Schwache unternimmt lange nichts, meist sogar nie etwas. Er »steckt alles ein«. Jedoch, wenn dann doch einmal etwas geschieht, geschieht es über alle Maßen.
Das sind also Menschen, denen es gewissermaßen an dosierbarer Kraft fehlt. Ihnen bleibt nur das »alles oder nichts«. In krankhafter Weise verhielt es sich so bei dem US-Oberleutnant Werner, dessen Mordprozeß im vierten Kapitel beschrieben wurde.
Bei jenem Mann in Köln konnte von einer Krankheit keine Rede sein. Das, womit man es hier zu tun hatte, war ein menschlich-allzumenschliches Unvermögen. Der Mann war also durchaus zurechnungsfähig. Und sein Schicksal bewegte uns natürlich doch sehr, der Mann war völlig gebrochen, wahrhaftig nur noch ein Häuflein Elend. Mit dem Verlust seiner Frau hatte für ihn das Leben jeglichen Sinn verloren.

Vor Gericht nun lief die Angelegenheit folgendermaßen ab: anwesend war auch ein alter Medizinalrat. Er hatte, wie ich, den Täter untersucht und besaß jetzt in der Abgabe seines Gutachtens natürlich den Vortritt. Er war übrigens ein ungemein gebildeter alter Herr und Junggeselle, den wir sehr verehrten. Zu seinem Besitz gehörte auch eine vielbewunderte Bibliothek und eine herrliche Sammlung alter Porzellane. Als Gutachter war er eine weithin bekannte Figur.
Vom Vorsitzenden des Gerichts aufgefordert, sein Gutachten abzugeben, erhob sich der Herr Medizinalrat jedoch nur andeutungsweise. Dazu lüftete er leicht seine Gelehrtenbrille und verlautbarte: »Ich bitte, meinen jungen Herrn Kollegen zuerst sprechen zu lassen.« Eine sehr kollegial-ritterliche Geste.
Also sprach ich, und zwar mindestens anderthalb Stunden lang, mit aller Wärme und Hingabe für diesen unglückseligen Angeklagten. Dem Gericht und eigentlich aller Welt klarzumachen, daß man es hier mit der unerhört leidvollen Überforderung eines Menschen zu tun hatte, vor allem auch klarzumachen, was hier im psychischen Sinne mit dem Wort »leidvoll« gesagt sein sollte – all das erschien mir in dieser Situation nachgerade als die heroische Aufgabe meines Lebens. Außerdem war es meine Premiere als Gutachter; ich gedachte sie mit Glanz zu bestehen.

Als ich, einigermaßen erschöpft, geendet hatte, forderte das Gericht den Medizinalrat abermals zum Wort auf. Und wieder lüftete er nur leicht die Brille und erklärte: »Ich habe den Ausführungen meines jungen Herrn Kollegen nichts hinzuzufügen.«
Ich muß gestehen, ich platzte innerlich vor Stolz. Während sich das Gericht zur Beratung zurückzog, schlenderte der Medizinalrat auf den Korridor hinaus, und ich folgte ihm rasch. In höchst eitler Absicht. Ich wollte noch ein persönliches Wort von ihm zu meinem Auftritt hören.
Er merkte meine Nähe, blieb stehen, drehte sich langsam nach mir um und sah mich mit einem prüfenden Blick an. Dann fragte er mit trockener Stimme: »Hören Sie mal, verehrter Herr Kollege, kennen Sie eigentlich schon das neue Buch über die Eiszeit?« Während ich ihn verdutzt anblickte, fügte er hinzu: »Sollten Sie lesen, dieses Buch – sehr sehr interessant!« Womit er sich umwandte und seinen Marsch über den Korridor fortsetzte.
Völlig gebrochen kehrte ich in die Klinik zurück. Dort erzählte ich die Episode meinen Lehrern, Professor Aschaffenburg und Kurt Schneider. Und die lachten einfach Tränen. So daß ich schließlich mitlachen mußte. Die Lehre aber, die mir der alte Herr auf so amüsant-unerbittliche Weise erteilt hatte, kann man nur als überaus beherzigenswert bezeichnen. Sie heißt: Der psychiatrische Gutachter hat sich vor Gericht nicht zu entflammen wie ein jugendlicher Held und Liebhaber. Der psychiatrische Gutachter hat vielmehr mit kühlem Sachverstand dem Gericht zu dienen. Und sonst?
Sonst nichts.
Niemals also darf er in die Rolle des Mitbeteiligten verfallen. So daß es hier einmal gestattet sei, angehenden forensischen Psychiatern den ausgezeichneten Rat weiterzugeben: Lesen auch Sie, meine verehrten jungen Herren Kollegen, das neue Buch über die Eiszeit. Das Buch veraltet nie. Immer auch an den alten, bösen Satz denken: Welcher Sachverständige hört sich nicht selber gerne reden!
Nachzutragen wäre das Urteil in jenem Prozeß. Der Angeklagte erhielt zwölf Jahre Zuchthaus. Und diese Entscheidung, in der man vergeblich nach einer Wirkung meiner anderthalbstündigen Entflammung sucht, entsprach in jeder Hinsicht dem damals geltenden Recht. Denn ein »Fall von Liebe« – wie anrührend auch immer – ist nun einmal kein die Schuld ausschließender Umstand; wenigstens nicht nach unserer Rechtsauffassung und nicht nach der Strenge, die damals herrschte. (Die Franzosen zum Bei-

spiel denken hierin anders. In der französischen Rechtsprechung kann Eifersucht durchaus als ein erheblich strafmildernder, weil an Unzurechnungsfähigkeit grenzender Umstand anerkannt werden; eine gewiß durchaus sachliche Entsprechung des französischen Temperaments.)
Mit der forensischen Psychiatrie und ihren ungemein weitläufigen und bedeutsamen Problemen kam ich schon während meiner Studienzeit in enge Berührung. Das verdanke ich in erster Linie Aschaffenburg, von dem ich schon erwähnte, daß er sich als einer der ersten den Problemen der sozialen Bindungen einer Täterpersönlichkeit, dem Verhältnis von Gesellschaft und ihrer Kriminalität, sowie dem Problem der Resozialisierung zuwandte. Und mehr als einmal auch hat Aschaffenburg mit seinen psychiatrischen Gutachten großes Aufsehen erregt.

Das gilt vor allem für den berühmten Fall Hau in Baden-Baden, einem Prozeß, in dem Aschaffenburg mit seinem Gutachten überhaupt einen gewissen Markstein in der Geschichte der forensischen Psychiatrie setzte. Die Probleme, die der Prozeß aufwarf, wurden damals leidenschaftlich diskutiert. Auch hat das spätere Schicksal des Angeklagten Hau die ganze Diskussion noch einmal auf sensationelle Weise entfacht. (Übrigens verwertete Jakob Wassermann das Geschehen in seinem berühmt gewordenen Roman »Der Fall Maurizius«.)
Hau, ein angesehener Rechtsanwalt, war angeklagt, seine Schwiegermutter erschossen zu haben. Die Beweise der Anklage stützten sich jedoch ausschließlich auf Indizien. Es gab für die Tat keinen einzigen Zeugen. Und Hau selbst behauptete immer wieder, daß er von der ganzen Sache nicht das geringste wisse. Er habe keinerlei Kenntnis von all dem, was ihm die Anklage zur Last lege.
Gewiß, das beteuern viele Angeklagte. Darum erregte es ungeheures Aufsehen, als ein Mann wie Aschaffenburg mit einem Gutachten auftrat, aus dem hervorging, daß die Beteuerungen des Angeklagten – glaubhaft seien. Denn wie Aschaffenburg vor Gericht ausführte, war er zu der Überzeugung gekommen: Wenn Hau der Täter war, dann mußte er die Tat in einer Art Dämmerzustand begangen haben. Er wisse also tatsächlich nichts von seinem tödlichen Schuß.
Meiner Unterrichtung nach hatte noch nie zuvor ein Wissenschaftler vom Range Aschaffenburgs eine derartige Auffassung vor Gericht vertreten. Und daß ein solcher Dämmerzustand bei einem

ansonsten gesunden Menschen überhaupt möglich sei, rief damals nicht nur großes Staunen und Kopfschütteln hervor.
Hier wurde also von einem erfahrenen Mann seines Fachs eine Form von Unzurechnungsfähigkeit inthronisiert, die natürlich für die gesamte Rechtsprechung ungeheure Folgen haben mußte, wenn man sie als tatsächliche Möglichkeit menschlicher Zustände und Verhaltensweisen akzeptierte.
Nun, das Gericht akzeptierte sie nicht. Man konnte sich nicht entschließen, Aschaffenburgs These zu folgen; zumal ein nicht minder angesehener Kollege, Professor Hoche, sie bestritt. Hoche vertrat die Meinung, der Angeklagte sei voll zurechnungsfähig und biete keinen Anlaß zu der Annahme, daß er – falls er die Tat beging – jetzt nichts mehr davon wisse.
Rechtsanwalt Hau wurde auf Grund der Indizienkette, die das Gericht als beweiskräftig ansah, zu vielen Jahren Zuchthaus verurteilt.
Damit jedoch sollte der Fall noch nicht beendet sein. Hau verbüßte die über ihn verhängte Zuchthausstrafe achtzehn lange Jahre. Der Verurteilte blieb übrigens während dieser ganzen Zeit intensiv geistig tätig. Er besaß eine hohe Bildung, arbeitete an Übersetzungen und juristischen Problemen.
Nach seiner Entlassung kam Hau sogar noch einmal nach Köln und besuchte Aschaffenburg. Bis zum Schluß bestritt er, daß er der Täter sei, beziehungsweise von der Tatausführung etwas wisse. Wenig später nach diesem Besuch brach Hau zu einer Reise in den Süden auf. Und unterwegs geschah dann die letzte dunkle Sensation: Hau stürzte sich aus dem fahrenden D-Zug. Aus Verzweiflung, Verwirrung? Eine letzte Demonstration der Unschuld? Es wird nie mehr zu klären sein.

Übrigens hatte es während des Hau-Prozesses noch eine beträchtliche Aufregung gegeben, und zwar wegen einer kurzen Szene, die einem heute als Ursache für soviel Lärm absonderlich vorkommen mag: Hoche, der andere Gutachter in diesem Prozeß, gab im Schwurgerichtssaal Hau die Hand.
Zu damaligen Zeiten erschien ein solcher Umgang mit Angeklagten – hier war es noch dazu ein des Mordes Angeklagter – als etwas geradezu Ungeheuerliches.
Prozeßbeobachter telegrafierten den »Zwischenfall« sofort in alle Welt hinaus mit dem bezeichnenden Kommentar, der psychiatrische Gutachter halte Hau offenbar für unschuldig; anders vermochte man sich diese Spontaneität nicht zu erklären.

Nun hielt, wie erwähnt, im Gegensatz zu Aschaffenburg, Hoche den Angeklagten keineswegs für unschuldig. Auch hätte es ihm ganz gewiß ferngelegen, seine Meinung mit einer solchen Demonstration einzuleiten. Vielmehr lag ihm, hierin ähnlich wie Aschaffenburg, eine betont humane Haltung immer sehr am Herzen; die Geste spielte in dieser Situation wohl auch auf die bekannte Voreiligkeit an, im Angeklagten schon einen halbwegs Verurteilten zu sehen.

Heute wäre eine solche Geste wohl eher entbehrlich, in bezug auf die Gerichte; Ausnahmen seien dahingestellt. An der Zeit hingegen wäre es, sich Gedanken zu machen über eine häufig geübte publizistische Praxis – ich meine den Umstand, daß oft schon ein relativ vager Verdacht genügt, um einen Menschen in ein Schlagzeilenfeuer geraten zu lassen, gegen dessen verheerende Folgen alle späteren Freisprüche nichts mehr nützen. Oft auch kommt es überhaupt zu keinem Verfahren, weil sich der Verdacht als unhaltbar erweist. Zur Kenntnis nimmt das kaum mehr jemand.

Es gibt für die gutachterliche Tätigkeit vor Gericht zwei Grundregeln. Man muß wissen, wie, in welcher Form man vor Gericht zu antworten hat. Und zweitens muß man wissen, worauf ein Psychiater dem Gericht antworten kann und darf, und worauf keinesfalls.

Der erste Punkt scheint ganz einfach zu sein. Er wird deshalb außer acht gelassen, seine Bedeutung unterschätzt. Es bietet nämlich im Gerichtssaal keinen sehr überzeugenden Anblick und hält vor allem den Gang der Dinge lästig auf, wenn ein Psychiater seine Aktenstöße ausbreitet und auf jede Frage des Vorsitzenden hin erst einmal in diesem Papierhaufen herumblättern muß, ehe er die Antwort weiß.

Diese Papiere sollten kaum mehr als Symbolwert besitzen. Ihren Inhalt muß der Gutachter im Kopf haben. Parat. Er soll frei sprechen und über alle wichtigen Daten des Probanden im Gedächtnis verfügen. Das hört sich schlimmer an als es ist und wird bald zur Routine, wenn man sich anfangs entsprechend dazu anhält. Das beste Gutachten – zu dem ja immer gehört, daß es ein gründliches ist – wird für das Gericht unübersichtlich und verliert die Linie und Deutlichkeit seiner entscheidenden Punkte, wenn es in eine schleppende Berichterstattung verfällt. Die Schwierigkeit der Materie macht solche scheinbar nebensächlichen Äußerlichkeiten ausgesprochen wichtig.

Der zweite Punkt stellt ein außerordentlich heikles Problem dar.

Es kann dem psychiatrischen Gutachter geschehen – und es geschieht immer wieder –, daß ihm das Gericht Fragen stellt, die er gar nicht beantworten kann und darf. Und zwar ist das der Fall, wenn die Frage auf ein Problem abzielt, das außerhalb psychiatrischer Kategorien liegt, worüber zu urteilen der Psychiater also gar nicht befugt ist. Wobei der Hinweis müßig ist, daß dann ja der Richter die Frage gar nicht hätte stellen dürfen. Natürlich nicht. Aber wie die Dinge nun einmal liegen, kommt man in der Praxis weiter, wenn man nach der Regel verfährt: Über die Grenzen der Psychiatrie sollte vor allem der Psychiater selbst Bescheid wissen. Dann erübrigt sich die Frage, ob auch der Richter die Grenzen genau einhält.

Wieder ein Beispiel. In einem sehr schwierigen und bedeutsamen Prozeß um ein Tötungsdelikt erlebte man es, wie ein Kollege vom Vorsitzenden gefragt wurde: »Halten Sie diesen Angeklagten der Tat – wenn sie so geschah, wie es die Indizien besagen – überhaupt für fähig?« Setzte man also voraus, daß die Tat so begangen wurde, wie der Hergang aufgrund der Indizien sich darstellte, so wollte der Vorsitzende nun wissen, ob dann der Angeklagte als Täter überhaupt noch in Frage käme; ob er ein Mensch sei, der so etwas überhaupt fertigbrächte.

Woraufhin der Kollege mit »Nein!« antwortete. Und diese Antwort war schlimm. Ein »Ja« wäre natürlich genauso falsch gewesen. Denn die einzig statthafte Antwort hieß: keine Antwort.

Wessen ein Mensch unter bestimmten Umständen fähig ist oder nicht, weiß man immer erst hinterher, wenn nämlich der Tatbestand aufgedeckt wurde. Niemals aber kann man umgekehrt verfahren und einen Täter dadurch ermitteln, daß man jemanden einer Tat für »fähig« hält; wie man genausowenig einen Verdächtigen freisprechen kann, weil man ihm die Tat nicht zutrauen könne. Vielleicht ist gerade darum der sogenannte »perfekte Mord«, von dem so viele Kriminalromane reden, tatsächlich schon mehrmals gelungen – eben weil die Umwelt dazu neigt, solche »Fähigkeitszensuren« zu erteilen, und man beispielsweise ein besonders grausames Tötungsdelikt einem wohleingeordneten Spießer, einem kleinbürgerlichen, in seine Umwelt wohleingepaßten Menschen nicht zutraut.

Diese angebliche »Persönlichkeits-Fremdheit« einer Tat hat lange Zeit in Gutachten und Gerichtssälen gespukt. Man kann aber gerade an den ganz besonderen Umständen – die einen Menschen zu einer exzeptionellen Tat brachten und die sogar einmalig in ihrer Konstellation sein können – sehr gut zeigen, wie manche Handlungen von Menschen kaum wiederholbar sind. Das gilt jedoch im »Guten wie im Bösen«. Es ist vielleicht ein Mensch in seinem Leben nur ein einziges Mal ein Held, ebenso wie ihm nur einmal ein Gedicht gelingt oder eine große Liebe oder – wer weiß es? – ihn die dunkle Energie zu einer schrecklichen Tat anfliegt.

Der Psychiater kann sagen, ob ein Angeklagter krank ist oder nicht. Ob er zurechnungsfähig ist oder nicht und dies, in welchen Graden. Aber schon die Folgerung, ob der Angeklagte dann aufgrund seines Zustandes für die Tat im Sinne des Gesetzes voll, vermindert oder überhaupt nicht verantwortlich gemacht werden kann, ist letztlich Sache der Juristen. Es mag jemand – bekanntlich keine Seltenheit – eine Tat im Zustand der Volltrunkenheit verübt haben; womit er zur Tatzeit im medizinischen Sinne nicht zurechnungsfähig war. Dennoch kann ihn das Gericht durchaus zur Verantwortung ziehen: wenn nämlich der Täter, als er noch nüchtern war, nachweislich über die Erfahrung verfügt, daß er in Trunkenheit zu Straftaten neigt.

Erst recht die grundsätzliche Frage, ob jemand der Täter ist oder als solcher »in Frage« kommt, haben einzig und allein Richter und Kriminalisten zu beantworten. Denn wozu jemand »fähig« ist, weiß in dieser grundsätzlichen Formulierung zunächst überhaupt niemand. Ein Blinder sieht nichts. Dieser Banaltatsache gegenüber könnte aber ein Kriminalist unter Umständen den Beweis liefern, daß ein Blinder dennoch einen Faden durch ein Nadelöhr fädelte. Und nur der Kriminalist vermöchte es zu beweisen. Niemals der Augenarzt; der könnte nur bescheinigen, daß der Blinde über ein ausgezeichnetes Tastgefühl verfügt. Nichts sonst.

Andernfalls – wo kämen wir hin? Um das klassische Beispiel der modernen Geschichte zu nehmen: Zu Hause, im Kreise seiner Familie, war Himmler bekanntlich ein völlig unauffälliger Mann. Im Amt aber hat er mit Tinte und Namenszug millionenfach gemordet. Aber wer hätte anders als durch den kriminalistischen Echtheitsnachweis dieser Unterschriften sagen können, daß Himmler dazu »fähig« war? Und ob er je »fähig« war, mit eigener Hand und Mordwaffe zu töten, weiß bis heute niemand. Denn, soweit ich informiert bin, hat er dies de facto nie getan.

Der Psychiater ist kein Kriminalist. Täterschaftsprobleme zu klären, muß er also entschieden von sich weisen.

Leider und wieder einmal: Auch hier kennt die Praxis Situationen, die alle Regeln über den Haufen werfen. Und die Überraschungen auf diesem Gebiet können dem menschlichen Gewissen Schreckliches aufbürden. Denn es kann – und ist – geschehen, daß ein

Psychiater über ein Verbrechen und seinen Täter ungleich viel mehr erfährt als bis dahin das Gericht. Nämlich alles.
Was dann? Was dann, wenn plötzlich ein einziges lautes Wort den Arzt zum Henker machen kann? Denn damals, als ich das Folgende erlebte, hatten wir noch die Todesstrafe.
Der Fall führt im übrigen zum eigentlichen Thema zurück, das mit dem Fall Hau begonnen wurde: Gibt es Dämmerzustände, in denen der Mensch zwar aktionsfähig bleibt, hinterher aber von »nichts« mehr etwas weiß? Es ist klar, daß dieses Problem, einmal aufgeworfen, für die forensische Psychiatrie eine der heftigsten und natürlich interessantesten Herausforderungen wurde. Und das Folgende zeigt auch, daß zum Beispiel Alkohol – um dieses wohl ziemlich aktuelle Detail zu erwähnen – die Dinge keineswegs in jener Richtung vereinfacht, wie sich das manche vorstellen.

Wir bekamen damals zur Begutachtung einen Mann in die Klinik, von dem bereits feststand, daß er der Mörder seiner Geliebten war. Das Beweismaterial lag vor. Es war einfach erdrückend.
Der Mann selbst allerdings, genau wie seinerzeit auch Hau, beharrte darauf, nichts vom Hergang der Tat zu wissen. Eben zur Begutachtung dieser Möglichkeit – der letzten, die ihn noch retten konnte – hatte das Gericht ihn zu uns geschickt.
Der reine Ablauf des Geschehens stellte sich wie folgt dar: Der Täter, ein Brauereigeselle, hatte eines Abends seine Siebensachen gepackt und wollte in seine Heimat fahren. Anlaß zu diesem spontanen und gründlichen Aufbruch war: Seine Geliebte hatte ihm den Laufpaß gegeben.
Nichts hielt ihn mehr, wie das so heißt. Und während er seine Habseligkeiten zusammenraffte, bediente er sich mit einer Flasche Sherry. Die Wahl des Getränks war insofern sehr ungewöhnlich, als man Sherry in der Allgemeinbevölkerung damals noch so gut wie gar nicht kannte. Trotzdem ließ sich der Sherry in jenem Fall beweiskräftig belegen. Ebenso wie der respektable Umstand, daß der Mann die ganze Flasche allein austrank.
Am Morgen des Aufbruchs dann war er vor das Haus gegangen, in dem seine Geliebte wohnte. Noch einmal pfiff er jenes Erkennungszeichen, mit dem sie sich, um Klingelgeräusche zu vermeiden, zu verständigen pflegten. Das Mädchen kam herunter. Passanten sahen sie auf der Straße beieinander stehen. Wenig später aber beobachteten sie, daß das Mädchen plötzlich am Boden lag. Und dann war der Mann verschwunden.

Die Leute eilten hinzu und stellten fest: Sie war tot. Ihre Kehle zeigte einen tiefen Schnitt. Die Untersuchung ergab, daß die tödliche Verletzung von einem Rasiermesser herrührte.
Vier Tage nach der Tat erschien der Brauereigeselle plötzlich auf einer Polizeiwache. Diese Wache lag etwa dreißig Kilometer vom Tatort entfernt. »Ich habe auf Litfaßsäulen gelesen«, sagte der Mann, »daß man mich sucht.« Nun, und da sei er. Er verstünde allerdings nicht, was man von ihm wolle. Er befand sich im Zustand völliger Verwahrlosung.
Er hatte sich also »brav« der Polizei gestellt. Zum einen. Er hatte in der Nacht vor der Tat eine ganze Flasche Sherry ausgetrunken. Und schließlich: Die Tat selbst, die Tötung der Geliebten, lag als solche schon in einer Sphäre, von der man sagen muß, daß sie psychische Ausnahmezustände zumindest begünstigt. Auch die Blitzartigkeit des Vorgangs auf der Straße deutete darauf hin.
Alles in allem: Die Dämmerzustands-Version erschien, vorsichtig ausgedrückt, nicht gänzlich unmöglich. Und er selbst wiederholte beharrlich: »Ich weiß von nichts.«
Also haben wir ihn nach allen Methoden, die zur Verfügung standen, untersucht. Auf Symptome für einen echten psychischen Ausnahmezustand konnte man natürlich nur stoßen, wenn man zunächst einmal umgekehrt, sozusagen im reziproken Verfahren, nichts unversucht ließ, um im Probanden Bewußtseinselemente über den Mord, die er möglicherweise nur verdrängte, freizulegen. Erst wenn dies in überzeugender Weise mißlang, gewann man echte Anhaltspunkte zum Nachweis eines Dämmerzustandes. Wußte er wirklich nichts?
Dr. Mannheim, damals hauptverantwortlich für das Gutachten, verlangte also, daß ich noch und noch, wieder und wieder mit dem Probanden sprach, damit er möglichst aufgeschlossen wurde.
Dieser Brauereigeselle war ein athletischer Mensch, und ich habe nie in meinem Leben so viel über Brauereiwesen erfahren wie damals. In Theorie hätte ich nachher gewiß jede Gesellenprüfung bestanden. Freilich, irgendwann ist jedes Thema erschöpft, und man steht vor der primitiven Frage, worüber man eigentlich noch miteinander reden kann. Woher über Wochen Gesprächsstoff nehmen für eine Unterhaltung mit einem Brauereigesellen aus dem Hunsrück? Von dorther stammte er nämlich.
Eines Tages stellten wir ihn vor ein Überraschungsmoment. Denn trotz aller Mühe und trotz der Tatsache, daß es sich um einen im Wesen recht einfachen Mann handelte, war das ganze Bild doch merkwürdig unklar geblieben. Er stritt zwar nach wie vor alles ab,

aber psychiatrisch bestanden da doch erhebliche Zweifel an dieser Gedächtnislücke. Zumindest mußte man noch eine gewisse Probe aufs Exempel machen. Und so fragten wir ihn eines Tages unvermittelt: »Sagen Sie mal, als Sie mit blutigen Händen auf der Chaussee standen, was haben Sie sich denn da gedacht?«
Da nahm er seine Hände hoch, betrachtete sie und antwortete unwillkürlich: »Ja, da habe ich mir . . .« Er zuckte zusammen und rief sofort: »Nein, ich weiß von nichts!«
Einige Sekunden sahen wir uns wortlos an. Fast wünschte ich, es bliebe bei der Stille – als ein volles Geständnis folgte. Er wußte alles, von Dämmerzustand keine Rede.
Damit war nun die medizinische Frage gelöst, der »psychiatrische Befund« lag vor. Diesmal aber war das mit Folgen verknüpft, über die es keinen Zweifel gab. Die Todesstrafe. Mit diesem Ausgang hatten wir, so unvermeidlich immer, zugleich ein Ergebnis geliefert, das zu liefern Sache der Kriminalisten und Juristen gewesen wäre. Das Geständnis.
Dr. Mannheim und ich gingen dann gemeinsam zu Aschaffenburg und teilten ihm mit, was geschehen war. Und für den alten Aschaffenburg wurde das eine furchtbare Situation. Sollten wir nun das Geständnis dem Gericht weitergeben? Oder was sollten wir tun?
Aschaffenburg wußte zunächst weder ein noch aus. Gewiß gab es Prozeßvorschriften, die es erlaubten, dem Gutachten auszuweichen. Eine lange Nacht hindurch quälte sich Aschaffenburg mit dem an sich ausweglosen Problem. Niemand konnte ihm helfen, niemand wußte Rat. Die Pflicht zur Entscheidung lag bei ihm. Durchgeführt aber hatten die Untersuchung wir; es gab also auch für uns wenig Grund zur Beruhigung.
Aschaffenburg sprach lange mit dem Angeklagten, dann mit der Staatsanwaltschaft und legte schließlich den Tenor der gutachterlichen Beurteilung fest, in die das Geständnis aufgenommen wurde. Der Täter selbst wiederholte das Geständnis vor Gericht und nahm die zu erwartende Todesstrafe ruhig an. Aschaffenburg äußerte damals im Gespräch: Er habe sich selbst zum Richter über einen anderen gemacht und stellte sich nun dem Richter über sich selbst.
Daß der Hingerichtete tatsächlich ein Mörder gewesen war, wirkte auf uns nicht ganz so tröstlich und gewissensbefreiend, wie Moralisten es wahrscheinlich verlangten. Als Psychiater weiß man mit der Zeit unangenehm genau, wie weit auch Moral nur schicksalhafte Glückssache sein kann.

Später, im Fall des sogenannten Fluchthelfers P., der durch die ganzen politischen Umstände, deren Folge er war, grelles Aufsehen erregte, habe ich es dann anders gehalten. Besser gesagt: Hier war es möglich, eine andere Entscheidung zu treffen.
Zu dem Geschehen kam es, als noch ganze Gruppen den Flüchtlingsstrom von Ost nach West durch Minenfelder, Stacheldraht und Schächte unter der Berliner Mauer finanziell ausbeuteten, zum Geschäft machten. Auf diesem undurchsichtigen Terrain hatte Fluchthelfer P. eine traurige Rolle als Mörder und Räuber gespielt. Er hatte mehrere Menschenleben auf dem Gewissen, präzise gesagt: drei – drei, von denen man wußte.
Als ich ihn zur Untersuchung hatte, packte er plötzlich aus. »Also, ich habe nicht nur jene drei getötet«, sagte er, »es waren noch ein paar mehr.«
Ich bat ihn, er möge das auch vor Gericht gestehen. Damit man wisse, wo die anderen geblieben seien. P. antwortete, er werde es sich überlegen.
Nun gut, er hat es nicht gestanden. Für das Urteil in seiner realen Bedeutung spielten die »restlichen Toten« keine Rolle mehr, so daß auch ich erst hinterher Mitteilung über den Verbleib der anderen Opfer machte.
Daß jemand zunächst steif und fest behauptet, er wisse von »gar nichts«, ist also natürlich nicht gerade selten. Daß sich diese Behauptung bei genauer Untersuchung als richtig, oder besser gesagt, als unzweifelhaft wahr herausstellt – nun, in meiner Praxis, von der ich ohne Übertreibung sagen kann, daß ich mehr Tötungsdelikte zu sehen bekam als jeder andere meines Faches, habe ich einen solchen Fall ganz genau ein einziges Mal erlebt. Und zwar vor gar nicht langer Zeit.
Es handelte sich um einen derart affektiven Ausnahmezustand, daß man ihn tatsächlich so zu werten hatte wie einen ganz schweren psychiatrischen Krankheitszustand. Weder Alkohol noch sonst eine Droge war hier im Spiel. Im Gegenteil, der Betreffende war überdies in seiner gesamten psychischen Verfassung von einer Gesundheit, von einer Stabilität, wie sie auch wieder eine Seltenheit ist. Bei uns in der Klinik, wo er zur Untersuchung war, kam sogar der Satz auf: Der ist so normal, daß es eigentlich schon wieder unnormal ist. Ich habe vordem und nachher nie wieder einen vergleichbaren Fall gesehen.
Aber von vornherein war auch hier eines erheblich anders: Der Täter stritt zu keiner Zeit die Tat ab. Er wußte zwar nichts vom eigentlichen Hergang. Er hat aber zu keiner Zeit behauptet, er

wäre es *nicht* gewesen. Im Gegenteil. Er betonte wieder und wieder: »Nur ich kann es gewesen sein!« Er identifizierte sich vollkommen mit der Tat, obwohl er nicht in der Lage war, die Ausführung zu beschreiben.
Der Mann hatte seine Mutter erschlagen. Trotzdem befindet er sich seit geraumer Zeit wieder auf freiem Fuß. Denn das Gericht schloß sich unserem Gutachten an. Das Verfahren wurde gar nicht erst eröffnet. Freilich knüpfen sich an diese Entscheidung erhebliche Probleme. Vor allem natürlich muß man die Zahl solcher Entscheidungen unbedingt eingrenzen. Die Aufweichung der Maßstäbe durch den sozusagen verführerischen Windschatten des Präzedenzfalles, also die bequeme Berufung auf ihn, muß unter allen Umständen unterbleiben. Das ist ganz sicher nur zu erreichen, wenn man unbeirrt durch die »Sensation« eines solchen Präzedenzfalles weiterhin an strengsten Kategorien festhält, besonders bei der psychiatrischen Untersuchung; weil nur dann entsprechend, in ganz seltenen Fällen, die Anerkenntnis eines solchen salvierenden Ausnahmezustands möglich ist.
Alles andere könnte, schon kriminalpolitisch, eine bald unhaltbare Entwicklung zur Folge haben.
Zu der Angelegenheit selbst: Der Mann, Anfang vierzig, führte in jeder Hinsicht ein wirklich untadeliges Leben. Mit Frau und Kindern wohnte er im Haus seiner Mutter. Ursprünglich hatte er das Tischlerhandwerk erlernt, nahm dann aber eine Anstellung in einer Möbelfabrik an. Und hier wurde er von der Firmenleitung bald und bezeichnenderweise mit einem besonderen Posten betraut, nämlich in der Reklamationsabteilung. Er hatte die Beanstandungen der Kunden entgegenzunehmen.
Kein sehr freundlicher Posten also, wohl aber einer, der außer überzeugenden fachlichen Kenntnissen auch eine überlegene Ruhe und Sachlichkeit im Umgang mit Kunden erfordert; mit Kunden, die eine Reklamationsabteilung ja meist nicht eben in bester Stimmung betreten.
Nach Auskunft der Firma, einem florierenden, sehr traditionsgebundenen Familienbetrieb in einer kleinen Provinzstadt, machte der Mann seine Sache ausgezeichnet, was in einem solchen kleinstädtischen Unternehmen keineswegs heißen konnte, daß er den Großteil der reklamierenden Kunden erfolgreich »abzuwimmeln« verstand, sondern nach beiden Seiten hin für Einsicht und ruhige Erledigung der Angelegenheiten sorgte.
Alle diese Einzelheiten waren zur Beurteilung dieses Mannes sehr wichtig. Daheim machte er sich viel Arbeit um Haus und Garten.

Mit seiner Familie bewohnte er das kleinere obere Stockwerk, die Mutter allein das größere Erdgeschoß. Anbauten, Reparaturen und was es sonst noch gab erledigte er mit seinem handwerklichen Können stets selbst; das Haus hatte der Großvater erbaut, und man hing daran. Er hielt alles in tadelloser Ordnung, investierte also viel Mühe und Arbeit. Außer diesem Zuhause und seinem Beruf aber kannte er eigentlich nichts. Er war in keiner Weise das, was man einen »Vereinsmenschen« nennt.

Der Vater war früh gestorben. Zu ihm hatte er ein inniges Verhältnis gehabt, das zur Mutter war kühler. Sie war eher das, was man als ausdrucksarm bezeichnen könnte. Das galt auch für ihn selbst. Er sprach wenig, ein nach außen »abgedichteter« Mensch, wenn auch nicht geradezu verschlossen; keiner, der sozusagen vor der Außenwelt die Tür zuschlägt.

Vielleicht ist folgende Szene kennzeichnend: Als er im Krieg als Soldat mit seiner Einheit nach Norwegen startete, standen beim Abschied – er war der einzige Sohn – dem Vater die Tränen in den Augen. Die Mutter zeigte keine solche Bewegtheit. Sondern ihr letzter Satz zu ihm war: »Wenn du wiederkommst, bring mir ein paar Pelze mit.«

Das klingt sehr kühl, aber es ist durchaus die Frage, ob man es wirklich so nehmen darf. Zweifellos wahrte sie eine große Distanz zu allem, aber niemand kann mit Sicherheit sagen, ob sie nicht mit einer solchen Art des Abschieds und generell mit ihrer distanzierenden Haltung ihre Rührung nur verbergen wollte; also im Innern gefühlsmäßig sehr wohl reagibel war.

Zweifellos bestand sie später, nachdem der Vater gestorben war, zu Hause auf einem reichlichen Autoritätsanspruch. Stets betonte sie »mein Haus«; obwohl der Sohn der Erbe war. Als er im oberen Stockwerk eine Badestube einbaute, durften weder er noch Frau und Kinder sie benutzen. Nur die Mutter.

Dazu eine weitere typische Szene: Nachdem er eines Tages in einem Zimmer die rissigen Dielen abgehobelt und den Boden mit einem Teppich ausgelegt hatte, holte er die Mutter: »Schau dir das an, Mutter, ist das nicht schön geworden?«

Sie aber ging in eine Ecke des Zimmers, hob den Teppich ab, schaute darunter und sagte streng: »Wie kommst du dazu, ohne meine Einwilligung die Dielen abzuhobeln?«

Als sein drittes Kind geboren war, ging sie sofort ins Krankenhaus, benahm sich sehr nett, nahm Anteil an der Freude. Und das blieb auch zunächst so – bis zu dem Augenblick, als sich das Baby zu bewegen begann, zu krabbeln, sozusagen also »nestflügge« wurde.

Seitdem lehnte sie das Kind ab. Und etwas ganz ähnliches ereignete sich mit einem kleinen Nachbarskind: Das schien sie ins Herz geschlossen zu haben, sie ging fast täglich mit ihm spazieren, bis zu dem Moment, als das Kind nicht mehr willig und brav an der Hand ging, sondern sich auch einmal der Hand zu entwinden begann, um nach eigenem Willen herumzulaufen. Ab da durfte das Kind nicht einmal mehr das Haus betreten.

Die eigenen Kinder im Haus wurden immer öfter zum Stein des Anstoßes. Man stritt sich oft, besonders die Frauen, Schwiegertochter mit Schwiegermutter. Das Verhältnis wurde immer schwieriger. Der Mann versuchte zu schlichten, was freilich bald nur noch selten gelang. Wochenlang redete man nicht mehr miteinander.

Etwa parallel dazu lief eine Verschlechterung der Gesundheit der Mutter. Sie ging häufiger zum Arzt, doch weiß man nicht, worum es sich handelte. Sie machte höchstens die Bemerkung, daß sie irgendwelche Spritzen bekäme, sonst gab sie keinerlei Auskunft darüber.

Aber der Sohn beobachtete, daß sie, die sonst immer etwas zu schaffen hatte, jetzt öfter stundenlang still und stumpf im Zimmer saß. Und sie wurde vergeßlich, immer öfter kam es jetzt vor, daß sie das Essen anbrennen ließ; man erfuhr das, weil der entsprechende Geruch durchs Haus zog.

Welchen Grad diese Veränderungen mit steigendem Alter erreichten, ließ sich freilich nicht mehr ermitteln. Möglich, daß sie wahnhaft mißtrauisch wurde – zu beweisen war es nicht.

Fest steht, daß niemand außer Haus von diesen wachsenden Schwierigkeiten erfuhr. Das heißt, der Sohn äußerte sich darüber zu niemandem, weder die Nachbarn noch die Arbeitskollegen erfuhren das geringste davon.

Und auch wir in der Klinik später bekamen diese Einzelheiten von ihm nicht einfach erzählt. Es dauerte Wochen um Wochen, bis wir dieses Mosaikbild gleichsam Steinchen für Steinchen aus seinen kargen Äußerungen zusammensetzen konnten. Denn freilich nutzt es wenig, in einen solchen Menschen zu dringen; im Gegenteil, man kann sich damit den Zugang für immer versperren. Man muß also mit unendlicher Geduld einen solchen Menschen »aufschließen«, lockern. Und ich habe diese Einzelheiten, die manchen langweilen mögen, absichtlich einmal so genau beschrieben. Denn sie sind es, diese minuziösen Explorationen, die immer noch und, wie ich meine, auch weiterhin, den Großteil der Arbeit darstellen auf dem Weg zu einer psychiatrischen Diagnose; und nicht etwa, wie man heute vielleicht glauben mag, die zugegeben immer umfang- und erfolgreicheren Testverfahren. Sie bleiben ein Zusatz.

Ein Weihnachten schließlich, als man sich wieder einmal stritt, kündigte die Mutter dem Sohn. Er, der mit Frau und drei Kindern weitaus weniger Platz beanspruchen durfte als die Mutter allein, sollte überhaupt ausziehen.

Sie hatte dergleichen schon öfter geäußert. Diesmal wurde es ernst. Er nahm die Kündigung an, worauf sie hinzusetzte: »Je schneller, je lieber, und den Möbelwagen stell ich dir selbst vor die Tür!«

Daß es auch ihm ernst war mit dem Auszug, diesmal, ging daraus hervor, daß er jetzt Bausparverträge abschloß, sich nach Bauplätzen erkundigte und nach der Möglichkeit einer Übergangswohnung suchte. Über das, was vorgefallen war, sprach er zu anderen aber auch diesmal nur in einem einzigen Fall: als er nach Weihnachten von einem Kollegen gefragt wurde, ob er ein schönes Weihnachten gehabt habe, und der Kollege gleich hinzufügte, bei ihm zu Hause sei alles »bestens« gelungen, da meinte er: »Na, bei mir war's anders.« Nicht mehr. Es blieb bei dem einzigen Satz.

Zu Hause sprach man jetzt überhaupt nicht mehr miteinander. Die Mutter einerseits und Sohn mit Familie andrerseits grüßten sich nicht einmal mehr, wenn sie einander im Hause begegneten.

Eines Tages unterhielt sich die Schwiegertochter mit einer Nachbarsfrau im Garten. Als sie danach im Hause an der Schwiegermutter vorbeiging, bemerkte diese: »Na, hat sie dir wieder was vorgelogen?« Einmal mehr wurde ein Streit daraus. Der Sohn, mit Gartenarbeit beschäftigt, hörte die Auseinandersetzung. Wenig später erkundigte er sich bei seiner Frau, was »wieder los gewesen« sei. Er hatte im Garten trockene Äste abgeschlagen mit einem Hiebmesser, das ihm in der Tasche steckte. Plötzlich hielt er vor der Tür zur Mutter inne und ging zu ihr hinein.

Sie saß auf dem Sofa. Wie er es später schilderte, setzte er sich ihr gegenüber an den Tisch, stützte beide Arme auf und begann mit der Mutter eine ruhige Unterhaltung über die jüngste Auseinandersetzung. Seines Erachtens wurde er nicht erregt. Das letzte, woran er sich erinnern kann, ist der Satz der Mutter: »Und Mutter brauchst du auch nicht mehr zu mir zu sagen!«

Seine Frau schilderte später, in der Küche sei ein Obstentsafter angestellt gewesen, der laut surrte. Trotzdem habe sie plötzlich ein klatschendes Geräusch gehört, wie eine Ohrfeige. Sie lief hinüber in das Zimmer, fand ihren Mann mit völlig verzerrtem Gesicht, ihr völlig fremd, so daß sie ihn in ihrer Angst an sich zerrte

und preßte, bis er auf einen Sessel niedersank und zu weinen begann. Er soll dann gesagt haben: »Was habe ich getan, das hätte ich nicht tun dürfen, ich hätte an euch (gemeint sind: Frau und Kinder) denken müssen.«
Die Mutter lag auf dem Sofa, drei Schläge mit dem Hiebmesser hatten ihr Schädeldach zertrümmert.
Die Frau des Täters lief zu den Nachbarn, Arzt und Polizei kamen. Alles Weitere lief den üblichen Gang.
Entscheidend sind nun zwei Punkte. Schon wenige Minuten nach der Tat bekennt er sich zu ihr. Und tut es weiterhin. Das ist das eine.
Zum zweiten: Auch Monate später, als er bereits Wochen in unserer Klinik zugebracht hatte, wo in bezug auf ein Vertrauensverhältnis sowie zur Wiederherstellung seines psychischen Gleichgewichtes alles Erdenkliche getan worden war, blieb der Proband weiterhin völlig außerstande, den Hergang des Geschehens auch nur mit einem Wort zu schildern. So daß schließlich kein Zweifel mehr bestand: Die psychische Sperre war hier buchstäblich total. Dieser von Natur aus, von seiner Anlage her, so außerordentlich ausgeglichene Mann hatte innerhalb von Sekunden einen Affektsturm erlebt, in dem gewissermaßen alles völlig unterging. Ein solcher Zustand aber muß in seiner Erscheinung und Auswirkung den schwersten Ausbrüchen eines psychisch Kranken gleichgesetzt werden. Andernfalls hätte sich unseren Erfahrungen nach bei einem derart gesunden Menschen mit der Zeit doch ein Zugang zu dem Geschehen finden, beziehungsweise öffnen lassen müssen.
Man muß vielleicht noch anfügen: Dieser Hergang ist nicht zu verwechseln mit dem, was wir schon einmal als die »Explosion des Schwachen« bezeichneten, als die Folge eines anlagemäßigen oder krankhaften Mangels an konfliktverarbeitender Energie, die schließlich zum »Alles oder nichts« führt.
Dieser Mann, wie man so sagt, »fraß« die Dinge nicht in sich hinein. In seiner Anlage konnte man finden, daß er – ganz anders – für Konflikte eher wenig ansprechbar war. Und zugleich eine hohe Aktivität besaß, die Dinge zu bewältigen. Das zeigten sehr eindeutig seine beruflichen Leistungen, wie auch der Umstand, daß er nach der Kündigung zu Hause sich sofort daran machte, alle Anstalten für einen reibungslosen Auszug zu treffen.
Bezeichnend schließlich war auch, daß seine Firma sich sofort bereit erklärte, ihn weiter an seinem Posten zu beschäftigen. Dazu entschließt sich ein konservativer Betrieb in einer Kleinstadt nicht so schnell. Hier geschah es ohne geringstes Zögern.

Das ganze Geschehnis wirft noch andere Fragenkomplexe auf, die man etwa mit dem Titel »Nicht der Mörder, sondern der Ermordete ist schuldig« umschreiben könnte. Wobei das »schuldig« allerdings nicht wörtlich zu nehmen, sondern im Sinne von »Anlaß« oder »Veranlassung« zu einer Tat zu verstehen wäre.

Gemeint sind Tatgeschehnisse, bei denen das getötete Opfer an einer Krankheit litt, die sich vor allen Dingen in schweren psychischen Veränderungen zeigte. Für den Täter waren sie jedoch als Krankheitssymptome nicht einsichtig.

So hat zum Beispiel im eben geschilderten Fall der Täter die zunehmende Stumpfheit und die Gedächtnisstörungen der Mutter durchaus als Alterssymptome verstanden und gewertet, nicht aber die zunehmende Erstarrung, Einengung und die enorme Übersteigerung von Charakterzügen, die in gewissem Ausmaß wohl schon vorher gegeben waren.

Ähnlich lagen die Dinge in einem anderen Fall: ein Schwerbeschädigter (Beinamputierter) erträgt die Epilepsieerkrankung seiner Frau über Jahre hinweg, ohne aber voll zu registrieren, daß auch die Untreue seiner Frau im Zuge der schweren Wesensveränderung erfolgte, die durch ihre Krankheit bedingt war.

Da ist des weiteren der Vorfall bei einem siebzigjährigen Mann, der nach jahrzehntelanger Ehe seine über sechzig Jahre alte Frau erschlug. Zeit ihres Lebens litt sie an periodischen Verstimmungen, in denen sie sich ungemein gereizt, quengelig, nörglerisch, geradezu quälsüchtig verhielt. In einer solchen Verstimmung keifte sie ihren Mann an: »Nun schlag mich doch tot, nun schlag mich doch tot!« Daraufhin ergriff er eine Axt und erschlug sie wirklich.

Oder: ein Mann tötet seine Kinder und seine Frau, nachdem sie ihn etliche Jahre lang mit Erzählungen von einem Verhältnis, das sie mit einem anderen Mann habe, in Atem gehalten hatte. Angeblich wollte dieser Liebhaber ihr eine Wohnung einrichten, sie heiraten usw. In Wirklichkeit fristete dieser Mann aber eine ganz ärmliche Existenz. Und die Untersuchung ergab, daß die Frau an einer Psychose litt, deren Struktur und diagnostische Eingrenzung jedoch nicht sicher möglich war. Dieser gesamten Thematik wird man noch besondere Arbeit widmen müssen.

Das gilt auch weiterhin für die Rolle des »Zufalls«. Seinen Wirkungsraum hat Hans J. Bochnik schon in »Tat und Täter« versucht, statistisch zu erfassen. Im Fall des Tischlers, der seine Mutter tötete, steckte das Hiebmesser gerade zufällig in der Tasche des Täters. Der siebzigjährige Mann, der seine Frau mit der Axt

erschlug, bekam die Axt wenige Sekunden vor der Tat zufällig ins Blickfeld. Und noch ein Beispiel für die Rolle des plötzlich auftauchenden, für die Tat geeigneten Instruments:
Ein Mann arbeitet in der Ferne, von der Familie getrennt, an einem Festungsbau, verdiente viel Geld, versorgte die Familie gut. Nur das Geld für ein Akkordeon, das er sich brennend gerne gekauft hätte, konnte er noch nicht zusammenbekommen.
Am Zahltag blickte er in die Brieftasche eines unverheirateten Arbeitskollegen, sieht ein dickes Bündel von Geldscheinen, und es geht ihm durch den Kopf, sich dieses Geld, wenn anders nicht möglich, gewaltsam anzueignen. Zum Kauf des Akkordeons.
Die beiden Kameraden unternahmen eine Zechtour. Unterwegs sieht der Akkordeon-Enthusiast einen dicken Ast auf der Straße liegen, lehnt ihn aber als ungeeignetes Werkzeug ab. Im Lauf der langen Nacht geht der Gedanke an Geld und Gewaltsamkeit völlig unter, bis die beiden zu ihrer Wohnbaracke zurückkehren und sich der Kollege die Schuhe an einem eisernen Rost abstreift. Da schießt dem Täter plötzlich durch den Kopf: das ist das Geeignete! Er nimmt den Rost und erschlägt seinen Kameraden.
Psychopathologisch ist diese sicher hochbedeutsame Problematik des »Zufalls« noch nicht sorgfältig genug durchgearbeitet. Es sei nur angemerkt, daß interessanterweise ein solcher »zufälliger« Vorgang dem älteren Recht nach kein Mord war, sondern ein Totschlag – weil keine Wahlfunktion im Ergreifen des Instruments mehr vorzuliegen schien. Psychologisch gesehen muß es sich aber um eine überdauernde Einstellung mit dem Ziel der Tat handeln, also um einen Mord.

Zum Schluß möchte ich wiederholen: Unter Hunderten von Fällen, in denen jemand behauptet, er könne sich seiner Tat nicht erinnern oder wisse nichts davon, wird sich weiterhin höchstens ein einziger bewahrheiten, sofern er mit den Methoden untersucht wird, die heute möglich sind. Wissenschaftlich sind solche Vorkommnisse zwar hochinteressant. Aber das ist natürlich kein juristisches Kriterium. Und diese Feststellung ist mitnichten überflüssig. Denn andererseits können gerade die Fortschritte der Psychiatrie, indem sie mit dem Nachweis derartiger »Abnormitäten in der Norm« Aufsehen erregen, zu Überschätzungen und Manipulationen führen. Der Mensch neigt dazu, erkannte Ausnahmen zu benutzen, um auch dort Zweifel zu schüren, wo bei gehöriger Sorgfalt nichts dergleichen seine Berechtigung hat.
Es soll damit nichts dagegen gesagt sein, daß man heute psychia-

trisch die Dinge erheblich feiner differenzieren kann und der Gesetzgeber mit der Neufassung des Paragraphen 51 Abs. 2 StGB es auch den Richtern entsprechend ermöglichte, dem variantenreichen Komplex der verminderten Zurechnungsfähigkeit Rechnung zu tragen. Das ist ein großer und notwendiger Fortschritt. Wohl aber lassen sich schon Beispiele erkennen, daß man in der Richtung hin – und dies schon in der geforderten Rücksichtnahme bei der Befragung eines Verdächtigen, der angeblich von »nichts« etwas weiß – des Guten auch etwas zuviel tun kann.

Da hat ein Mann eine schwere Auseinandersetzung mit seiner Frau, die ihn verlassen will – nicht eben zu Unrecht verlassen will. Der Mann war ein schwerer Trinker und führte sich zu Hause seit langem in kaum mehr erträglicher Weise auf. Und als die Frau darauf besteht, ihn zu verlassen, schneidet der Mann mit einem Taschenmesser seinem vierjährigen Sohn die Kehle durch.

Nach der Tat entflieht er durchs Fenster, wird aber etwa zwölf bis vierzehn Stunden später von der Polizei aufgegriffen, ohne Rock und Schuhe, mit zerrissenem Hemd: er sei, wie er behauptete, überfallen und zusammengeschlagen worden. Und wußte also von dem ganzen Tathergang nicht das geringste. Wußte nur, daß er Streit mit seiner Frau gehabt hatte.

Die vernehmenden Beamten glaubten ihm nicht. Als er weiter hartnäckig alles abstritt, entschied einer der Beamten: »Gut, dann kommen Sie, ich will Ihnen zeigen, was Sie angerichtet haben.«

Er führte den Mann in einen Raum, in dem die Leiche des kleinen Jungen aufgebahrt lag. Da gestand der Mann die Tat.

Später bekamen wir den Mann zur Begutachtung in die Klinik. Sein Geständnis aber hatte er in der Zwischenzeit längst widerrufen. Und vom Gericht wurden wir Ärzte zu unserer Verwunderung ausdrücklich verpflichtet, davon auszugehen, daß dieses Geständnis nicht vorhanden sei. Denn es sei »unter Druck« zustande gekommen.

Das klingt gewiß sehr gut, klingt sehr menschlich. Realiter jedoch möchte ich den Vater sehen, der durch den Anblick seines getöteten Sohnes dazu gebracht werden kann, den Mord zu gestehen, den in Wirklichkeit ein anderer beging. Ein solcher Verlauf erscheint mir psychologisch ausgeschlossen zu sein.

Ebenso ausgeschlossen erscheint mir, daß durch eine solche Gegenüberstellung – falls es sich um den wahren Täter handelt – ein Ausnahmezustand mit nachfolgender Erinnerungssperre aufgehoben werden könnte, so daß sie in der Folge fälschlich unberücksichtigt blieben.

Das Gegenteil ist der Fall. Die Gegenüberstellung könnte unter Umständen eine Erinnerungssperre erst auslösen oder eine bereits vorhandene verdichten, verhärten. Weshalb allerdings vor einer solchen Maßnahme eine psychiatrische Untersuchung erfolgen sollte.

Ein falsches Geständnis aber kann auf diese Weise nicht zustande kommen. Ich kenne jedenfalls keinen psychischen Mechanismus, der derart funktionierte, und auch keine Beispiele dafür. Natürlich können fortgesetzte Pressionen zu einem psychischen Dérangement führen, so daß ein Unschuldiger schließlich das vielzitierte »Ja und Amen« spricht. Es dürfte wohl nicht schwerfallen, die beiden Situationen voneinander zu unterscheiden.

Bleibt festzustellen, daß in jenem Fall die psychiatrische Untersuchung nichts ergab, was den Täter vor Gericht hätte entlasten können. Zwar blieb er bei der bekannten Version: »Film gerissen« – was sich für ihn, den Alkoholiker, anbot. Nur sind auch diese »filmischen Defekte« psychiatrisch längst nicht so überzeugend, jedenfalls nicht mit der bequemen Automatik, wie man das gemeinhin annimmt. Das wurde schon erwähnt und am Beispiel des Brauereigesellen dargestellt.

Daß der Genuß von Alkohol zu pathologischen Reaktionen im Rausch führt, in dem dann wirklich das eintritt, was man mit »der Film riß« bezeichnet, habe ich bei Tötungsdelikten nur außerordentlich selten gesehen. Als absolut eindeutiges Beispiel entsinne ich mich hierzu nur eines Falles in Baden. Ein älterer Mann zechte in einem jener badischen Lokale, die man dort »Beisel« nennt, einen Abend lang still vor sich hin. Gegen Mitternacht, als er wirklich schon eine gehörige Zahl von Gläsern geleert hatte, sah man ihn allzu kerzengerade das Lokal durchqueren und die Treppen des Lokals zur Straße hinabsteigen.

Das Weitere ließ sich nur rekonstruieren, beobachtet hat es niemand. Jedenfalls fand Sekunden später ein Passant einen Mann mit einem Stehmesser in der Brust vor dem Lokal liegen. Der alte Zecher stand daneben. Es war sein Messer, das in der Brust des Toten steckte.

Der Passant ergriff den Täter, rüttelte und schüttelte ihn. Der aber stammelte nur fortgesetzt: »Ich? Was? Wieso? Wieso denn?« Tatsächlich kannte er den Toten überhaupt nicht.

Bei allen hirnmäßig definierbaren Ausnahmezuständen spielt Angst eine meist entscheidende Rolle. Der Vorfall ließ sich dann so rekonstruieren: Als der Mann von der letzten Stufe auf die Straße hinauftrat, muß der Passant seinen Weg so dicht gekreuzt

haben, daß der Zecher im wahrsten Sinne des Wortes »mordsmäßig« erschrak. Im Rausch kam es zu einem pathologischen »Kurzschluß«. Mit automatischer Blitzartigkeit stach er zu. Und wußte hinterher tatsächlich nichts mehr von dem Geschehen. Da es sein Messer war, sich daran auch nur seine Fingerabdrücke fanden, konnte die Täterschaft nicht fraglich sein. Da er ebenso nachweislich das Opfer überhaupt nicht kannte, sich auch sonst keinerlei Anlaß für die Tat ersehen ließ, außer einer Reaktion, die ohne Alkohol schlechthin undenkbar war, mußte hier wohl zu Recht ein pathologischer Rauschzustand angenommen werden.
Aber auch hierzu muß man noch sagen, daß es sich um einen älteren Mann handelte und damals die Kenntnisse über hirnmäßige Altersveränderungen noch nicht so weit waren, zusätzliche Ursachen in diesem Bereich genügend zu klären. Mit den heutigen Methoden käme man in einem solchen Fall möglicherweise zu einem Ergebnis, dessen Akzente psychiatrisch noch anders lägen.

Die Psychiatrie kennt heute eine ganze Reihe möglicher Ausnahmezustände. Man weiß auch sehr viel mehr über die Voraussetzungen und Abläufe solcher Zustände. Der Gesetzgeber hat seinerseits reagiert und die Möglichkeit geschaffen, solche Zustände gebührend zu berücksichtigen. Zugleich aber haben die Fortschritte in der Psychiatrie auch zu dem Wissen geführt, daß beim gesunden Menschen der totale Verlust der Zurechnungsfähigkeit ganz außerordentlich selten eintritt.
Die früheren Annahmen der Psychologen gingen da entschieden zu weit. Auch bedeutet der Verlust der rationalen Selbstkontrolle des Menschen oft etwas erheblich anderes als das, was sich in der Laienwelt, wie man sagen darf, als eine gewisse märchenhafte Vorstellung bis heute hartnäckig gehalten hat: daß man nämlich auf künstlichem Wege, besonders mit Hilfe geheimnisvoller Drogen, bei so gut wie jedermann so gut wie alles erreichen könne.
Ein Irrtum, mit welchem sich das nächste Kapitel beschäftigen soll.

Es war nach dem Zweiten Weltkrieg, die Nürnberger Kriegsverbrecher-Prozesse waren noch im Gange, als ich zusammen mit einigen Kollegen von einer Studienreise aus Schweden zurückkehrte. In Frankfurt saßen wir noch eine Weile beisammen und besprachen die Erfahrungen und Eindrücke, die wir auf dieser Reise gewonnen hatten, als jemand hereinkam und mir mitteilte, der amerikanische Ankläger in Nürnberg, Robert Kempner, bäte mich um eine Unterredung.

Etwas verblüfft ging ich hinaus. Herr Kempner stand im Vorraum des Sitzungssaales, und ich fragte ihn, was er von mir wünsche. Er antwortete, er habe gehört, daß man sich in unserer Hamburger Klinik mit der sogenannten Narko-Analyse beschäftigt hätte. Ich bejahte. Wir hatten uns in Hamburg sogar ziemlich eingehend mit diesem Verfahren beschäftigt.

Unter Narko-Analyse, der »Wahrheitsspritze«, versteht man die Eingabe bestimmter Drogenmischungen, die bewirken, daß der Proband in einen rauschähnlichen Zustand gerät und die rationale Kontrolle über sich selbst verliert.

Zwar ist er noch imstande, zum Beispiel eine Unterhaltung zu führen. Er kann auf Fragen Auskunft geben. Der Rapport ist also erhalten, wie man es ja auch bei einer Hypnose steuern kann. Hingegen ist es ihm nicht mehr möglich, seine Antworten bewußt zu kontrollieren.

Injektionspräparate einer solchen Wirkung haben bekanntlich unter dem populären Begriff »Wahrheitsserum« eine geradezu abenteuerliche Berühmtheit erlangt. Und bis auf den heutigen Tag haben sie nichts von dieser »exotischen« Publizität eingebüßt. Nach wie vor kann man bei gegebenem Anlaß Berichte über die angebliche Anwendung von »Wahrheitssera« lesen.

Bestandteile solcher »Geständnisdrogen« waren zum Beispiel Barbiturate. Meistens gaben wir sie unter Beimischung von Adrenalinkörpern wie Pervitin.

Zweck unserer Untersuchungen war es, die Einwirkungs- und Anwendungsbreite solcher Mittel festzustellen. Das hieß in der Tat auch, daß wir feststellen wollten, inwieweit man damit Menschen zum Sprechen bringen konnte, bei denen das über bestimmte Sachverhalte im vollwachen Zustand nicht oder nur unvollkommen zu erreichen war.

Kempner – übrigens ein sehr zügiger, wacher und sofort auf das Wesentliche hinsteuernder Mann – wollte nun wissen, zu welchen Ergebnissen und Erfahrungen unsere Versuche geführt hatten. Es war ja weltbekannt geworden, daß sowohl die Nationalsozialisten wie vor allem aber die Sowjets in großen politischen Schauprozessen immer wieder die ausführlichsten Schuldbekenntnisse erzielt hatten (und, was die Sowjets angeht, auch heute wohl noch immer erzielen könnten). Was war da vor sich gegangen?

Die Frage war sehr berechtigt. Die schier uferlose Bereitwilligkeit, mit der sich so viele dieser Angeklagten vor höchsten Gerichten um Kopf und Kragen redeten, mußte weithin Erstaunen auslösen – zumal es sich oft um Angeklagte handelte, über deren hohen Intelligenzgrad wenig Zweifel bestanden, so daß jedesmal um den Verlauf dieser oft groß aufgezogenen Prozesse eine Fülle von Gerüchten und Spekulationen hochkamen, die dann ihren Weg durch die Weltpresse fanden. Und auch hohe politische, juristische und medizinische Gremien diskutierten die möglichen Hintergründe dieser politisch-moralischen Schaujustiz.

So verschieden auch die Mutmaßungen dann jeweils ausfielen, eines setzten die Überlegungen dann doch fast alle als gegeben voraus: daß die Geständnisse nur das Werk von Injektionsnadeln sein konnten. Auch Kempner zog das entschieden in Betracht – weshalb er also von uns Ärzten hören wollte, was wir davon hielten.

Damals sagte ich Kempner, ich könnte mir die Dinge, so wie sie landläufig interpretiert würden, eigentlich nicht vorstellen – jedenfalls nicht nach den Ergebnissen, zu denen wir gekommen waren. Denn mit der Narko-Analyse verhielte es sich durchaus nicht derart simpel, wie das allgemein dargestellt werde. Wenn nämlich ein Mensch über bestimmte Dinge unter gar keinen Umständen berichten wolle, dann begänne er auch unter Einwirkung solcher Drogen keineswegs munter zu plaudern. Solche Annahmen übersähen doch recht fundamentale Gegebenheiten in bezug auf das, was rationale Kontrolle und Unterbewußtsein an sich und in ihren Mechanismen eigentlich darstellten. (Worauf im folgenden hier bald noch genauer eingegangen werden soll.)

Kempner gegenüber fuhr ich fort, daß meiner Ansicht nach eine Haftzelle, bestückt mit einigen grellen Scheinwerfern, die Tag und Nacht auf den Angeklagten gerichtet sind, dazu ein ständiger Beobachtungsposten vor der Tür, durchaus genügten, um eine »Geständnisbereitschaft« zu erzwingen. Ein solches Haftverfahren vermöge einen Menschen durchaus derart zu dérangieren, daß er unter Umständen Dinge gestehe, sich mit Dingen identifiziere, wie dies zunächst sehr erstaunlich erscheine. Aber der Angeklagte gestehe das alles einfach deshalb, weil es ihm in seinem psychischen Dérangement gar nicht mehr im einzelnen darauf ankomme, wessen er sich schuldig bekennt. Ich glaube, ich habe damals schon die Formel gebraucht, die ich später vor meinen Studenten immer wieder zur Erklärung gewisser Situationen und Menschentypen verwandte: Stahl springt – Kautschuk hält. Davon müsse man ausgehen.

Man kann nämlich immer wieder die Erfahrung machen – als Arzt und besonders in der forensischen Psychiatrie erlebt man ja fast ständig Menschen in schweren Belastungssituationen –, daß gegenüber hohen Beanspruchungen gerade eine gewisse feste, durchgeformte Haltung eines Menschen oft viel gefährdeter ist als eine weiche Nachgiebigkeit, die ständig flexibel reagiert, aber auch nach großen Belastungen sozusagen hinterher doch immer wieder »in ihre alte Figur zurückspringt«.

Vor allem jene berühmt-berüchtigten Schaugeständnisse in Sowjetrußland haben, davon bin ich überzeugt, mit intravenösen Kunststücken überhaupt nichts zu tun. Es waren und sind meines Erachtens rein psychologisch definierbare Situationen. Keine Chemie.

Später fand ich dafür noch einen recht guten, das ganze Problem sehr grundlegend markierenden Anhaltspunkt. Ein Franzose (zu meiner Schande muß ich gestehen, daß mir sein Name entfallen ist) hat einmal einen ausgezeichneten Essay geschrieben über das Problem der Identifizierung mit bestimmten politischen oder religiösen Systemen. Er parallelisierte darin den Gottesstaat Augustins (Civitas Dei) und die kommunistische Verfassung, die kommunistische Gesellschaft, so wie sie der Lehre nach sein sollte.

In der Quintessenz ergeben sich dabei nämlich folgende Übereinstimmungen: das Reich Gottes ist da! – nur, die Menschen machen es nicht zu ihrer (!) Realität. Geistig-strukturell beruht aber die kommunistische Lehre auf ganz der gleichen Behauptung, auf dem gleichen Vorwurf und der gleichen Forderung: Die kommunistische Gesellschaft sei da, sei als die einzig gültige, endgültige Form der menschlichen Gesellschaft da. Die Menschen brauchten sie nur zu übernehmen.

In beiden Fällen heißt es also: Die »Wahrheit« existiert, die Menschen müßten sich ihrer nur bedienen.

Nun, diese Verkündung ist mehr oder weniger Kennzeichen aller Systeme totaler Wertmaßstäbe. Was aber bedeutet dies im Hinblick auf die Schauprozesse und die bei ihnen produzierten Geständnisse?

Setzt man voraus, daß der Christ wie der Kommunist beide so leben, als realisierten sie dieses Reich Gottes beziehungsweise die kommunistische Gesellschaft, realisierten sie jetzt (!), dann können beide nur sündig werden. Denn das Danach-Leben läuft selbstverständlich nur auf die totale Anerkennung der totalen Forderungen hinaus. Das totale Ideal aber auch wirklich zu erfüllen, dazu sind in der Realität freilich weder der Christ noch der Kommunist imstande.

Die Folgen sind nahezu ein einziger Automatismus. Ob jetzt der Christ hingeht und eine einzige Sünde gesteht oder hundert – das ist im Prinzip völlig gleichgültig. Gegenüber einer Totalität läßt sich jede einzelne Verfehlung immer als ein »Außerhalb-der-Lehre-Stehen« und damit als eine Verfehlung wider eine im Grunde endlose Kette von Gesetzen und Geboten definieren. Der sündige Christ ist vom Reich Gottes her verworfen.

Der Kommunist befindet sich in der gleichen Situation. Ob er jetzt gesteht, er habe drei Säcke Korn unterschlagen, oder gesteht, er habe während seines ganzen Lebens nie etwas anderes getan, als gegen die Gesetze der kommunistischen Gesellschaft zu verstoßen, läuft im Prinzip immer auf das gleiche hinaus. Gegenüber der kommunistischen Idealität, die als real vorausgesetzt wird, spielt die Zahl der Vergehen gar keine Rolle. Das Ausmaß jedes einzelnen Verstoßes ist und kann sowieso immer nur ein totales sein. Der schuldige Christ wie der schuldige Kommunist befinden sich also in der gleichen Position. Sie stehen a priori auf hoffnungslosem Posten.

Nach diesem Prinzip läßt sich intellektuell wie psychologisch jeder »Sünder« ausheben. Der Christ kennt die Beichte und das Letzte Gericht, der Kommunist die freiwillige Selbstkritik und den Prozeß, und zu welchem Verfahren bei letzterem es kommt, wird freilich mehr von den politischen Umständen bestimmt als von dem, was als »Sünde« vorliegt. Und schon bei den freiwilligen Selbstkritiken hört man oft uferlose Geständnisfluten. Aber auch wenn es um den Kopf geht, bedarf es nach einiger Zermürbung in der Zelle dann zur Geständnisproduktion nur noch einer gehörigen Konfrontation mit jenem Prinzip des Totalen. Intellektuell wie psychologisch befindet sich das Opfer dann durchaus auf einer Einbahnstraße, auf einem automatischen Förderband. Zu dessen Betrieb Injektionen gar nicht erforderlich sind.

Auch der »Ausweg« ist in beiden Fällen der gleiche. Christen stellte man auf den Scheiterhaufen, die Lehre droht mit Hölle, ewiger Verdammnis. Der Ketzer wider den Kommunismus wird liquidiert. Und er wird dieses Schicksal, gerade bei klarem Verstand, »einsehen«. Je mehr er also gesteht, desto mehr auch motiviert er sich selbst seinen eigenen Untergang. Er gewinnt die volle Einsicht in die Notwendigkeit seiner Liquidation.

Eben diese altruistische Klarheit, die schließlich vom Delinquenten geradezu angestrebt wird, um das Ende für sich tragbar zu machen – »sinnvoll« –, erweckt bei Menschen, die nicht innerhalb solcher Totalitäten leben, ganz zwangsläufig den Eindruck, der Delinquent müsse irgendwie gezwungen, etwa sogar gefoltert oder psycho-chemisch präpariert worden sein.

In Wirklichkeit aber schafft sich der Delinquent mit seinen Geständnissen nicht nur die Motivation seines Untergangs. Er rettet darüber hinaus für sich auch das Ideal, um dessentwillen er sein Schicksal erleidet. »Die Partei hat immer recht.«

Darin ist die kommunistische Totalität jeder anderen gleich; auch der des Preußentums, dessen hundertprozentige soldatisch-disziplinarischen Ansprüche manchem nicht weniger »barbarisch« erschienen: der Offizier, der in der Schlacht eine Schwäche zeigt und zur Sühne den Freitod sucht, das exemplarische, prinzip-demonstrierende, selbstexekutive Schuldbekenntnis. Totale Wertsysteme verfügen also über genügend psychologische Hebelarme, um den ihnen konfrontierten oder von ihnen infizierten Menschen geständnisbereit zu machen.

Ad absurdum demonstrierte das übrigens – unfreiwilligerweise – gerade einer der Nürnberger Prozesse. So belastend auch hier die Situation als solche für die Angeklagten war, so standen sie jedoch keinem vergleichbar absoluten System gegenüber. Dennoch kam es in einem Fall zu jener typischen Geständnistirade. Die Geschichte hat eine merkwürdige Pointe.

Ein hoher Beamter, der in der gesamten Ausformung seiner Persönlichkeit noch geradezu lupenrein den klassischen Typ des preußischen Staatsdieners verkörperte – gerade er lieferte seinen Anklägern in Nürnberg stapelweise Selbstbezichtigungen und Offenbarungen schrecklichster Dinge, die er während des Dritten Reiches getan, veranlaßt oder zumindest gebilligt haben wollte. Nichts von alledem entsprach der Wahrheit.

Die Ankläger konnten das nicht wissen. Aber die Flut seiner Selbstbeschuldigungen nahm Ausmaße an, daß man sogar in der damaligen Situation, die solche Klarsicht durchaus nicht begünstigte, stutzig wurde. Man ließ den Mann psychiatrisch untersu-

chen, mit dem Ergebnis: man hatte es mit einem Schwerkranken zu tun, mit einem hochgradig Depressiven.
Diese Depressionen machten ihn zu einem leeren Gefäß für Schuld, zu einem Gefäß, das man mit jeglichem Inhalt füllen konnte. Man konnte hineingießen, was man wollte – eine Frage, ein Verdacht genügte, und den Rest vollzog der Kranke selbst, mit einer Gründlichkeit und Strenge der Standesauffassung eines, nun, depressiven Preußen. Die Krankheit spielte und erfüllte die gleiche Rolle wie die Totalität eines sowjetischen Tribunals. Mit seiner Krankheit trug der Angeklagte die totale Inquisition in sich selbst.
Man wird also meines Erachtens davon ausgehen müssen, daß viele Geständnisse auf Schauprozessen subjektiv ernst gemeint, subjektiv echt sind und rational kontrolliert abgelegt wurden, bzw. werden. Und ich glaube, daß dies auch in jenen Fällen so ist, in denen man von »Gehirnwäsche« spricht; was nur wieder eine andere Vokabel für eine angeblich psycho-chemische Präparation darstellt. Aber man muß wohl noch einen Schritt weitergehen. Und damit kommen wir zu jenem Aspekt des Problems, zu dem wir in der Klinik eigene Untersuchungen vornahmen und zu eigenen Ergebnissen gelangten. Womit ich keine Originalitätsansprüche unterstreichen, sondern nur sagen will, daß wir, mehrere Ärzte in der Klinik, dies mit eigenen Augen gesehen haben.
Meiner Überzeugung nach spielten und spielen sich die erwähnten demonstrativen Vorgänge schon deshalb ohne Anwendung von Drogen ab, weil nämlich zumindest in der Mehrzahl der Fälle die »Wahrheitssera« in Wirklichkeit so ziemlich genau das Gegenteil von dem bewirken, was die Fama ihnen andichtet. Dazu ein Beispiel, das wohl recht deutlich zeigt, wie der Begriff »Wahrheitsserum« oder »Geständnisdroge« schon an sich ganz unlogisch ist.
Wir erhielten den Sohn eines wohlhabenden Bauern zur psychiatrischen Begutachtung in die Klinik. Es handelte sich um einen ruhigen, sehr geordnet wirkenden jungen Mann – der allerdings in seinem Leben bereits etwas Furchtbares angerichtet hatte.
Aufgewachsen auf dem väterlichen Hof, den er eines Tages als Erbe übernehmen sollte, unterhielt er seit einiger Zeit mit einer der Hausmägde ein Verhältnis, das Folgen hatte. Sie bekam ein Kind von ihm.
Inzwischen jedoch hatten die Eltern des Jungen mit dem Nachbarn – ebenfalls ein wohlhabender Bauer – die familiäre Absprache getroffen, wie sie in ländlich-konservativen Gegenden immer noch üblich war: man war übereingekommen, den Sohn mit

der Nachbarstochter zu verheiraten; also die gute Partie auf Gegenseitigkeit. Und an dieser Vereinbarung gab es nichts zu rütteln, in diesem Milieu, beide jungen Leute akzeptierten die elterliche Entscheidung widerspruchslos. Die vorbestimmte Braut war übrigens ein hübsches Mädchen. Kurzum, die Heirat galt als beschlossene Sache.

Es sollte niemals dazu kommen. Die Magd, die das Kind von ihm hatte, drängte ihrerseits den Jungen zur Heirat. Sie tat es mit zunehmender Hartnäckigkeit. So auch, als sie sich zufällig beide auf dem dörflichen Tanzboden wiedersahen: sie machte ihm eine »höllische Szene«, um ihn zur Ehe zu bewegen.

Der junge Mann geriet in eine Situation, aus der er keinen Ausweg mehr wußte – außer einer Gewalttat. Er erwürgte die Mutter seines Kindes. Die Leiche warf er in einen Bach.

Die Polizei brauchte nicht lange nach dem Täter zu suchen, die Situation war kriminalistisch reichlich unkompliziert. Und sofort auch, nach seiner Festnahme, legte der Junge ein umfassendes Geständnis ab.

In der Klinik nun, im Kolleg, ließ ich den jungen Mann sein Geständnis wiederholen. Und zwar deshalb, weil die Art und Weise, wie er seine Tat geschildert hatte, wirklich sehr ungewöhnlich war: über jeden Schritt, jede Minute, über jeden Gedanken, der ihn dabei bewegt hatte – über alles und jedes vor, während und nach der Tat gab der Täter Auskunft mit einer Genauigkeit, mit einer präzisen Detaillierung, wie sie sowohl nach der Richtung der Selbsteinsicht wie der rationalen Kontrolle kaum weiter getrieben werden konnte.

Und das alles wiederholte er jetzt, wie vor der Polizei, bei uns im Kolleg. Mit der gleichen unheimlichen Präzision. Ein Bauernjunge!

Er war hinreichend intelligent, und es stand außer Zweifel, daß die Triebfeder seiner so überaus gewissenhaften Beschreibungen in seinem verstandesmäßigen Bemühen lag, sich ganz und gar zu seiner Schuld zu bekennen, ohne Schonung seiner selbst. Es war die rationale Geradlinigkeit par excellence: es gibt keine Entschuldigung, keine Ausflüchte. Das und das habe ich getan, an der Schuld und ihrem Ausmaß gibt es nichts zu drehen, folglich gibt es für mich nur noch eine Pflicht, zu gestehen, so lückenlos es eben geht; wenn man so will: der »anständigste Mörder«, der denkbar war.

Dann aber führte ich den Probanden noch ein zweites Mal dem Kolleg vor: nämlich in einer narko-analytischen Situation. Unter

Einwirkung der Drogen befand er sich in eben jenem typischen, viel umrätselten Rauschzustand.
Was geschah? Wie reagierte er jetzt, wie verhielt er sich? Als ich ihn jetzt wieder auf die Tötung seiner Geliebten ansprach, schrie er plötzlich auf: »Nein, ich bin es nicht gewesen! Das ist nicht wahr, das ist unmöglich, so etwas kann ich gar nicht, ich bin es nicht gewesen, ich war es nicht!«
Ich höre ihn noch heute mit seinem schier nicht enden wollenden »Nein, ich war es nicht, ich war es nicht!« Und keine Macht der Welt hätte ihn jetzt zu seinem Geständnis zurückbringen können.
Nun, wir haben ihn den Rausch gehörig ausschlafen lassen. Danach, am nächsten Tag, führte ich ihn noch ein drittes Mal im Kolleg vor. Ergebnis: decidissime wiederholte er sein altes Geständnis. Sich rational wieder voll kontrollierend, gestattete er sich nicht die Spur einer Ausflucht mehr.
Man wird einräumen, der Ausgang dieses Experiments entspricht nicht gerade dem, was man einem Wahrheitsserum nachsagt.
Die Erklärung für diesen Ablauf der Dinge ist allerdings nicht so besonders schwierig. Die Droge hatte also seine Bewußtseinskontrolle ausgeschaltet. Infolgedessen trat an die Stelle dieser Kontrolle nunmehr das vielzitierte Unterbewußtsein. Dieses angeblich so verräterisch-wahrheitsfreudige Unterbewußtsein übernahm die Regie.
Und da blieb von dem ganzen Menschen nichts mehr übrig als ein Häuflein Angst. Hatte er vorher mit rationalem Bemühen seine »Bußpflicht« zur Wahrheit eingesehen, hatte jetzt nach Ausschaltung dieser bewußten Steuerung das genaue Gegenteil eingesetzt: das Unterbewußtsein legte im tief kreatürlichen Selbsterhaltungstrieb und Angstzustand eine völlig undurchdringliche Sperre zwischen ihn und die Wirklichkeit. Es entstand also die geradezu klassische Verdrängungssituation, die vorher der Verstand, der verstandesmäßige Willensakt, hinweggesteuert, aufgehoben, überwunden hatte.
Ich glaube, es bietet keine besonderen Schwierigkeiten, diesen Mechanismus zu verstehen. Dann bleibt allerdings kaum anderes übrig, als die Arbeit des Wahrheitsserums eher im Sinne eines »Lügenserums« zu definieren.
Es war nicht der einzige Fall, der so verlief. Man muß sich eben klarmachen, daß in Wirklichkeit die »Wahrheit« des Unterbewußten eine völlig andere Kategorie ist als jene Wahrheit, wie wir sie mit dem diskursiv-gegensätzlichen Begriffspaar Wahrheit-Un-

wahrheit meinen. Auch die sogenannte »Enthemmung« ist da zunächst eine irreführende Vorstellung, insofern Enthemmung, wie sie hier stattfindet, eben gerade zur Freilegung, zur Entfesselung einer im Unterbewußten dominierenden Hemmung führen kann.

Man kann also nur sagen, und man sollte jetzt das Wort »Enthemmung« überhaupt fallenlassen, daß durch die Wirkung der Drogen eine gewisse Freilegung des Unterbewußten erfolgen kann. Fragt sich, was dort zum Vorschein kommt. Ist es Angst, bedeutet die Freilegung lediglich das Wirksamwerden einer Sperre. Die subjektive Sperre gegen eine objektive Wahrheit. Und diese Situation wird vornehmlich bei einem Täter, bei einem Angeklagten gegeben sein.

Freilich kann auch der umgekehrte Fall eintreten, wenn nämlich die Sperre im Rationalen liegt, und sich das Unterbewußte nach der Identifikation mit einer objektiven Wahrheit sehnt. Nur dann wird die Freilegung des Unterbewußten zu einer Aussage führen, bei der sich dann subjektive Wahrheit mit der objektiven deckt. Für einen Angeklagten in seiner tief kreatürlichen Angst vor den Folgen der Wahrheit ein wohl nur selten gegebener Fall. Die ständig von Gerichten gebrauchte Formel: »Sehen Sie doch ein, daß es für Sie besser ist, die Wahrheit zu sagen«, bedeutet den Appell an den rationalen Willensakt, an die rationale Einsicht.

Für den Arzt wiederum, gegenüber dem Patienten, liegen die Dinge selbstverständlich noch anders. Hier wird die subjektive Wahrheit zur objektiven, nämlich objektiv in bezug auf den Zustand des Kranken. Die Freilegung einer Sperre im Unterbewußten vermittelt eben die objektive Erkenntnis, daß eine solche Sperre im Unterbewußten existiert. Und hierauf kommt es für den Arzt an: wobei es letztlich natürlich gleichgültig ist, was zum Vorschein kommt, ob eine Sperre oder ihr Gegenteil. Die Freilegung als solche vermittelt einen Einblick, das ist das Entscheidende.

Dem Arzt also bietet die Narko-Analyse mitunter gute diagnostische und auch psychotherapeutische Ansätze. Und insbesondere als psychotherapeutische Hilfe ist diese Methode mit anderen Präparaten, zum Beispiel LSD, von Leunert in Göttingen weiter ausgebaut worden. Wir wenden die Methode heute noch an. Besonders bei psychotisch Kranken kann – wie schon dargestellt – die gesamte Kontaktfähigkeit einer Sperre unterliegen, die zu durchbrechen nur mehr mit Hilfe der Narko-Analyse möglich sein mag. Oder auch nicht, beides ist dann jedenfalls bezeichnend.

Woraus schon erhellt, daß »Wahrheitssera« allenfalls im medizinisch-diagnostischen Sinn diese Bezeichnung verdienen, insofern sie eine aufklärende Funktion in bezug auf den Zustand des Patienten erfüllen können. Wenn auch hier die Dinge noch etwas komplizierter liegen, als sie vorhin in der etwas simplen Gegenüberstellung Bewußtsein-Unterbewußtsein zu erklären versucht wurden.

Kaum aber – und das ist noch sehr vorsichtig ausgedrückt – vermögen solche Drogen zwischen einem Menschen und seiner Umwelt ein Verhältnis herzustellen, das sich im Sinne einer Rechtsprechung – ganz gleich welcher – im geringsten objektivieren ließe.

Es sei auf dem gleichen Terrain, auf dem sich das vorige Kapitel bewegte, noch eine weitere Betrachtung gestattet. Denn die Droge ist in Sachen landläufiger Wahrheit nicht die einzige Illusion mit modern-wissenschaftlichem Anstrich. Wobei man das Wort modern eigentlich in Anführungsstriche kleiden müßte, dient es doch für das Folgende als eine Art Stützsymbol, als Stützsymbol nämlich für eine Patentlösung, die in bedenklicher Nähe rangiert zu einer Geisteshaltung, die man sofort als Aberglauben bezeichnen würde, falls man ihr in der bequem zu belächelnden Vergangenheit begegnete.

Dies aber ist also »moderne« Gegenwart: nämlich der kaum minder sensationell propagierte Lügendetektor. Man könnte die Erfindung des Lügendetektors in ihrer geistigen Verwandtschaft als die technisierte Zwillings-Illusion zu den Wahrheitssera einstufen.

Jeder Mensch kennt an sich Reaktionen wie erhöhte Schweißabsonderungen, erhöhten Puls- und Atemrhythmus. Man nennnt sie Vegetativreaktionen. Und es ist ganz selbstverständlich, daß solche Vegetativreaktionen ausgelöst werden, wenn man einen Menschen zum Beispiel auf ihn belastende Situationen anspricht. Dieses Daraufhin-Ansprechen kann völlig unbeabsichtigt geschehen. Oder aber auch sehr gezielt.

Der unbeabsichtigte Fall ist sicherlich jedem schon einmal passiert. Schon jeder hat irgendwann einmal mit einer Erzählung, die ihm selber völlig harmlos erschien, bei einem Zuhörer oder einer Zuhörerin plötzliche und unvermutete Reaktionen ausgelöst. Plötzlich sitzt eine Dame im Zuhörerkreis buchstäblich kreidebleich oder von tiefem Rot übergossen da.

Genauso kann ein Wort genügen, eine scheinbar sinnlose Heiterkeit auszulösen. Man gebraucht in irgendeinem Zusammenhang den Ausdruck »Klavierdeckel« und erntet schallendes Gelächter. Weil da nämlich jemand an einen Film erinnert wird, zum Beispiel an eine Kriminalkomödie, in der jedesmal beim Zufallen eines Klavierdeckels ein Anwesender tot umfiel.

In nüchtern wissenschaftlicher Sprache umreißt man ein solches Geschehen mit der Feststellung: Haften einer Situation besonders prägnante Erlebnisinhalte an, dann wiederholen sich diese, sobald die Situation assoziativ rekapituliert wird.

Und auch die davon ausgelösten Vegetativreaktionen wiederholen sich entsprechend. Wer im Kino oder Theater über den Klavierdeckelgag lachen mußte, wird immer wieder darüber lachen müssen, sobald er an den Klavierdeckel erinnert wird, das heißt, die Situation assoziativ rekapituliert; was bekanntlich zu tragisch-komischen Momenten führen kann, wenn solche Rekapitulationen zu den sprichwörtlich unpassenden Gelegenheiten ausgelöst werden, beispielsweise während einer Beerdigung.

Der Lügendetektor nun ist ein Gerät, das solche Vegetativreaktionen mit großer Genauigkeit vielfältigst zu registrieren vermag. Frage ist nur, ob Schweiß-, Puls- oder Atemkurven wirklich etwas darüber aussagen, worüber der Lügendetektor mittelbar Auskunft geben soll: nämlich über Schuld oder Unschuld einer Person. Wie verhält es sich damit?

Man denke sich irgendeinen Fall: Herr B. weiß, daß man ihn eines Mordes verdächtigt. Ein Garagenbesitzer wurde im Hinterzimmer eines Bierlokals umgebracht. Was aber wird mit hoher Wahrscheinlichkeit passieren, wenn Herr B. jetzt allein nur das Wort »Stammtisch« oder »Garage« hört? Nach dem vorhin Gesagten dürfte einleuchten, daß Herr B., den auf ihm lastenden Verdacht vor Augen (warum sonst setzte man ihn auf den Lügendetektor?), auf den »Stammtisch« oder die »Garage« hin sehr rasch zu schwitzen beginnt – und zwar völlig unabhängig davon, ob er wirklich der Täter ist oder nicht. Es genügt, daß ihm solche Worte signalisieren, wie sehr man sich nun dem »heißen Eisen« nähert.

Das System des Lügendetektors wurde schließlich mit sehr viel medizinisch-kriminalistischem Raffinement ausgebaut. Es geht zurück auf die ersten Versuche der sogenannten Assoziationspsychologie. Aber sich auf ein neues Terrain zu begeben, und die richtigen Schlüsse aus der sich darbietenden Landschaft zu ziehen, sind nun eben zweierlei.

Man unterschätzte wieder einmal die Variationsmöglichkeiten, die der »Faktor Mensch« überall mit sich bringt, um ein beträchtliches. Man übersah und übersieht im Falle des Lügendetektors, daß zum Beispiel allein schon die Erwartung auf eine bestimmte Frage, oder das Wissen darum, daß es sich um einen bestimmten Komplex handelt, bereits die gleiche Situation bei Menschen vegetativ realisieren kann wie die Tatsächlichkeit des Geschehenen. Und es dürfte sehr schwierig sein, ein Verhör so zu gestalten, daß der Verhörte nicht ahnt, wann es »um die Wurst geht«; oder dies nicht zumindest argwöhnt – was auf dasselbe hinausläuft.

Die Erfinder der Wahrheitsmaschine scheinen sich von dem, was

die Wirklichkeit für den Menschen bedeutet, beziehungsweise von dem, was sich von einer Wirklichkeit im Menschen niederschlägt, etwas naive oder doch zumindest reichlich einschichtige Vorstellungen gemacht zu haben.
Denken wir uns einen weiteren Fall. Ein Fräulein Müller wurde ermordet. Der Herr B. aber hat nichts mit dem Mord zu tun. Jedoch, er hat das ermordete Fräulein zu deren Lebzeiten nicht nur gut gekannt, sondern – sagen wir – etwas »zu gut«. Was aber, wenn sich diese Intimbekanntschaft etwas schlecht, im allgemein moralischen Sinne, mit dem Herrn B. als »einem treusorgenden Gatten und Familienvater« verträgt?
Welche Möglichkeiten, jetzt Herrn B. vegetativ zu aktivieren! Man zeige ihm den Aschenbecher, der einwandfrei vom Nachttisch der Toten stammt. Kennt er das Utensil? Und ob. Wie oft mag er, zu verschwiegener Stunde auf dem Bettrand sitzend, seine Zigarette darin ausgedrückt haben. Folglich kennt er das Stückchen Glas bis zur kleinen abgeschlagenen Zacke darin. Aber er darf es nicht kennen, und zwar aus Gründen, die mit der Täterschaftsfrage im Mordfall Müller nicht das geringste zu tun haben. Folglich wird er jetzt lügen und die Kenntnis des Gegenstandes ableugnen, und zwar mit verräterischem Herzklopfen. Denn er lügt und sitzt auf einem Lügendetektor, der angeblich Lügen erkennt. Und was erst, wenn es so war, daß das Frl. Müller von einem Schlag mit eben diesem Aschenbecher betäubt wurde, bevor es zum Schlimmsten kam? Wovon Herr B. vielleicht gar nichts weiß.
Letztlich aber muß der arme Herr B. das Opfer überhaupt nicht gekannt haben. Es genügt, wenn Herrn B. das Gefühl bedrückt, ungeschickte Antworten zu geben, wenn er fürchtet, unglaubwürdig zu wirken, obwohl er die Wahrheit sagt. Oder um das Äußerste, aber keineswegs Fernliegende zu nehmen: was geschieht, wenn Herr B. schwitzt – aus Angst, eben zu schwitzen?
Die Chancen, einem Unschuldigen buchstäblich »einzuheizen«, »heiß zu machen«, wie es so schön heißt, stehen also beträchtlich hoch. Denn Vegetativreaktionen lassen sich eben mit keinerlei Sicherheit auf bestimmte, vereinzelbare Situationen zurückführen. Sondern nur auf Kategorien, zum Beispiel auf solche, die grundsätzlich belastender Art sind. Aber was für ein weites Feld ist das! Von welchen Umständen diese Belastung ausgeht, das heißt, von welchem Inhalt die Emotion erfüllt ist, die eine Vegetativreaktion zur Folge hat, darüber sagt diese Reaktion selbst nichts aus. Nicht das geringste.
Ohne im einzelnen hier auf die Problemlage und die ungemein

vielfältigen Varianten der Experimente einzugehen, muß man doch zu dem Schluß kommen, daß viel »Pseudo-Exaktes« hier produziert wurde und sogenannt »Bewiesenes« nur im Versuchs-Laboratorium gilt.

Sicherlich, es mag jemand fälschlich einer Tat verdächtigt werden, einer Tat, mit deren ganzen Umständen den Verdächtigten in Wirklichkeit so wenig verbindet, daß er in den entscheidenden Momenten, auf die entscheidenden Fragen, keinerlei Reaktion zeigt – immer vorausgesetzt, daß er auch aus dem Inhalt der Fragen und der Art, wie sie gestellt werden, in keiner Weise auf ihre »Gefährlichkeit« zu schließen vermag; und des weiteren vorausgesetzt, daß die Verfeinerungen der Methode, die solche Fehlerquellen wenigstens zum Teil ausschließen, auch jeweils beherrscht und angewandt werden – dann, aber nur dann, böte der Lügendetektor eine Chance, Unschuldige aus dem Kreis der Verdächtigen auszusondern. Was wegen der zahlreichen Voraussetzungen erstens ein doch ziemlich seltener Fall sein dürfte, und zweitens auch gar nicht die liebenswürdige Absicht war, die an der Wiege des Lügendetektors stand.

Die Absicht war eine ganz andere. Es gibt bekanntlich Menschen, denen selbst unter Einsatz großer Erfahrung, großer Geduld und beträchtlichen Scharfsinns nicht »beizukommen« ist. Menschen, die der beste Kriminalist, Richter oder Anwalt vergeblich nach weichen Stellen abklopft. Also der schwere Junge, der Ausgepichte, der Abgebrühte, der »knallharte Bursche« oder wie immer man ihn nennen mag – er vor allem ist es doch, der einer Wahrheitsfindung Probleme aufgibt, die mit Hilfe eines wissenschaftlich-technischen Tricks zu unterlaufen zumindest als Wunschgedanke naheliegend und als Ziel lohnend erschiene.

Leider, gerade hier steckt der eigentliche fundamentale Irrtum in der Konzeption der Wahrheitsmaschine.

Zunächst einmal ist der »knallharte Bursche« ein sehr pauschaler Begriff. Es gibt den Gefühlsarmen, den man genauer noch als den Gefühlsstumpfen bezeichnen kann. Seine Verhaltensweisen sind schon jedem durchschnittlichen Gefühlsbegabten oft so unverständlich, daß relativ rasch der Zweifel an seiner psychischen Gesundheit auftaucht. Man fordert ein psychiatrisches Gutachten an. Wobei es sodann der Psychiater einmal ausnahmsweise nicht sonderlich schwer hätte, mit einer Krankerklärung Glauben zu finden. Und natürlich gibt es Gefühlsstumpfheit als Folge einer Erkrankung. Ebenso aber gibt es sie als »Laune der Natur«.

Dann aber mag es wiederum seine liebe Not haben, den Mann

glaubwürdig für gesund zu erklären. Womit er freilich noch nicht als »normal« zu gelten hätte. Auch ein »gesundes« Extrem darf unter Umständen die Zuerkennung einer immerhin erheblich verminderten Zurechnungsfähigkeit beanspruchen. Doch dies nebenbei.

Wichtig im Zusammenhang mit dem Lügendetektor erscheint mir dies: Der Mensch neigt dazu, das Ausmaß zu unterschätzen, wie weit nämlich die »gesunde Klaviatur« der Schöpfung reicht. Wir haben im Lauf der Zeit Menschen zur Untersuchung in die Klinik bekommen, deren Unansprechbarkeit und Unerreichbarkeit für jeglichen Gefühlsappell auch Ärzten, die einiges gewohnt sind, schlechtweg unfaßbar waren.

Anzeichen für eine Gehirnanomalie oder Krankheit boten diese Probanden nicht. Mit das eindrucksvollste Charakteristikum des Gefühlsstumpfen aber ist, daß er nicht nur gegen andere keinerlei Rücksichten kennt. Auch sich selbst gegenüber kennt er nichts dergleichen. Sein eigenes Wohlergehen interessiert ihn genausowenig. Wie er behandelt wird, wie er untergebracht ist, was er zu essen bekommt – es läßt ihn alles völlig gleichgültig. Man übertreibt kaum, wenn man sagt: wären Steine verdaulich, man könnte solche Menschen mit Kieseln füttern; so sie notdürftig satt würden, akzeptierten sie auch eine solche Mahlzeit, ohne zu klagen.

Aber es gibt noch eine wesentlichere Variante des »harten Burschen«: den positiv Gefühlskalten. Und eine besondere Mischung kommt zustande, wenn positive Kälte mit guter Intelligenz und hoher Aktivität zusammenfallen. Ein solcher Mensch wird mit hoher Wahrscheinlichkeit Außergewöhnliches leisten. Frage – worin es besteht. Entschieden wird sie davon, auf welcher Ebene und innerhalb welchen Sozialfeldes sich der Betreffende bewegt. Er kann ein hocherfolgreicher Geschäftsmann, ein brillanter, hochbezahlter Organisator, Manager werden. Anlagemäßig erfüllt er aber genauso die Möglichkeit zu einem eiskalten Verbrecher, der nur schießt, wenn sich's lohnt; doch dann ohne geringsten Pardon.

Die großen amerikanischen Gangsterfiguren sind da gewiß kein schlechtes Beispiel, und das Adjektiv »groß« ist hier bei dieser Perspektive durchaus kein Mißgriff. Das Maß an Intelligenz und Aktivität, das der Tätigkeit dieser Gestalten unschwer abzulesen ist, sicherte ihnen bei anderer Verwendung bestimmt nicht minder hohe Bankkonten. Auch in Deutschland gab es vergleichbare dunkle Paradestücke. So etwa die Gebrüder Saß, denen in Berlin einer der denkwürdigsten Bankeinbrüche gelang, nachdem sie den Wittenbergplatz untertunnelt hatten. Und die Gerichtsverhand-

lungen gegen diese beiden Asse ihrer Zunft waren eher eine Tragödie für Richter und Staatsanwalt. Denn die Angeklagten erwiesen sich dem auf dem Tribunal versammelten Intelligenzpotential in einer Weise gewachsen, die auch unabhängig von der Materie für beträchtliches Aufsehen sorgte.
Auch in Köln gaben einmal zwei Brüder bezeichnende »Lehrstücke« dieser Art. Und dazu demonstrierte ein nicht minder begabter Kriminalkommissar, was psychologische Kenntnisse und Einfühlungsvermögen in die Reaktionsformen dieser sozusagen weit unter dem Gefrierpunkt agierenden Menschen bedeuten können. Das blitzartig richtige Abschätzen einer Situation, das diesen Leuten eignet, erinnert wirklich an jene revolutionäre Halbleitertechnik, die bei extremen Tieftemperaturen fast absolut widerstandslose elektrische Stromflüsse erreicht.
Man erlaube, etwas fern aller Wissenschaft, aus Spaß am nicht Alltäglichen, einige Episoden von diesen beiden Kölnern zu erzählen. Die Brüder hatten bereits eine steile Karriere als Einbrecher absolviert, als der eine von beiden helles Gelächter im ganzen Rheinland auslöste. Als ihm nämlich einmal, nach einem »Bruch«, die Polizei hart auf den Fersen war, lieferte er eine besondere Probe von Verkehrstüchtigkeit. Hinter sich die Polizei, kaperte er rasch entschlossen einen leeren Straßenbahnwagen und steuerte ihn erfolgreich durch ganz Köln. So entkam er noch einmal seinen Verfolgern. Womit er sozusagen den Zenith seiner Laufbahn durchfahren hatte. An prosaischem Orte ereilte ihn bald darauf das Ende. Man fing ihn in einer Badestube. Und auch sein Bruder – übrigens der »bedeutendere« von beiden – folgte ihm wenig später in die Zelle. Dessen Verhaftung bot, auch von seiten des Kriminalkommissars, noch einmal ein Schauspiel eiskalten Kalküls, das ich zufällig miterlebte.
Mit Kriminalkommissar S. und seinem Dezernat standen wir nämlich seit langem auf gutem Fuß. Eines Tages nun rief der Kommissar bei uns an und fragte, ob ich mitkommen wolle. Er ginge jetzt den Einbrecher X., eben jenen Bruder des »Straßenbahnfahrers«, verhaften. Das war gewiß eine recht außergewöhnliche Einladung, die ich mir nicht entgehen ließ. Kommissar S., mit dem ich schon manches interessante Gespräch über seine Erfahrungen mit Typen Krimineller geführt hatte, ähnelte im übrigen wirklich dem Klischee vom Supermann seines Metiers. Also reizte es natürlich, diesen Superlativ an Unerschütterlichkeit in Aktion zu erleben; schon gar in diesem Fall. Daß man die Verhaftung eines derart erfolgreichen Gangsters wie eine fest einstudierte

Szene vor Zuschauern abrollen lassen konnte, fand ich denn doch gelinde gesagt skurril. Also nahm ich das nächste Taxi und raste zum Dezernat.
Der Kommissar hatte einen Tip erhalten, aus guter Quelle, wie er beiläufig versicherte. Dieser Information nach wolle sich der so lange schon erfolglos Gejagte in etwa einer dreiviertel Stunde mit irgend jemandem auf einem kleinen Marktplatz in Köln treffen. In einer strategischen Blitzaktion hatte daraufhin der Kommissar den Marktplatz mit einem diskreten Ring seiner Leute »geschmückt«. Wenn X. tatsächlich erschien, gäbe es für ihn kein Entrinnen mehr – versicherte jedenfalls der Kommissar.
Ich muß sagen, daß mir so viele Versicherungen im voraus kein gutes Gefühl gaben. Die Erfahrungen des Kommissars in Ehren, aber auch einem Altgedienten wie ihm schien hier einmal der nüchterne Sinn locker geworden zu sein.
Mein Verdacht verstärkte sich, als wir uns gemeinsam jenem Marktplatz näherten. Das Benehmen des Kommissars glich wirklich dem eines Mannes, der sich und seiner Familie das sonntägliche Suppenhuhn besorgen will. Meine Bemerkung, daß der Gesuchte hinlängliche Proben für gnadenlosen Gebrauch der Schußwaffe geliefert habe, fand er keiner lauten Antwort wert. Während er mit den Augen den Platz absuchte, nickte er stumm bejahend mit dem Kopf.
Also, Frage war zunächst, ob der Ganove überhaupt erschien. Da gerade keine große Marktzeit war, ließ sich der Platz gut überblicken. Und dann kam er tatsächlich. Nachdem ich aus den Worten des Kommissars, der Geldstücke in seinem Portemonnaie zählte, begriffen hatte, welcher der Gesuchte war, fiel mir sofort auf, daß es sich – im Unterschied zu vielen Möchtegern-Gangstern – um einen äußerlich völlig unscheinbaren Mann handelte. Sodann erinnere ich mich noch, wie der Kommissar seine Geldbörse zudrückte, in die Tasche steckte, mir zunickte und sich in Richtung auf den Mann hin in Bewegung setzte.
Er schlenderte auf seine Beute zu, als sei er es, mit dem sich der Gangster verabredet habe. Und kaum bei ihm angekommen, legte er ihm die linke Hand auf die Schulter. Die erhobene Rechte ließ er sodann gewissenhaft von Punkt zu Punkt rund um den Platz kreisen. Er markierte die Stellen, auf denen überall seine Leute postiert standen und jetzt pünktlich ein wenig aus dem »Schatten« getreten waren. Somit gab er dem Gangster einen kurzen, aber gründlichen Bericht zur Lage. Dann hielt er ihm den flachen Handteller hin.

Was tat der Mann? Mit der gleichen Ruhe wie sein beamtetes Gegenüber ließ er seinen Blick rundum wandern. Nach der Prüfung nickte er zustimmend. Der Ring bot keine Lücke. Alles hatte seine Richtigkeit. Und damit zog er ohne Zögern seine Schußwaffe und legte sie dem Kommissar in die Hand.
Ich muß sagen, ich war nicht schlecht verblüfft. Wenn dies nun die Wirklichkeit war, dann gab es sehr wenige »Krimis«, die ihr auch nur entfernt gerecht wurden. Man stand hier vor einer Szene, wie man sie undramatischer sich schlechthin nicht vorstellen konnte. Aber gerade darin lag etwas unbeschreiblich Erregendes.
Wie zwei alte Bekannte miteinander plaudernd, verließen der Kommissar und sein kostbarer Fang den Platz, bogen in eine Seitenstraße, wo ein Wagen der Polizei parkte. Das Spiel war abgelaufen nach dem strikten Motto: hier läuft kein Film, hier steht kein Wunder im Drehbuch.
In Wirklichkeit freilich setzte dies alles voraus, daß auf die kühle, geistesgegenwärtige Rationalität des Einbrechers tatsächlich Verlaß war. Daß da nicht doch plötzlich ein Funke übersprang – zum Kurzschluß. Auch dem Kommissar durfte kein Fehler unterlaufen sein. Rechnung und Gegenrechnung mußten aufgehen. Sie taten es mit einer Eleganz, die ich noch heute bewundere.
Damit also war das Schicksal beider Brüder besiegelt. Nicht unerwähnt lassen möchte ich, daß jener gute Kontakt zum Dezernat, dem ich diese »kleine Marktszene« mitzuerleben verdankte, für die forensische Psychiatrie etwas sehr Wichtiges ist; natürlich kaum im Hinblick auf solche Schauspiele. Man erinnert sich vielleicht des Falles jener Frau, die bei der Polizei erschien, unmittelbar nachdem sie ihren Säugling erdrosselt hatte. Menschen, die in Ausnahmezuständen Schreckliches tun, geraten oft recht rasch in die Hände der Polizei, sei es, daß sie sich selber stellen, sei es, daß sie bald gefaßt werden, weil sie nicht nach Plan handeln. Dann aber kommt es darauf an, daß die Beamten ebenso rasch ein weiteres tun, nämlich einen Psychiater benachrichtigen. Werden solche Personen nämlich erst Wochen oder gar Monate später psychiatrisch gesehen, fällt es natürlich ungleich schwerer, ihren Zustand, in dem sie die Tat begingen, retrospektiv exakt zu definieren. Es bedarf wohl keiner genauen Beschreibung, wie unendlich mühselig eine solche medizinische Rekonstruktion dann fast immer ist, falls sie überhaupt noch zu Ergebnissen führt, deren Sicherheitsgrad ihre Verwertung gestattet.
Entsprechend auch erschwert sich natürlich die Urteilsfindung. Eine Rechtsprechung, die solchen Angeklagten nach modernen –

und das heißt, sehr anspruchsvollen – Gesichtspunkten Gerechtigkeit widerfahren lassen soll, ist dabei nun einmal wesentlich auf Güte und Niveau der psychiatrischen Gutachten angewiesen.

Fast erübrigt es sich, nochmals auf den Lügendetektor zurückzukommen. Selbst diese wenigen und sehr oberflächlichen Streiflichter auf den harten, eiskalten Tätertyp dürften schon genügen, um jedermann sich die Frage stellen zu lassen: wieso sollte ein solcher Mann, auch in minder extremer Ausgabe, sich ausgerechnet auf dem Schemel eines Lügendetektors plötzlich ganz anders verhalten? Nämlich plötzlich nicht mehr eiskalt, nicht mehr kühl und rational abwägend? Wer eigentlich erwartet das? Und warum?
Aus welchem Grund sollte der Mann den Lügendetektor anders besteigen wie in der Seelenruhe, als gelte es, sich im abendlichen Lehnsessel zurechzurekeln? Der kleine Kölner Markt war kaum der einzige Schauplatz, auf dem sich die Erfahrung bestätigte, daß solche Täter ihre Waffen, wenn überhaupt, nur dann auf den Handteller der Justiz legen, wenn ihre Position mit Beweisen lückenlos umstellt ist. Also im Idealfall. Und auch diese Kapitulation geschieht nicht unter Schweißausbrüchen. Ausgerechnet aber vor dem Detektor soll ihn die kühle Logik verlassen, von der er ja nicht einmal allzuviel benötigt, um dieses Gerät sehr rasch als das zu durchschauen, was es ja im Grunde ist: nämlich gerade das Eingeständnis der Ankläger, daß es an festen Beweisen noch fehlt. Wozu sonst die Zuhilfenahme der Wahrheitsmaschine? Die Sache steht also gut für den Sünder. Welche Erkenntnis ihn vegetativ kaum aktivieren dürfte. Hier auf Schweißperlen hoffen, heißt an Wunder glauben.
Auch als technisch-wissenschaftliche Überprüfung und Kontrolle einer nach menschlichem Ermessen logisch geschlossenen Beweiskette kann das Gerät nur Unsicherheit, also eine Chance für den Angeklagten signalisieren. Niemand wendet ein Gerät an, wenn er es nicht benötigt.
Gewiß gibt es wie überall Ausnahmen. Echte Aussichten aber bietet vor allem der sehr zahlreiche Typ des armen Herrn B., dessen Angst nämlich unter Umständen inmitten seiner Transpiration sogar zu einem falschen Geständnis eskaliert. Ich fürchte, es bleibt nur das Fazit: Der Detektor arbeitet zwar mit Elektroden. Doch das macht ihn noch nicht moderner als den spanischen Stiefel.

Ein 61jähriger Mann, von Beruf Bergarbeiter, organisiert den Mord an seiner Frau. Er organisiert den Anschlag, indem er mit Geld einen Bekannten dazu bringt, die Tat auszuführen. Und zwar sollte das Unternehmen in einer Weise abrollen, daß am Ende alles nach einem Selbstmord der Frau aussähe.

Der Bergmann hatte neun Kinder. Zusammen mit seiner Frau und den Großeltern waren sie dreizehn Personen, die in einer Slumgegend in zwei engen Räumen zusammengepfercht lebten. Zeitweilig kam auch noch die Schwiegermutter, die man aufnahm, als vierzehnte Bewohnerin hinzu.

Die Körper der Erwachsenen in dieser Elendsgemeinschaft zeigten mehrfach Narben von Messerstichen. Bei Auseinandersetzungen war der Gebrauch des Messers in diesem Milieu kaum eine Sensation.

Nur einmal, wieder nach einer der zahlreichen Streitigkeiten, übte die Familie eine andere Art der Rache: sie zeigte den Bergmann an, der mit seiner dreizehnjährigen Tochter ein Inzestverhältnis hatte und nun dafür vom Gericht zu einer mehrjährigen Gefängnisstrafe verurteilt wurde.

Dies war aber bislang die einzige Vorstrafe. Auch mit seiner Schwiegermutter unterhielt der Mann geschlechtliche Beziehungen. Eines Tages fiel ihm dann ein, er müsse sich nach seinem Vater, dem Großvater der Kinder, erkundigen. Der war schon vor längerer Zeit weggezogen, hatte ein zweites Mal geheiratet und seitdem nichts mehr von sich hören lassen. »Muß doch mal nachsehen, wo mein Alter überhaupt abgeblieben ist.«

Über das Einwohnermeldeamt findet er die Adresse, geht hin, aber er kommt zu spät. Nur die zweite Frau trifft er noch an und erfährt, daß der Alte vor kurzem gestorben ist. Der Bergarbeiter nimmt jetzt auch zu dieser Frau sexuelle Beziehungen auf: er verliebt sich regelrecht in seine Stiefmutter.

Die Folgen waren nicht ganz die üblichen. Sie gipfelten schließlich in dem Vorsatz des 61jährigen, die eigene Frau zu beseitigen.

Diese Frau hatte nach Streitigkeiten schon mehrmals versucht, sich das Leben zu nehmen. Mit fortschreitendem Alter dann hatten Gehör und Sehkraft sehr nachgelassen, sie war schließlich eine fast blinde und taube Frau, außerordentlich zänkisch, sich selbst wie allen anderen eine Last. So daß der Entschluß zu ihrer Beseitigung etwa unter dem Motto gefaßt wurde: »Wenn sie schon dauernd sterben will, warum dann nicht ein bißchen nachhelfen?«

Der Bergarbeiter besaß einen gleichaltrigen Bekannten. Ihn wählte er aus: Er bot ihm 500 Mark für die Beseitigung der Frau, welche Summe nur eine Anzahlung sein sollte. Doch zunächst weigerte sich der »Kumpel«.

Der Anstifter drängte ihn so lange, bis er am Ende doch darauf einging. Nach Erledigung des »Auftrages« sollte der Täter nochmals 500 Mark bekommen; ein Erfolgshonorar.

Dieser Bekannte nahm sich das Ganze so vor: er umwickelte einen Hammer mit Schaumgummi, der Schlag sollte die Frau nur betäuben; danach wollte er das Opfer aufhängen. Das ergäbe einen Tod und eine Szenerie, von denen er hoffte, daß sie gewiß nicht von Selbstmord zu unterscheiden wären.

In Wirklichkeit verlief der bestellte Mord allerdings anders.

Zunächst ging der Bekannte auf den Wochenmarkt, sprach dort mit möglichst vielen Leuten, mit Inhabern von Verkaufsständen, Händlern, mit denen er auf Grußfuß stand. Auf diese Weise meinte er sich ein Alibi zu schaffen. Nach der Tat wollte er sofort wieder auf dem Markt erscheinen, um sich noch einmal sehen zu lassen. Die geringe zeitliche Lücke seiner Abwesenheit wäre später wohl kaum noch zu rekonstruieren gewesen.

Nachdem er also seine ersten Anwesenheitsrunden absolviert hatte, machte er sich rasch auf den Weg zu seinem Opfer. Er schlug mit dem gepolsterten Hammer zu.

Doch die Frau hatte sofort beim ersten Angriff laut zu schreien begonnen, war auch nach dem ersten Schlag keineswegs bewußtlos, sondern wehrte sich verzweifelt, so daß er, seinerseits nun in Angst und Panik geraten, fort und fort mit aller Gewalt zuschlug. Am Ende lag sie da, eine Tote mit zertrümmertem Schädel.

Das grausige Ergebnis der Zimmerschlacht konnte niemand mehr für die Szenerie eines Selbstmordes halten. Beide, Anstifter und Ausführer, gelangten vor das Schwurgericht und dann in ein Zuchthaus.

Dieser Bergmann, dem das Messer so locker saß wie – einem volkstümlichen Slogan nach – den Solinger Messerschleifern, dieser Mann, der seine eigenen Kinder beschlief, seine Schwiegermutter, seine Stiefmutter, nachgerade so etwa jedes weibliche Wesen in erreichbarer Nähe, und der schließlich seine eigene Frau umbringen ließ – ist so ein Mensch noch »normal«?

Er war es durchaus. Und man mag das als eine erschreckende Feststellung empfinden.
Wer allerdings versucht, sich in Ruhe die Frage zu stellen, was eigentlich ihn an solchen Geschehnissen berührt, abstößt, entsetzt, der dürfte zu dem Ergebnis kommen: er reagiert nach ihm anerzogenen Verhaltensweisen, nach gelernten Maßstäben einer Moral. Diese Maßstäbe sind allerdings von einer egozentrisch orientierten Rücksichtslosigkeit und Einfachheit, die brutal wirken.

Vom Unterschied wissenschaftlicher und moralischer Kategorien wurde schon mehrmals gesprochen. Und sie werden gewiß nicht immer leichtfertig verwechselt. Die Skepsis, das *hands off* der Wissenschaft vor dem Gebrauch des Normalitätsbegriffes ist aber sicherlich berechtigt. Im allgemeinen, so wird man sagen können, empfinden Menschen als normal schlechthin alles, was sie – aus welchem Grunde immer – gewohnt sind, was ihnen vertraut ist. Man braucht aber gar nicht erst den grellen Vergleich zwischen afrikanischen Pygmäen, die noch in einer Art Steinzeit leben, und westlichen Zivilisationsrekordlern zu bemühen, um die Relativität der meisten Normalitätsbegriffe zu erkennen.
Darüber hinaus gibt es Bereiche – und einer davon wird sogleich unser Thema sein –, in denen Normalität sozusagen darin besteht, daß es sie kaum gibt, und zwar auch nicht innerhalb einer Gruppe, die ansonsten sich doch nach in etwa einheitlichen Normen verhält. Trotzdem muß man im folgenden – wie behelfsmäßig immer – einmal mit diesem Begriff umgehen.
Man muß feststellen, und dies sollte das Beispiel des Bergarbeiters zeigen: medizinisch betrachtet reicht beim »Wesen Mensch« die Bandbreite dessen, was als psychisch noch normal anzusehen ist, außerordentlich viel weiter, als man es sich gemeinhin vorstellt. Diese Bandbreite der Normalität überdeckt weite Zonen, die landläufiger Beurteilung nach längst als der Geltungsbereich des Abnormen gelten.
Man stelle sich beispielsweise einen Menschen vor: intellektuell minderbegabt, dabei aber schlau, kalt und aktionsbereit. Die Gesellschaft, moralisch ordnend, sagt von einem so Veranlagten, er habe einen »schlechten Charakter«.
In der Tat muß man bei einem solchen Menschen befürchten, daß er mit hoher Wahrscheinlichkeit in jeder Gesellschaft kollidieren, mit den Gesetzen in erhebliche Konflikte geraten, also gegen als verbindlich anerkannte Verhaltensnormen verstoßen wird.
Von den Umständen mag es abhängen, ob er ganze Serien von

Delikten begeht oder schon recht bald im Gefängnis landet. Solange er sich in Freiheit befindet, wird er sich jedenfalls kaum um Gesetze scheren. Aber: abnorm im medizinischen Sinne ist er keineswegs.

Zeit zu fragen: Wann ist oder wäre er es? Die Antwort, vor allem als etwa generell gültige Formulierung, ist sicherlich nicht ganz einfach. Man könnte sagen: als abnorm hätte jemand zu gelten, dessen psychischer Zustand und Verhaltensweisen so sehr von der Norm abweichen, daß darin eine Defektsituation erkennbar wird (mitunter schon mit gewissen Anzeichen von Eigengesetzlichkeit), die sich aber immer noch in Bezogenheit auf das Normale definiert oder definieren läßt. (Krankheit dagegen ist ein Prozeß von ganz entschiedener, spezifischer Eigengesetzlichkeit, symptomatologisch ohne Bezug zur »Normalität«, von ihr also nicht so und so weit entfernt, sondern *in sich* anders. Freilich, die Bilder, die wir erkennen können, werden oft so unscharf, daß man dann diagnostisch vor erheblichen Problemen steht.)

Definiert und mißt sich das Abnorme immer noch in Bezogenheit zum Normalen, so folgt daraus, etwas schematisiert ausgedrückt: Abnormität zu erkennen setzt die Kenntnis der Norm voraus. Will man wissen, wo Abnormes beginnt, muß man wissen, bis wohin das Normale reicht. Und mit dieser Voraussetzung steht man bereits auf oft sehr schwer überschaubarem Terrain. Darum sei ein kurzer Rückblick gestattet auf einiges, was schon in den Bemerkungen zur interkulturellen Psychiatrie erwähnt wurde, in deren Problemkreis man sich hier nämlich wieder befindet.

Wenn Mitte der zwanziger Jahre Wilmanns die Kriminalität als das psychisch Abnorme oder sogar Kranke schlechthin definierte oder definieren konnte, so eben deshalb, weil damals dem Gesetz vorgelagert in der Gesellschaft noch bestimmte Schranken lebendig waren. Daß man sie »Moral« nannte, hat jetzt in diesem Zusammenhang gar keine Bedeutung.

Von Bedeutung ist, daß es sich um Schranken (Normen) handelte, die dem Großteil der Menschen anerzogen waren, im Erwachsenen infolgedessen eine über den rein rationalen Bereich weit hinausgehende psychische Realität darstellten. Ihr zuwiderzuhandeln war der »normale« Mensch entsprechend kaum in der Lage. Oder wie man sagt: dies oder jenes zu tun – das bringe ich einfach nicht fertig.

Dem entsprach, daß die Folgen eines Gesetzesbruchs, also öffentliche Gerichtsverhandlung, Verurteilung, Gefängnis, Zuchthaus und so weiter und weiter, damals noch etwas erheblich anderes bedeuteten als heute: nämlich beinahe unabhängig vom Strafmaß wirklich den »bürgerlichen Tod«, die Verbannung weit hinaus aus jeder Gesellschaft, und zwar auch in der Zeit weit hinaus über die eigentliche Haftdauer. Wenige Tage Gefängnis konnten genügen, einen Menschen bis ans Lebensende buchstäblich sozial »auszuradieren«.

Das kann man sich heute aber kaum mehr vorstellen. Heute wird der Zusammenstoß mit dem Gesetz vielfach als eine Art paragraphentechnischer Auseinandersetzung aufgefaßt, bei der den kürzeren zu ziehen zwar viele Unannehmlichkeiten mit sich bringen mag (und man beklagt sich dann sehr!). Doch der Ausschluß, sofern er seitens der Gesellschaft (und nicht nur seitens der Justizorgane) überhaupt noch stattfindet, gilt heute eher als etwas, das dem Verurteilten »angetan« wird, gilt viel eher als Sünde eben der Gesellschaft.

Welche Wandlungen hier nicht zur Bewertung anstehen, sondern zur Feststellung. Dann nämlich wird schon klarer, warum heute selbst einer, der recht häufig »einsitzt«, noch keineswegs abnorm sein muß, es dagegen früher oft tatsächlich war.

Heute genügt jene noch »normale« Anlage: »intellektuell minder begabt, kalt-schlau, aktionsbereit«, um die bewußtseinsmäßig viel blasseren, niedrigeren Schranken vor dem Gesetzesbruch, die geschrumpfte »moralische Hürde« fast leichthin zu überspringen. Früher dagegen hätte der gleiche Typ (der hier nur ein ungefähres Beispiel sein soll, stellvertretend für viele mögliche Spielarten) doch wohl beträchtliche Chancen gehabt, im Stützkorsett der Gesellschaft, im Gerüst der Normen so weit festgehalten zu werden, daß er gleichsam wie der Schiefe Turm von Pisa sich zwar neigt, aber nicht fällt; zum Asozialen tendiert, aber nicht wirklich ausschert.

Um den »Rubikon« wirklich zu überschreiten, überschreiten zu können, war also damals eine in etwa potenzierte Ausgabe einer solchen Veranlagung notwendig – ein Mensch, der in der Tat als abnorm zu gelten hätte.

Erst recht ist ein Kranker durch keine sittlichen Normen daran zu hindern, »untragbar« zu werden. Sein Verhalten wird von den Normen der Krankheit diktiert, und das sind Befehle aus einem Jenseits. Er ist allenfalls rechtzeitig als Kranker zu erkennen – die geringen Chancen hierzu wurden schon aufgezeigt. Doch in diesem Zusammenhang hier das Entscheidende: Wer dürfte heute noch aus dem puren Faktum Kriminalität schon auf Abnormität oder Krankheit schließen?

Kommen wir zum eigentlichen Thema, zu einem Gebiet, das sich dadurch auszeichnet, daß Kundschafter, die sich hier über die Reichweite des Normalen, über Verlauf der Grenzen orientieren wollten, auf dicht an dicht gestellte Sichtblenden stießen. Sie bewirkten, daß bis in jüngste Zeit die Vorstellungen, Meinungen und Behauptungen über das, was hier normal sei, wohl unvergleichlich kraß vom Tatsächlichen abwichen.

Über weniges gab es so viele falsche Vorstellungen wie über das sexuelle Verhalten des Menschen.

Hinzu kam: als auch hier aus den Sichtblenden, dem großen Zaun, wie aus jedem einmal, die ersten Latten herausfielen, fand sich noch lange keiner, der bereit war, wirklich hindurchzuschauen.

Das tat erst Kinsey.

Seitdem wurden die Beobachter zahlreicher, das Problem poröser. Aber immer noch gilt: Information ist das eine. Sie zur Kenntnis nehmen das andere. Auch im Parterre des Lebens nützt der beste Sitzplatz nichts, wenn sich da einer die Augen zuhält. Weil ihm das Stück nicht paßt.

Vor der Situation stehen wir heute. Man greife nur einmal auf das Beispiel des Bergarbeiters zurück. Der Inzest, der Intimverkehr zwischen Vater und Tochter, bei diesem Mann nachgerade zur Selbstverständlichkeit geworden – wer würde dies nicht auch heute noch als den sogenannten »besten Beweis« für die Abnormalität des Mannes anführen?

Dabei ist es ausnahmsweise gerade bei dieser Erscheinung so, daß man von ihr seit langem weiß, wie wenig auf sie die Bezeichnung »abnorm« zutrifft. Zu zahlreich waren die Beobachtungen, aus denen man seit langem auf eine sehr hohe Dunkelziffer der Inzestfälle schließen mußte. Die angebliche Abnormität des Inzests ist eine Schutz- und Trutzbehauptung der Gesellschaft.

Ich erinnere mich da unter anderem an ein Mädchen, das schon sehr früh die Geliebte ihres Vaters geworden war. Eines Tages heiratete sie. Und damit, so nahmen auch wir an, würde die Sache wohl ein Ende haben. Durchaus nicht. Sie führte eine intakte Ehe, erschien aber zusätzlich nach wie vor »brav« zweimal wöchentlich beim Vater zum Intimverkehr.

Eben hier liegt das Verdienst Kinseys: nachgewiesen zu haben, wie im sexuellen Bereich die Bandbreite der Normalität nicht nur sehr weit und in alle Richtungen auseinanderläuft. Für den Begriff »normal« verliert sich hier vielmehr fast jeder Ansatz. Um es durch eine Übertreibung zu verdeutlichen: in gewisser Hinsicht ist im Sexuellen jeder seine eigene Ausnahme. So daß sich als sexuell

normal schlechthin alles erweist, solange nicht zusätzliche Erscheinungen gravierender Art auftauchen.
Hartnäckig aber hält sich weiterhin das Denkritual, oder wird zumindest nach außen hin behauptet, daß sogenannte »seltsame Techniken« sexueller Betätigung allein schon den Begriff des Abnormen füllten. Oder der Grad der Aktivität. Wobei man dem sehr Aktiven gern etwas »anhängt«, während man ihn in Wirklichkeit beneidet. Und der Inaktive oft einem ganzen Katalog von Verdächtigungen ausgesetzt ist.
Also der, von dem man nicht weiß: »Was tut der eigentlich? Frau hat er keine, Freundin auch nicht – da stimmt doch etwas nicht!?«
Antworten müssen aber sein. Hat er Freunde, ist der Fall schon erledigt: homosexuell. Hat er keine, ist er »natürlich ein Onanist«. Oder hat er etwa einen angeborenen Fehler in der Ausbildung seiner Geschlechtsorgane? Womit die Phantasie vieler Leute bekanntlich noch lange nicht erschöpft ist.
In Wirklichkeit bleibt auch hier nur die Feststellung: Es gibt den Inaktiven. Und solche Menschen leiden meist an gar nichts anderem als an den Verdächtigungen ihrer Umwelt. Zumal in der Verdachtsform vieles noch immer mit der tückischen Aura des Abnormen versehen wird, was im offen eingestandenen Fall inzwischen schon weitgehende Duldung genießt. Zum Beispiel die Homosexualität.
Weiß »man es« von jemandem, daß er »so« ist, gibt es für ihn in vielen Kreisen keine Schwierigkeiten mehr. Im dem Inaktiven angehängten »Homo«-Gerücht aber schwingt fast immer noch das ganze Requisitarium gestriger Abwertungen mit. Wie meist der Verdacht einen Komparativ von etwas gar nicht Komparatiblen enthält. Bis jemand kommt und sehr richtig fragt: »Was wäre eigentlich, wenn es so wäre?«
Kinseys Entdeckung, daß das sexuelle Verhalten des Menschen vielfältigst und sozusagen gegen jede bequeme Standardisierung resistent ist – diese Entdeckung wäre wie gesagt auch schon früher zu haben gewesen. Und zwar bei den Scheidungsgerichten.
Es war lange Zeit eine vielgeübte Praxis weiblicher Ehepartner, ein Scheidungsbegehren vor Gericht mit der Behauptung durchzusetzen, der Mann sei pervers. Er stelle an seine Frau sexuelle Forderungen derart, wie sie ihr, der »gesund und normal Veranlagten«, zu erfüllen unmöglich seien.
Das funktionierte meist außerordentlich gut. Einige etwas »deutlichere Andeutungen« genügten oft, und ein gewisses Räuspern

kündete vom Beginn des Scheidungsautomatismus, den Einsprüche kaum mehr zum Stillstand bringen konnten. Die Drucktaste »pervers« besaß den überlegenen Schaltkreis. Einen Begriff negativer Wertigkeit, dessen Sinninhalte anzuzweifeln gegen ein Tabu verstieß. Zu deutsch: das schwerwiegende Nichts.

Und leider muß man dazu sagen, daß auch die Rolle der meisten psychiatrischen Sachverständigen diesem tabuisierten Unsinnsautomatismus weitgehend entsprach.

Ich entsinne mich eines Mannes, der völlig verzweifelt in meiner Sprechstunde erschien, weil seine Frau mit der gleichen Argumentation die Scheidung betrieb. Sie hatten einen Sohn, den er sehr liebte, der aber sicherlich der Mutter zugesprochen würde, und darüber hinaus handelte es sich bei dem Mann um einen Beamten der mittleren, also nicht gerade splendide dotierten Gehaltsklasse, für den die Scheidung, wenn sie tatsächlich erfolgte, eine finanziell kaum mehr zu bewältigende Situation ergab. Der Mann war »mit den Nerven fertig«.

Das, was die Frau als seine angeblichen Perversitäten vorbrachte, genügte auch in diesem Fall, um das Gericht zunächst vollkommen von der Unzumutbarkeit einer weiteren Fortsetzung der Ehe zu überzeugen. Bis wir dann mit der Frage dazwischenkamen: ob sich denn diese sexuellen Verhaltensweisen des Mannes erst im Laufe der Ehe eingestellt hätten. Oder ob sie nicht schon bald nach Beginn des Verkehrs, als diese Ehe noch sehr gut lief, die gleichen gewesen wären. Und damals keineswegs als pervers empfunden, sondern akzeptiert und sogar begrüßt wurden.

Natürlich war es so.

Was vor ein paar Jahren noch ausgesprochen Spaß gemacht hatte, um es einmal so auszudrücken, wurde jetzt als pervers bezeichnet. Während in Wirklichkeit inzwischen nur das eine stattgefunden hatte, daß die Sache aus Gewöhnung keinen Spaß mehr machte und man sich auch ansonsten nicht mehr viel zu sagen hatte.

In vielen Fällen, das ist kein Zweifel, erwächst aus Gewöhnung die Unlust-Situation und schließlich echte Abneigung gegen den Intimverkehr mit einem bestimmten Partner. Dann um so mehr entsinnt man sich der »Tatsache«, daß Praktiken und Eigenheiten des Partners »doch irgendwie sehr« abweichen vom »Normalen«. Wobei eben etwas Typisches eintritt: als »normal« werden jetzt jene Grundvorstellungen vom Geschlechtsverkehr eingesetzt, die ein Gemisch aus primitiver mündlicher Überlieferung und den allerersten (entsprechend überwertigen) Intimerlebnissen überhaupt sind.

Natürlich sind diese Erst-Erlebnisse einer Frau noch nicht in dem Maße von bestimmten Eigenheiten eines Partners geprägt. Unerfahrenheit und Scheu zwingen zunächst zum »Allereinfachsten«. Was dank der Neuigkeit ja auch keineswegs als Mangel empfunden wird.

Bis dann sehr bald schon für den Partner die Möglichkeit besteht, persönliche Eigenheiten und Phantasie (!) ins Spiel zu bringen und auszuleben; was dann sehr begrüßt wird. Bis die Sensation abflaut und sich das Blatt zu wenden beginnt. Aber: Verlust an Sensation ist noch kein Kriterium für »pervers«.

Ob eine Ehe wegen der eigentlichen Gründe, daß man sich nämlich nichts mehr zu sagen hat, geschieden werden sollte, steht hier nicht zur Diskussion. Aber dann erhält die Angelegenheit auch schon ein erheblich anderes Gesicht: ihr eigentliches, das aber dank der Perversitäts-Kulisse meist gar nicht sichtbar wurde oder gar nicht zur Verhandlung gelangte.

Bei dieser Einstellung wurde der längst fällige Schritt natürlich nicht einmal im Ansatz versucht: nämlich zu fragen, was denn in Anbetracht der Häufigkeit ungewöhnlicher sexueller Verhaltensweisen nun das Gewöhnliche sei.

Womit man schon Jahrzehnte vor Kinsey der Wirklichkeit hätte zumindest sehr nahe kommen können. Bei den sexuellen Verhaltensweisen rekrutiert sich das Gewöhnliche aus der Vielfalt gewöhnlicher Ungewöhnlichkeiten.

Typische Entsprechung: seit die Konventionen stark abbauten, seit immer mehr Frauen, die auf Scheidungsgerichten erscheinen, über Erfahrung nicht nur mit einem, sondern einer ganzen Anzahl von Intimpartnern verfügen (aus der Zeit vor der Ehe, aus der Zeit auch, da die Ehe » zu Ende ging«) – seitdem flaute die Perversitätswelle wie durch ein »Wunder« ab und verebbte fast völlig. Man kommt gar nicht mehr auf die Idee, so zu argumentieren.

Danach aber hat nun ein anderer Begriff, in ähnlich tabuisiert sinnleerer Inflation, das Übel durch ein noch größeres ersetzt: das Wort vom Sadismus.

Nicht in der Zahl der Fälle. Auch nicht auf Scheidungsgerichten. Auf Schwurgerichten. Und im Ausmaß der Inkonsequenz, vor allem aber in den furchtbaren Folgen für den einzelnen übertraf und übertrifft die Sadismus-Schablone die der Perversität sogar um ein Vielfaches. Ein durch Denk-Verweigerung gleichsam patentiertes Mißverständnis, das zu Entscheidungen führte und führt, die zu kritisieren sich erübrigt. Beschreiben genügt.

Sadismus ist Lustgewinn aus Schmerzzufügung. Wobei man unterscheidet: der Sadist fügt anderen Personen Schmerzen zu. Den Lustgewinn aus Selbstpeinigung bezeichnet man als Masochismus (es gibt auch Kopplungen, das Sowohl-als-auch, den Sadomasochisten).

Schreckliche Worte, populär mit vagen Inhalten sexueller Bestialität besetzt, man möchte sagen: überfüllt.

Dabei zeigt auch jede normale Liebe, strenggenommen, sadistische Züge und Tendenzen. Ich möchte nicht plattdeutlich werden, aber in welchem Büro gab es am Morgen noch nie den anspielungsfreudigen Ausbruch von »Scherz, Satire und tieferer Bedeutung«, wenn die männliche Belegschaft bei Fräulein X. gewisse Spuren erlittener schmerzlicher Zärtlichkeit entdeckt?

Schwere Formen des Sadismus, bei denen es bekanntlich zur Tötung von Menschen kommen kann, haben selbstverständlich als abnorme Entwicklungen zu gelten. Hier einmal steht man vor Prozessen, die den Begriff des Abnormen überdeutlich erfüllen, und man kann hinzufügen: hier einmal auch befindet sich die Gesellschaft in Übereinstimmung. Laien wie Ärzte, beide bewerten derartiges als abnorm. Wobei der medizinische Laie noch jederzeit bereit wäre, schweren Sadismus als Krankheit einzustufen. Was er, für sich allein, nicht ist, zumindest nicht sein muß.

Diese Einhelligkeit in der Bewertung – so zeigen Erfahrungen – ist jedoch nur eine scheinbare. Denn die Gesellschaft nennt den hoch exzessiven Sadisten zwar abnorm, nur: die entsprechende Konsequenz daraus zieht sie bei weitem nicht immer. Nämlich einen solchen Abnormen auch wirklich als einen Abnormen zu behandeln. Und nicht als eine Bestie – sprich: als einen schuldhaft vertierten Menschen.

Die Inkonsequenz wiegt heute schwerer denn je. Denn wir sind bereits in der Lage, abnorme Sexualität in vielen Fällen wieder zu normalisieren oder zumindest ungefährlich zu machen. Das heißt, den Betreffenden wieder in einen Zustand zu bringen, in dem er für die Gesellschaft kein unzumutbares Risiko mehr darstellt.

Voraussetzung für einen solchen Erfolg ist allerdings, daß man zur Injektionsnadel greift. Und nicht zur Moral oder dem, was man dafür hält.

Die Bemerkung wirkt gewiß überflüssig.

Am 28. Februar 1969 feierte ein hübsches dunkelhaariges Mädchen in einem kleinen Ort seinen siebzehnten Geburtstag. Am Abend verließ sie das Elternhaus, um zum Bahnhof zu gehen und zu ihrem Freund zu fahren. Er wartete dann vergeblich auf sie.

Denn sie erreichte nicht einmal die Bahn. Unterwegs hielt plötzlich in ihrer Nähe ein Wagen. Es stieg ein Mann aus, ging auf sie zu, legte ihr die Hand auf die Schulter, sah sie an – woraufhin sie gemeinsam zu seinem Wagen zurückgingen und einstiegen. Als die Wagentüren schlossen, hatten sie noch kein einziges Wort miteinander gewechselt.

Im Wagen fesselt und knebelt er sie, doch er tut das so oberflächlich, daß sie sich unterwegs wieder befreien kann. Sie halten außerhalb des Ortes, er entkleidet sie, fesselt sie ein zweites Mal, versucht dann die Kohabitation, bricht den Versuch aber wieder ab. Mit einer Strumpfhose erdrosselt er die Siebzehnjährige.

Mit dem Leichnam fährt er zu einer Brücke, wirft ihn in einen Bach. Die Kleidungsstücke des Mädchens wirft er auf der Nachhausefahrt in den Straßengraben, Stück für Stück über eine längere Strecke verstreut.

Zu Hause ißt er mit seiner jungen Frau zu Abend. Ihr fällt nichts an ihm auf. Keinerlei Erregung, nichts, das auch nur auf irgendein Erlebnis schließen ließe, geschweige auf eine Katastrophe.

Vier Tage später wird der 37jährige Sergeant der amerikanischen Armee, Donald Mac Guire, verhaftet. Er gesteht den Mord.

Der »Fall Mac Guire« löste – ähnlich wie seinerzeit der Fall seines Landsmannes Werner – ungeheures Aufsehen, Empörung und zahllose Diskussionen aus. Werner war krank. Mac Guire war es nicht; jedenfalls nicht so eindeutig. Aber er war unseres Erachtens hoch abnorm. Wie aber sieht nun so eine Entwicklung ins Abnorme aus?

Mac Guire, ein großer, fast hünenhafter Mann, in zweiter Ehe mit einer Deutschen verheiratet, war schon mit zwanzig Jahren in die Armee eingetreten. Als Soldat kämpfte er in Korea, später in Vietnam. Seine erste Ehe, mit einer Amerikanerin, wurde geschieden. Und diese Ehe sowie seine Kriegseinsätze, aus denen er hochdekoriert zurückkehrte, sind die Visierpunkte, die beiden Sichtschneisen, durch die sich ein Zugang ermöglicht zu dem, was in und mit diesem Menschen geschah.

Zuvor: Auch Mac Guire zeigte eine hohe Bereitschaft, über sich Auskunft zu geben, und er tat es ungemein präzis, klar, bemüht, alles über sich aufzudecken, was überhaupt aufdeckbar ist. Man erinnert sich vielleicht, daß dies auch bei dem Oberleutnant Wer-

ner so war, wenn auch nach anfänglich großen Schwierigkeiten. Dessen außergewöhnliche Intelligenz besitzt Mac Guire allerdings nicht; immerhin ist er guter Durchschnitt.
Als sein Vater starb, war Mac Guire noch ein Junge, kam in Heime, eine Zeitlang auch zur Großmutter, da die Mutter eine Ganztagstellung hatte annehmen müssen.
Auffällig: Die Beziehungen des Jungen zur Mutter waren gut, doch als er von ihr fortkam, vermißte er sie nicht. Er hatte nie Kontaktschwierigkeiten mit Menschen, aber in Zeiten, da er aus irgendwelchen äußeren Umständen ganz ohne Kontakte lebte, fehlten sie ihm auch nicht. So daß man sagen kann: man vermißt bei ihm das Erlebnis des Vermissens.
Mit Frauen wurde er schon früh sexuell aktiv. Sexuelle Schwierigkeiten traten bei ihm nie auf. Insgesamt für die meiste Zeit seines bisherigen Lebens ein sehr ausgewogener Mensch.
Einzig beim Militär eckte er einige Male an, wurde degradiert, dann wieder befördert – er bestand nämlich stets auf seiner eigenen Meinung und brachte sie Vorgesetzten gegenüber sehr entschieden zum Ausdruck.
An Gewalttätigkeiten ist aus seiner Vorgeschichte nur eines bekannt: als er aus dem Koreakrieg nach Hause kam, merkte er, daß seine Frau Beziehungen zu anderen Männern aufgenommen hatte. Und eines Tages ertappt er sie in flagranti. Vom Dienst zurückkehrend, findet er die Haustür verschlossen, geht um den Bungalow herum, schaut durch das Fenster und – jagt dann eine Kugelserie durch die Scheiben. Er traf weder Frau noch Liebhaber.
Bis zum jüngsten Vorfall blieb dies wie gesagt die einzige Brutalität. Allerdings mit der Einschränkung: die einzige in einem der üblichen menschlichen Räume.
Denn es gab etwas anderes, in völlig anderen Situationen. Und er hat das in den vielen Gesprächen mit uns in der Klinik sehr genau geschildert: Wie nämlich das Töten im Kampf an der Front für ihn ein ganz besonderes Erlebnis wurde.
Der erste Mensch, den sie durch ihre Hand sterben sehen, das erste Tötungserlebnis, macht den meisten Soldaten sehr zu schaffen. Viele suchen es zu verbergen, vor Fronterfahrenen meist vergeblich. Jargon: »Der knabbert.«
Mac Guire knabberte nicht. Ganz im Gegenteil. Zu seiner Überraschung stellte er fest: einen Menschen getötet zu haben, versetzte ihn in ausgesprochen gehobene Stimmung. »Gehoben« nicht im Sinne fideler Aufgekratztheit oder Lustigkeit, sondern ganz

wörtlich genommen in eine Art »inneren Schwebezustand«. So drückte er sich aus.
Er schilderte uns eine Szene, wie er zwei gegnerische Soldaten, die vor ihm flüchteten, mit der Maschinenpistole erschoß. Und dann, indem er sich ihnen näherte, schoß er noch den ganzen Rest seines MP-Magazins in die Leichen hinein. Das wirkte auf ihn »ganz seltsam befreiend«, eben wie ein Schweben. Doch habe sich das ganz ohne innere Erregung abgespielt. Man ist versucht, geradezu von einer »Euphorie in aller Ruhe« zu sprechen, der Schilderung nach.
Er erlebte das mehrmals. Und das ist der eine Zugang zu dem Kasus. Der zweite: der Verlust seiner Frau. Er verliert sie an das Leben, an andere Männer. Und obwohl zu bezweifeln ist, daß er in jener Schießszene am Bungalow aus purem Zufall danebenschoß – sie an den Tod zu verlieren, wäre ihm wohl leichter gefallen.
Diese Frau hatte sich ihm gegenüber sexuell immer eher scheu verhalten. Er seinerseits empfand sie und sich als eine echte Einheit. Daß sie aus dieser Einheit ausscherte, war für ihn etwas absolut Unvorstellbares. Es verletzte nicht nur seinen »Eigentumsanspruch«, seine Männlichkeit. Hier steht die vielgebrauchte Phrase wohl zu Recht: für ihn brach eine Welt zusammen, eine Welt, in der er völlig gestanden hatte. Er, der auf Kontakte so leicht verzichten konnte, war hier gleichsam zu einem totalen Zusammenschluß eingerastet. Später, nach seiner Stationierung in Deutschland, faßt er den festen Vorsatz, nie wieder nach den USA zurückzukehren, um jeder Möglichkeit zu entgehen, dieser Frau je wieder zu begegnen.
Sicher spielte eine starke sexuelle Bindung eine Rolle. Sicher aber auch nicht in der Art sexueller Hörigkeit. Ein Höriger hätte entschieden länger, hartnäckiger versucht, die Frau zurückzugewinnen; hätte Demütigungen, auch sexueller Art, hingenommen. Mac Guire ertrug besonders sie nicht.
Nach der Scheidung setzen bei ihm jene Erscheinungen ein, die dann schon deutlich zeigen, welche Richtung die Dinge jetzt in ihm nehmen. Es beginnen Träume, in denen er eine Frau grausam leiden macht. Häufigkeit und Intensität der Träume nehmen immer mehr zu. Er träumt von scheußlichsten Quälszenen, an deren Ende von einer bestimmten Zeit an der geträumte Sexualmord auftaucht. Also eine Entwicklung, eine Progression. In diesem Menschen nimmt etwas seinen »Lauf«.
Die Frau in diesen Traumerlebnissen ist keineswegs eine fest um-

rissene Figur. Und schon gar nicht etwa seine geschiedene Frau. Er hat das anfänglich behauptet, doch ließ sich gut nachweisen, daß es nicht so war. Auch sich selbst gegenüber, in der Selbstauslegung, ist der Mensch schnell der große Vereinfacher, sucht er eine Logik, die es so nicht gibt, sondern eine nachträgliche Schablone darstellt. An die er freilich glaubt.
Tatsächlich handelte es sich in diesen Träumen vielmehr um einen allgemeinen Typ dunkelhaariger Weiblichkeit, figürlich klein, nicht allzu grazil. Wohl der Typ seiner geschiedenen Frau – sie war »sein Typ« – aber nicht ihre Person.
Die nächste Eskalation: Tagträume. Er träumt jetzt auch während des Wachseins, sehr anschauliche, bildhaft lebendige Szenen. Das geschieht in der Zeit, da er schon in Deutschland ist, mit einer Deutschen verheiratet, und eine durchaus harmonische Ehe führt. Und auch diese Tagträume steigern sich, unabhängig von Zeiten sexueller Karenz, wenn er also einmal acht oder zehn Tage auf Dienstreise von seiner Frau getrennt verbringen muß. Und unabhängig auch von der seinen sexuellen Ansprüchen völlig genügenden Situation zu Hause. Auch sie beseitigt die Progression der Wachträume nicht.
Mac Guire selbst empfindet die Träume, diese ganze Entwicklung bei sich als etwas absolut Unheimliches. Er empfindet sie als etwas, das mit ihm geschieht, mit ihm als Objekt. Und er fühlt sich davon bedroht: die Angst wächst, er könnte wirklich einmal tun, was er träumt.
Schon während seines Einsatzes in Vietnam versuchte er mehrmals, mit Armee-Psychiatern zu sprechen. Doch gegenüber dem, was diese Ärzte hier zu tun haben, erscheinen Mac Guires »Sorgen« als Bagatelle. Es kommt zu keiner wirklichen Aussprache. Man mag das als Nachlässigkeit empfinden, ich selbst kenne die ärztliche Situation in Kriegszeiten aus eigener Erfahrung und überlasse den Stein des Vorwurfs jedem, der ihn aufheben mag.
Mac Guires zweite Frau schildert ihn als geduldigen Mann, der außerhalb der Dienstzeit nur der Familie lebt. An seinen sexuellen Verhaltensweisen gab es nichts, was sie als »absonderlich« empfunden hätte. Sicherlich die Wahrheit. Denn im übrigen: »Etwas« gemerkt hat sie sehr wohl. Sie hatte das deutliche Gefühl, daß ihn in zunehmendem Maße »irgendwas« beschäftigte, so daß sie ihn eines Tages auf den Kopf zu fragte: »Was hast du eigentlich? Gibt es irgend etwas? Machst du dir Sorgen? Worüber?« – wie dergleichen eben in alltäglicher Zweisamkeit gefragt wird.
Und Mac Guire setzte sogar an, die Gelegenheit zu nutzen. Na-

türlich: was ihm selbst bei sich so unheimlich war, gestand er seiner jungen Frau nicht mit einem Schlag. Wer tut so etwas? Über Umwege vorsichtiger Andeutungen suchte er sich an die Aussprache über das »Thema« heranzutasten. So daß sie nicht »einhakte«, weil sie nicht wußte, worauf er abzielte. Und da brach er das Gespräch ab. So scheiterte auch dieser Versuch – wie so viele Versuche, wenn man sich verständlich machen will, ohne sofort ganz verstanden werden zu wollen.

Wenig später, als er sich von dem, was da in ihm geschah, von diesen immer häufiger ihn heimsuchenden Vorstellungen scheußlichster Tötungsszenen, von diesen schrecklichsten Wacherlebnissen der Verstümmelung weiblicher Körper, bedroht fühlte, da bittet er seine Frau, sie möge ihn im Wagen zur Dienststelle bringen; und abends auch wieder abholen. Sie solle ihn diese Fahrten nicht mehr alleine machen lassen.

Eine sehr auffällige Bitte. Die sie abschlägt. Nicht aus Gleichgültigkeit oder Trägheit. Sie ist alles andere als das, eine sehr warmherzige, sensible Frau. Aber es ist ausgerechnet jene Zeit, da jede Frau, die ihr erstes Kind hat, in ihrer ganzen Sorge und Aufmerksamkeit von diesem Kind »überbelegt ist«.

Sie haben ein kleines Kind, das sie, um ihren Mann zur Dienststelle zu bringen, mitnehmen oder zu Hause lassen müßte. Keine der beiden Möglichkeiten erscheinen ihr bei einem so kleinen Kind ratsam.

Aber wenige Tage nach dieser Bitte geschieht es. Mac Guire selbst sagt über den Beginn der Szene: »Als ich dem Mädchen die Hand auf die Schulter legte, muß es vor Schreck erstarrt sein.«

Sicher. Aber das erklärt kaum, warum sich dieses Mädchen bis zum furchtbaren Ende überhaupt nicht wehrte. Gesicht und Körper des Täters wiesen keinerlei Spuren eines stattgefundenen Kampfes auf, blutige Kratzer oder dergleichen. Nichts.

Warum wehrte sie sich nicht? Was geht in einem solchen Menschen vor in derartigen Augenblicken?

Tausend und eine Deutung wären möglich. Keine einzige wäre beweisbar. Und ungleich wichtiger als alle vagen Deutungsversuche erscheint mir ohnehin und immer die pure Feststellung dessen, was ist.

Daß sie sich also nicht wehrte. Und diese merkwürdige Passivität, dieses sich Dreingeben auch dann noch, als – »logisch« gedacht – der Automatismus des Selbsterhaltungstriebes einsetzen, sich aufbäumen müßte – so ein erduldendes Verhalten ist gerade in ähnlichen Situationen nicht ganz selten.

Eben zur Zeit befindet sich ein junger Mann zur Untersuchung in der Klinik, der unmittelbar nacheinander drei Mädchen vergewaltigte und tötete. Zwei von ihnen erlebten also das Schicksal der Vorangehenden. Aber auch die dritte wehrte sich nicht. Das Äußerste vor Augen, bat sie nur: »Mach's schnell, damit's nicht so weh tut.«
Zu Mac Guire ist also festzustellen: Er trifft nicht irgendwann irgendein hübsches Mädchen. In einer Zeit, da er schon nicht mehr allein gelassen sein wollte, trifft er genau seinen Typ – dunkelhaarig, klein, etwas rundlich. Und er trifft ein Mädchen, wie es auch in seiner jetzt entscheidenden Verhaltensweise nicht genauer hätte zu dieser Situation passen können.
Wir fragten Mac Guire, was seiner Ansicht nach geschehen wäre, hätte das Mädchen laut geschrien. Mac Guire: »Ich glaube nicht, daß ich das ertragen hätte.«
Kann man dieser Empfindsamkeit glauben? Spricht sie nicht allem Folgenden Hohn?

Tatsächlich ist dieser Mann vor einem noch erheblich sublimeren Umstand ausgewichen, hat ihn nicht »ertragen«. Wie erwähnt, brach er den Versuch zur Kohabitation sehr bald ab. Wieso? Mac Guire: »Weil ich merkte, daß das Mädchen noch Jungfrau war.« War das für »so jemanden« ein Grund? Bestand damit nicht erst recht die Möglichkeit zum Lustgewinn aus Schmerzzufügung?
Mac Guire: »Wenn ein Mädchen seine Jungfernschaft freiwillig hergibt – gut, aber mit Gewalt, nein, das ist unmöglich.« Die Untersuchung der Leiche bestätigte, daß Mac Guire den Verkehr nicht vollzog. Es kam bei ihm auch nicht zur Ejakulation. Seine Aussage ist nachweislich richtig.
Hier trat also plötzlich eine Reaktion ein, von der man sich wirklich fragen kann: was hat sie, in ihren gefühlsmäßigen Inhalten, noch im mindesten mit dieser Situation zu tun? Da schießt plötzlich ein fast puritanisches Tabu ein, das so tief verankert ist, daß es selbst noch in dieser Situation wirksam wird.
Auch im weiteren Verlauf geschieht – außer dem grauenhaften Ende – beinahe nichts von dem, was Mac Guire aufgrund seiner vielen Träume sich als den schauerlichen lusterfüllten Höhepunkt vorgestellt hatte: etwa dem Opfer die Brust abschneiden, das Opfer regelrecht »ausweiden«, und weiteres, dessen Schilderung man sich ersparen darf.
Er beißt das Mädchen in die Brust, dann nimmt er seine Strumpfhose und erdrosselt es.

Bei der Beseitigung der Leiche benimmt er sich derart auffällig, fährt so oft an der Brücke hin und her, daß sogar ahnungslose Passanten sich seine Autonummer merkten. Auch das Hinausstreuen der Kleidungsstücke des Opfers entlang dem Straßenrand ist – einmal kriminalistisch gesehen – von einer schier unübertrefflichen Ungeschicklichkeit, so daß man sich zu der Überlegung veranlaßt fühlt, ob dies mit Ungeschicklichkeit noch zu tun hat. Der Gedanke drängt sich auf: er hat die Spur, die ihn als Täter verriet, selber gelegt. Er wollte gefaßt werden.

Man hat versucht, den ganzen Fall als einen Racheakt darzustellen. Mac Guire habe seine geschiedene erste Frau glühend gehaßt, sein 17jähriges Opfer, ihr im Typ ähnlich, habe »stellvertretend« sterben müssen.

Das ergibt eine Story, sonst nichts. Bei einer derart »logischen Hintergründigkeit« wie dieser Rache-Fabel ist man wirklich versucht, von einer psychologischen Milchmädchenrechnung zu sprechen. Alle solche Deutungsversuche tragen immer den gleichen Fehler in sich: Vorstellungen aus der Welt des Normalen und Gesunden in Bereiche zu übertragen, in denen nichts dergleichen noch Gültigkeit besitzt. Und man kann es manchem Arzt wirklich kaum verübeln, wenn er angesichts solcher Deutungskonstruktionen, sogenannter »Brückenschläge zur Veranschaulichung«, etwas unfröhlich lächelt. Brücken lassen sich nur von Ufer zu Ufer bauen, aber die Welt des Hochabnormen oder gar Kranken sind keine Ufer, schon gar keine, auf denen sich's so wie drüben weiterbauen ließe. Was im übrigen – die Bemerkung sei gestattet – nicht nur Laien, sondern mitunter auch Psychoanalytiker übersehen, in deren Exegesen immer wieder viel zuviele Begriffe aus dem »Diesseits« auftauchen.

Wohl wurde gesagt, Mac Guires erste Ehe, ihr Scheitern, sei eine der Einsichtsschneisen. Weil hier etwas beginnt, was auch im Folgenden mit der Bezüglichkeit, man mag sagen, mit dem Kampf der Geschlechter zu tun hat. Nun, wer auf den Knopf einer Lampe drückt, wird höchstwahrscheinlich etwas auslösen, das mit Strom zu tun hat. Einen Kurzschluß. Wahrscheinlicher: Licht. Bezeichnenderweise aber würde einem Physiker jetzt niemand die These vorzusetzen wagen, der Knopfdruck sage etwas über die Natur des Lichtes aus.

Darauf kommt es an.

Etwas Neues beginnt, eine neue Gesetzmäßigkeit. Es beginnen die Sexualträume mit sadistischen Zügen. Und zwar treten sie auf, völlig unbeeinflußt von Mac Guires sexueller Situation im realen

Leben. Befriedigung hier bedeutet keinerlei Abnahme dort. Und Häufigkeit wie Intensität der Träume erweisen sich einmal in dieser völligen Unabhängigkeit, dann aber auch in der langsamen, doch stetigen Zunahme als ein vollkommen selbständiger, eigengesetzlicher Prozeß.

Weiter: Auf die Frage, warum er die Leiche in den Bach geworfen habe, antwortete Mac Guire: »Mit einem toten Stück Fleisch kann man doch nicht nach Hause.«

Hier scheinen für einen Augenblick die Grenzen zum echt Kranken hin zu wanken. In dieser plötzlich letzten Verachtung, in dieser totalen Entfremdung gegenüber dem Opfer. Kein psychisch noch normaler Täter besäße die Ungeschicklichkeit, sich so »unsympathisch« zu äußern.

Er ist nicht ungeschickt, sondern exakt, in jeder seiner Beschreibungen. Wobei sich herausstellt, daß er auch sich selbst in genau der gleichen Verfremdungssituation gegenübersteht. Seine furchtbaren Träume schildert er ganz ähnlich, wie von einer Filmkamera gesehen, nicht zu ihm gehörig. Es spielte sich das alles in ihm ab, blieb ihm selbst aber völlig fremd, unverständlich, unheimlich.

Wer nun erwartete, Mac Guire hätte emotional eine tiefe Reue über das Geschehene empfunden – darauf achten besonders wir Deutsche ja immer sehr –, wurde natürlich enttäuscht. Er empfand keine solche Regung und gestand dies.

Unser Anspruch, derart entsetzliche Tatausführungen müßten wie automatisch mit gewaltigen Gefühlsmassen besetzt sein – nein: »Es« geschieht mit ihm. Er empfindet die Tat gar nicht als »seine« Tat. Reue setzt einen Ich-Bezug zu Tat und Tatfolgen voraus. Und eben dieser Bezug existiert in dem Sinne gar nicht in ihm. Wie er ja auch immer wieder in bezeichnender Weise darauf insistierte, Ärzte müßten jenes Fremde, das da in ihm sei, aber nicht zu ihm gehöre, aus ihm entfernen können. »Das muß man mir doch nehmen, wegmachen können.«

Mit der gleichen, von der Phantasie des Normalen gar nicht nachvollziehbaren Entfremdung, mit dem gleichen »kalten« Abstand beschrieb er seine Tötungserlebnisse in Vietnam. Selbstredend – um das ausdrücklich zu erwähnen – läßt sich eine solche Distanz niemals simulieren, etwa um sich den Anschein entschuldigender Anomalie zu erwerben.

Da Mac Guire kein Deutsch spricht und um ganz sicher zu gehen, möglichst auch jede Farbe seiner Ausdrucksweise auswerten zu können, bedienten wir uns eines ungewöhnlich versierten Dolmetschers.

Wobei uns allen bald auffiel: obwohl meist zu fünf, sechs und mehr Ärzten beim Gespräch, antwortete Mac Guire immer nur dem Dolmetscher. So gut wie nie ein Blick in die Runde, nie eine Antwort mal dahin, mal dorthin, so direkt immer, auch in englisch, man ihn ansprach.

Wandte er sich ganz ausnahmsweise einem Arzt zu, sprach er wiederum nur zu ihm: wie ein enggebündelter Scheinwerfer, dessen Strahl sich nicht öffnen, nicht breiter stellen läßt. Den einen einzigen angeleuchteten Punkt ausgenommen, schien alles ringsum für ihn im dunkeln zu liegen, gleichsam überhaupt nicht zu existieren. Und diese Kontakteinengung, um die es sich da zweifellos handelte, war eben doch recht auffallend.

Natürlich läßt sich ein Mensch in einem solchen Zustand leicht als hoffnungslos abgebrüht und »kaltschnäuzig« verkaufen. In der Temperatur der Äußerungsformen, wie wir sie gewohnt sind, besteht da zweifellos eine besondere und nicht ungefährliche Nähe zu Mißverständnissen. Weshalb wir in unserem Gutachten mit allem Nachdruck deutlich zu machen suchten, daß eben in dieser Entfremdung – neben der völligen Isoliertheit und isolierten Eskalation der Traumerscheinungen – ein klares Symptom hoher Abnormität zu sehen sei. Unseres Erachtens jedenfalls gab es hierin keinen Zweifel.

Natürlich gäbe es noch eine Überlegung. Der Fähigkeit, so ohne Emotionen, so präzise über sich selbst Rede und Antwort zu stehen, sind wir bei Mac Guire, bei Werner und anderen Amerikanern begegnet, doch zum Beispiel kaum in dem Maße bei Kontinental-Europäern.

Bei diesen Amerikanern konnte man nachgerade versucht sein zu fragen: was soll da noch die Tiefenpsychologie? Mehr über einen Menschen auszusagen, als es hier Menschen über sich selbst taten, wer vermöchte das? Wenn auch die Abstraktion der Aussagen natürlich vom Arzt geliefert werden muß.

Natürlich konnten sich weder Werner noch Mac Guire selbst diagnostizieren. Aber sie zeigten in der Beschreibung ihrer Zustände ein derart hohes Maß an distanzierter Selbstbeobachtung, daß sie gleichsam schon nahe an den Selbstvollzug der verbalen Abstraktion dessen herankamen, worin das Entscheidende der Zustände lag; nahe darankamen, einen Vorgang der Selbstentfremdung von sich aus als einen solchen zu bezeichnen. Das aber wird keineswegs einfach dadurch möglich, daß ein solcher Vorgang stattfindet. Durchaus nicht. Der Abnorme, erst recht der Kranke, ist meist ein sehr schlechter Schilderer seiner selbst.

Die Fähigkeit zu distanzierter Selbstbeobachtung muß also vorher da sein, und muß trotz (!) der Anomalie erhalten sein.
Und freilich wiederum muß man sich davor hüten, die distanziertere, präzisere und deshalb eindrucksvollere Beschreibung eigener Zustände auf die Schwere, das Ausmaß dieser Zustände zu übertragen. Will sagen: der Patient, der beschreibungsmäßig die eindrucksvollere Autobiographie liefert, ist deshalb nicht abnormer oder kranker als jener, der über sich selbst nur die Achseln zucken kann. Weit eher, wie gesagt, verhält es sich umgekehrt. Je schwerer eine Krankheit, eine Anomalie, desto vollständiger ist meist die Selbst-Sicht zerstört. Nur eben bei jenen Amerikanern war dies nicht im üblichen Maß der Fall.

Ist diese hohe, emotionslose Rationalität, diese überlegene Distanz und Verbalisierungsfähigkeit in der Schilderung der Ereignisse im eigenen Innenfeld nun tatsächlich eine spezifisch amerikanische Eigenschaft? Bei aller Vorsicht vor Verallgemeinerungen bin ich versucht, dies zumindest für die betont puritanische Komponente des Amerikanertums anzunehmen. Womit sich die Gefahr, solche Menschen für »kaltschnäuzig« zu halten, noch um einiges erhöht; schon gar, wenn man sich vom puren Klima der Aussageform beeindrucken läßt, anstatt allein auf den rationalen Sinn der Worte zu achten.
»'s ist halt ein kleines Kind«, sagte einmal Mac Guire über seinen Sohn. Gefragt, ob ihm das Kind viel bedeute, meinte er ebenso unbewegt: »Ich denke, ja.« Schluß, keine Silbe mehr. Man muß dieses Ja also als vollgültige Bejahung nehmen. Zu warten, daß jetzt noch folgte: »Mein Kind bedeutet mir alles auf der Welt!« – man könnte lange warten. Es bedurfte aber keiner langen Erkundigung bei anderen, um die Bestätigung zu erhalten, daß dieser Mann in seinen Jungen geradezu vernarrt ist; wie »weltbekanntlich« fast alle Amerikaner in ihre Kinder vernarrt sind (darf ich anmerken: etwas im Unterschied leider zum »gemütvollen« Deutschen?). Vernarrt bis hin zu jener US-Erziehungsdoktrin, daß kleine Kinder alles dürfen müssen, weil sie sonst seelischen Schaden nähmen. Welche Naivität einige weltanschaulich schöpferischen Zirkel bei uns sich inzwischen nach Kräften (aus Prinzip also, nicht aus Kinderliebe) zu übernehmen bemühen.
Zurück zum eigentlichen Fall. Krank im eindeutigen Sinne war Mac Guire unserer Meinung nach nicht. Wenn auch gewisse Parallelen zum psychotischen Prozeß auffallen, eine gefährliche Nähe signalisieren. Entscheidende Kriterien fehlen jedoch. Eine Kon-

takteinengung ist da, aber keine eigentliche Kontaktsperre. Auch kein genereller Leistungsabfall; wie auch jene Selbstentfremdung nicht zu vergleichen ist mit der generellen gläsernen Distanz, in die der psychotisch Kranke zu seinem ganzen Dasein gerät.
Aufgrund der für uns jedoch fraglos hoch abnormen Entwicklung, die hier stattgefunden hatte, kamen wir nach Wochen der Untersuchung zu dem Schluß, daß wir in unserem Gutachten für das Gericht Mac Guire die Voraussetzungen der erheblich verminderten Zurechnungsfähigkeit zubilligen mußten. Und zwar nach der Richtung hin, daß zwar die Einsichtsfähigkeit erhalten war, doch die Möglichkeit, den Einsichten entsprechend zu handeln, als erheblich vermindert zu gelten hätten.
Die Einsicht war da – aber was nützte sie ihm? Sie stand nicht mehr innerhalb seines Vermögens. Um es mit Hans Giese zu sagen, der in unserer Klinik bis zu seinem Tod bahnbrechende Arbeit auf dem Gebiet der Sexualpsychiatrie leistete: die Grenze war erreicht, wo sich Daseinsformen noch mit üblichen Maßstäben messen lassen.
Man hat schließlich noch die Frage aufgeworfen: nachdem es Mac Guire in Vietnam nicht gelungen war, in psychiatrische Behandlung zu kommen – warum wiederholte er den Versuch nicht in Deutschland? Die hier stationierten Armee-Ärzte hätten gewiß Zeit für ihn gehabt. Zweifellos.
Bleibt zu berichten: Der Berufssoldat Mac Guire stand zum Schluß im achtzehnten Dienstjahr. Schon bei der letzten armeeärztlichen Untersuchung aber, die über sein Verbleiben bis zum zwanzigsten Dienstjahr entschied, hatte er wegen eines geringen Hör- und Sehfehlers ziemliche Schwierigkeiten, durchzukommen. Wäre jetzt zusätzlich noch ein psychischer Defekt bei ihm bekannt geworden, dann – das steht außer Diskussion – hätte er sofort die Uniform an den Nagel hängen müssen. Folge?
Ein amerikanischer Berufssoldat, der auch nur kurz vor Vollendung des zwanzigsten Dienstjahres ausscheidet, erhält keinen einzigen Cent Pension. Ob er in Korea, in Vietnam kämpfte, ob er mit seinen Tapferkeitsauszeichnungen ganze Schubladen füllen könnte, ob er Frau und Kind ernähren muß – für den Pensionsanspruch in der Armee des wirtschaftsstärksten Landes der Welt zählt nichts von alledem.
Nach den erreichten Zwanzigern allerdings hätte Mac Guire monatliche 300 Dollar bekommen, ein Fundament, das gut war, um zusammen mit einer künftigen Halbtagsbeschäftigung sich und seine Familie gut über die Runden zu bringen.

Folge: vor Ärzten hütete er sich jetzt geflissentlich. Und wer schon hofft nicht, daß alles gutgeht, letztlich? In seiner Lage? Zumal er vom eigentlichen Gesetz der Progression abnormer Zustände, vom Gesetz süchtiger Entwicklungen keine entfernt ausreichende Ahnung haben konnte.

Denkt man an seine Hilfesuche in Vietnam, denkt man an das nahtlose Zusammentreffen so vieler tatfördernder Umstände an jenem verhängnisvollen Abend, denkt man an jene skurrile Pensionsregelung – und so weiter und weiter: heißt das nicht, daß hier wirklich einmal ein Rest an Einsicht, falls es ihn überhaupt gab, durch äußere Umstände restlos korrumpiert wurde?

In Gesprächen in der Klinik über das, was nun mit ihm werden solle, war für uns, aber ebenso für Mac Guire, eines klar: folgte das Gericht unserem Gutachten – und damit rechneten wir in diesem Fall stark –, konnte die mögliche Ausklammerung lebenslänglicher Zuchthausstrafe unmöglich schon die Freiheit bedeuten. Sondern unbedingt die Einweisung in eine Heilanstalt. Hier aber – das wurde als entscheidend schon erwähnt – besteht heute hohe Aussicht, solche abnormen Zustände medizinisch erfolgreich zu korrigieren.

Mac Guire selbst erklärte sich hierin auch zu jeder Konsequenz bereit, und sei es die Kastration. Die speziell aber – schon im Hinblick auf seine junge Frau – hatte ihm keiner von uns Ärzten nahegelegt. Wir verfügen heute über Methoden der hormonalen Dämpfung, eine auf den jeweiligen Patienten abgestimmte Behandlung ohne irreversible Radikalität. Erst wenn sich in der klinischen Beobachtung deren Ungenügsamkeit erweist – und das ist schon nach jetzigen Erfahrungen immer seltener der Fall –, dann erst greift man zum Äußersten.

Wie dem auch sei, eines ließ sich mit hoher Wahrscheinlichkeit sagen: nach einer Reihe von Jahren würde man Mac Guire als »ungefährlich« entlassen können.

Wie endete der Fall? Schon nach Bekanntwerden des Gutachtens gab es wie so oft Empörung. Schon vorher hatte man mich gefragt: »Glauben Sie, unsere Gesellschaft wird es ertragen, daß Mac Guire nach einer medizinischen Behandlung wieder in unserer Mitte als normaler Bürger lebt?«

Nun, was heißt hier »ertragen«?

Es ist gewiß oft unendlich schwierig, Einsichtsfähigkeit medizinisch zu objektivieren. Halte ich das aber überhaupt für erstre-

benswert, sind die Konsequenzen klar. Kann man das Röntgenbild eines Oberschenkelbruchs in dem Sinn ertragen, daß man sagt, der hätte trotzdem laufen müssen?
Bewerten Gutachter eine Zurechnungsfähigkeit nur als erheblich vermindert, braucht das Gericht allerdings nicht auf Bestrafung zu verzichten. Dies nur bei Zurechnungsunfähigkeit.
Ob nicht auch sie vorlag, wäre bei Mac Guire medizinisch durchaus diskutabel gewesen. Den ganzen Umständen nach schien uns aber auch bei »erheblich verminderter Einsichtsfähigkeit« die Überweisung in eine Heilanstalt nicht fraglich.
Wir irrten.
Donald Mac Guire wurde am 19. 2. 1970 zu lebenslänglicher Zuchthausstrafe verurteilt.

Ich nehme an, Tatsachen und Aspekte des vorigen Kapitels haben manchen nicht ganz unberührt gelassen. Wie man ja auch weiter fragen muß: was wird im Zuchthaus nun aus einem solchen (!) Menschen?

Welches Fragezeichen man gar nicht auf einem Berg von Mitleid errichten braucht. Das steht hier nicht zur Debatte. Mitleid gebührt dem Opfer; von hier aus in bezug auf den Täter zu nicht hinreichend überlegten Folgerungen zu kommen, ist allerdings genausowenig diskussionswürdig.

Haftisolierung – wen immer sie trifft – bedeutet für einen jeden Menschen zunächst einmal: er wird ganz auf sich selbst zurückgeworfen und ist ganz auf die eigene Phantasie angewiesen.

Welche Gefahren darin für einen Abnormen wie Mac Guire liegen, mag vielleicht auch der Nichtmediziner erahnen.

Ein Mann mit derartigen Nacht- und Wachträumen, also ein Mann mit derartigen Entgleisungen gerade in seiner Phantasie, progressiv, im sexuellen Raum – ein solcher Mensch nun ganz auf sich selbst konzentriert, man möchte sagen: ins eigene Treibhaus, in die eigene Katastrophe eingesperrt – welche Chancen hat er, unter solchen Umständen wieder normal zu werden?

Natürlich nicht die geringsten.

Jedenfalls ist mit hoher Wahrscheinlichkeit mit einem Prozeß zu rechnen, den man – wieder nach dem Gesetz der Sucht – als ein »an sich und in sich immer süchtiger werden« bezeichnen kann; geradezu vergleichbar mit dem physikalischen Gesetz: Kreisbahngeschwindigkeiten erhöhen sich, je enger die Kreise werden. Die Suchtspirale verläuft ähnlich.

So daß nach einiger Zeit es auch in einer Klinik nicht mehr zum Einfachsten gehören würde, hier ohne Radikalität erfolgreich einzugreifen; geschweige daß die Chancen, eine Normalisierung zu erreichen mit einer guten Prognose in bezug auf Stabilität, nicht mehr vergleichbar sind mit den Aussichten, wie sie vor der Inhaftierung bestanden.

Hat aber ein Zuchthäusler, wie jeder in Freiheit Lebende, nicht den gleichen Anspruch auf Gesundheit und Normalität, soweit deren Wiederherstellung jedenfalls im Vermögen des Arztes steht? Ich weiß nicht, daß irgendwo geschrieben stünde, er besäße diesen Anspruch nicht.

Doch jede Strafanstalt hat ihren Anstaltspsychiater. Der wird ihm schon das Schlimmste »wegspritzen«, mit der Injektionsnadel. Zumindest die Sache auf erträglichem Niveau halten. Solche Einwände habe ich wirklich gehört, in einem Fall. Und abgesehen von der Ignoranz, die da so einfach von »wegspritzen« redet, erinnerte mich das so etwa an jene Reportagen, die schildern, wie man Menschen unter Wasser taucht, kurz vor dem Ertrinken aber immer wieder eine Nase voll Luft holen läßt.

Nun ist hier aber in einem wesentlichen Punkt noch eine Korrektur nachzutragen. Zum Glück. Wir stehen nämlich heute vor der Situation, daß so, wie der Fall Mac Guire endete, dies nicht mehr zur Regel gehört. Durchaus nicht. Nicht mehr zur Regel gehört, weil der Gesetzgeber eben aus der Konfrontation mit medizinischen Einsichten einige Konsequenzen zog: er schuf die Möglichkeit, in solchen Fällen ganz anders zu verfahren. Und das geschieht schon oft in gewissenhaftester Weise. (Was den Fall des Amerikaners nicht erträglicher macht; im Gegenteil.)

Darüber hinaus existieren in der Bundesrepublik bereits zwei Spezialanstalten, in denen Triebtäter ganz in der Obhut der Ärzte stehen und gezielt daraufhin behandelt werden, sie für die Gesellschaft wieder tragbar zu machen. Allerdings sind das Versuche, Modelle.

Medizinisch stehen hier, wie erwähnt, verschiedene Wege offen. Zum einen die Triebdämpfung, zum Beispiel mit Cyproteronazetat. Das Mittel besitzt einen sogenannten antiandrogenen Effekt, es wirkt den männlichen Geschlechtshormonen entgegen. Entsprechend dosiert, vermag man damit, bei ständiger Gabe beispielsweise auf zwei, drei Jahre, eine Triebdämpfung zu erreichen. Sie kann dazu führen, daß sich die Gesamtsituation wieder einpendelt, auch wenn das Mittel nicht mehr gegeben wird.

Die ganze Spielbreite der Dosierungsmöglichkeiten muß erst noch mit aller Genauigkeit durchgetestet werden. Man wird ja nach Möglichkeit zu vermeiden trachten, endgültige Verhältnisse zu schaffen. Aber auch bei Radikalmaßnahmen gibt es gewisse Variationen, chirurgische Eingriffe, die zum Beispiel eine Teilproduktion männlicher Hormone in der Nebennierenrinde unbeschadet lassen, wodurch sich die Nebenwirkungen in weit engeren Grenzen halten. Die Dinge sind also im Fluß. Endlich.

Die praktische Arbeit an beiden Anstalten läuft seit längerem (nach dänischem Vorbild, geschaffen durch Stürup). Die Erfolge lassen hoffen, daß die Zeiten gezählt sind, bis es sogar zur Selbstverständlichkeit gehören wird, den sogenannten Triebtäter in die

Hand der Ärzte zu geben; die Entscheidungen also, was mit solchen Menschen zu geschehen hat, nach Gesichtspunkten getroffen werden, die sich an den Möglichkeiten der Resozialisierung des Patienten orientieren, anstatt ihn dem sinnlosen Gegenteil zu überlassen.

Es ist klar: bei der Nebulosität, die bisher im gesamten Spektrum sogenannter Ansichten über sexuelle Probleme herrschte, so daß bis vor kurzem hier eine (gemessen an bereits vorhandenen wissenschaftlichen Einsichten) noch absolut archaische Blitz-und-Donner-Moral im Juristischen praktiziert wurde – alldem gegenüber konnte die Schwenkung in die jetzt eingeschlagene Fahrtrichtung nicht das Werk von ein paar Fingerzeigen sein. Hier mußte gekämpft werden. Und das geschah auch. Bewundernswerterweise in zum Teil nicht nur glänzender, sondern sogar eleganter Form. Und hierüber möchte ich aus meiner Sicht noch einiges berichten.

Es war schon spät am Abend an einem der letzten Julitage 1970. Bei mir zu Hause klingelte das Telefon. Es war eine Schwester vom Nachtdienst der Klinik. Sie sagte, es habe soeben eine Frau in der Klinik angerufen, die ihren Namen nicht nannte und uns die Mitteilung machen wollte, daß unser Professor Hans Giese in Südfrankreich tödlich verunglückt sei.
Die Mysteriösität der Anruferin genügte, der Nachricht zunächst so gut wie keinen Glauben zu schenken. Es gehört zum Alltag einer psychiatrischen Klinik, telefonisch wie schriftlich Mitteilungen über erstaunlichste oder schrecklichste Begebenheiten zu bekommen. Überflüssig zu erklären, warum das so ist. Hinzu kam, daß Giese als Sexualwissenschaftler also schlechthin eine Berühmtheit war, durchaus auch im ganz populären Sinne. Was bekanntlich gewisse Phantasien beflügelt. Berühmtheiten sterben meist mehrmals. Ganz abgesehen davon, daß keiner von uns die Vorstellung, Giese sei etwas passiert, akzeptiert hätte, bevor er es nicht mußte.
Gerade das aber geschah anderntags. Gieses eigene Schwester rief bei uns an: Hans Giese war tot. In seinem Urlaubsort Saint Paul de Vence nahe Nizza hatte man ihn am Fuß einer hohen Felswand aufgefunden.
Wie es zu diesem Tod kam, darüber kursierten bekanntlich noch lange zahllose Gerüchte und Spekulationen; welches so außergewöhnlichen Mannes Leben wäre frei von Problemen? – deren Interpretation dann der Willkür vor allem jener ausgeliefert ist, die ihn überleben, ohne ihn je wirklich gekannt zu haben.
Die Bezeichnung außergewöhnlich ist hier gewiß keine Laudatio im Stil inflationärer Nachrufornamentik. Das Außergewöhnliche an Giese hat sich ja in Fakten einer Lebensleistung niedergeschlagen, die auch dann noch imponiert, wenn man nur Umrisse sieht. Wenn heute nur noch selten so entschieden wird, wie im Fall Mac Guire, wenn eben überhaupt in vielen Bereichen sexueller Problematik die Justiz, ja, unsere ganze Gesellschaft dabei ist, einen neuen Horizont zu gewinnen, in vieler Hinsicht auch schon gewonnen hat, dann ist das zu hohen Maßen auch Hans Giese zu verdanken.
Persönlich lernte ich ihn damals in Frankfurt kennen, als ich kurz nach der Währungsreform von der Schwedenreise zurückkehrte

und auch jenes Gespräch mit dem Amerikaner Kempner über die Wahrheitsdrogen hatte.

Giese arbeitete in eigener freier Praxis als Nervenarzt in Frankfurt. Sein Vater war übrigens der bedeutende Staatsrechtler Friedrich Giese, den ich selber auch noch kennengelernt hatte.

Giese und ich kamen damals rasch miteinander in ein sehr gutes Gespräch. Der große, sehr schlanke Mann, glänzend in der Diskussion, beeindruckte mich, ja, imponierte mir von vornherein durch die Entschlossenheit und Klarheit, mit der er mir damals seine Idee, sein Ziel auseinandersetzte: das ganze Problem der Sexualität auf streng wissenschaftlicher Basis anzugehen.

Wobei er von vornherein auch das ganze Ausmaß, das sich dabei auftun würde und müßte, ungemein klar, überzeugend und wie sich dann herausstellte auch völlig richtig sah. Daß also die Sexualität als ganz elementarer Bereich genauso gründlich, exakt, umfassend erforscht werden müsse, als Thema der Wissenschaft genauso ein großes Gebiet, ein großes Fach in Lehre und Forschung werden müsse wie die anderen elementaren Fächer es auch sind.

Damals hatte es auf diesem Terrain erst vereinzelte Vorstöße gegeben. So bereits in den zwanziger Jahren von Magnus Hirschfeld, später wie erwähnt von dem Amerikaner Kinsey. In Leipzig schon hatte ich ein sexualpathologisches Seminar abgehalten, auch einiges auf diesem Gebiet publiziert.

Aber das, worauf Giese nun hinauswollte, war doch völlig neu, nämlich ein ganz neuer Maßstab, gleichsam der Sprung von einzelnen Einblicken zum Rundum-Panorama. Endlich loskommen von der bisher üblichen »Bilderbogen«-Forschung über sexuelle Verhaltensweisen und deren Abweichungen. Statt dessen mit allen Methoden der Psychopathologie, der Psychiatrie und Sozialwissenschaften, wie sie zur Verfügung standen, den Problemkreis der Sexualität in seiner ganzen Spannweite angehen. Vor allem auch auf möglichst unangreifbar hohem Niveau, um die Widerstände zu überwinden, die gegen das immer noch »anrüchige Thema« zu erwarten waren.

1950 gründeten wir in Frankfurt die »Gesellschaft für Sexualwissenschaft«: ein privater Zusammenschluß, ein Förderungsverein, der Giese in die Lage versetzen sollte, ein Forschungsinstitut aufzubauen.

Das geschah. Im Lauf der Jahre zeigte sich dann aber doch, daß Frankfurt nicht der richtige Ort, nicht das richtige »Pflaster« war. Um ein solches wissenschaftliches Unternehmen auf festen Boden und zu effektiver Leistung zu bringen, braucht es schon, daß man in dem gesellschaftlichen Raum, in dem man sich damit befindet, bei Behörden, wissenschaftlichen Institutionen, Gremien und überhaupt in den gesellschaftlichen Environs etwas mehr als wohlwollende Duldung genießt.

So daß wir uns schließlich fragten, ob Giese mitsamt dem Institut nicht nach Hamburg übersiedeln könne, an die Hamburger Universität. Und das kam 1959 zustande. Er habilitierte sich in Hamburg mit großem Erfolg als erster Dozent für Psychiatrie und Sexualwissenschaft.

Universitätsbehörden und Fakultät erwiesen sich als aufgeschlossene, echte Förderer. Letztlich entscheidend war die Persönlichkeit Gieses selbst, der in diesem Kreis außerordentlichen Anklang fand oder wie man so sagt »sehr gut ankam«. Das Institut wurde in unsere Klinik gelegt und gelangte dadurch in den nötigen Kontakt mit den andern Fächern, vor allem der Endokrinologie (der Wissenschaft über innersekretorische Vorgänge, Drüsenfunktionen) und mit der Psychologie.

Giese, mit einem anfälligen Organismus, der sorgfältiger Pflege bedurfte, war von einer kompromißlosen Arbeitsdisziplin, fast asketisch, ganz darauf ausgerichtet, sein Kapital an Kraft zu höchsten Zinsen in sein Lebensziel zu investieren. Von hoher Bildung, feinsinnig, im Vortrag ein ausgezeichneter Sprecher, besaß er trotz dieser Feinstruktur von Begabungen eine grundsätzliche Unbeirrbarkeit, diesen einen Weg zu gehen; keine sehr häufige Mischung, versteht sich. Über alle Mißverständnisse und Vorbehalte hinweg baute er in einem der schwierigsten Räume eine echte Wissenschaft auf.

Zusammen gaben wir eine Schriftenreihe heraus, die inzwischen an die 50 Bände erreichte und bald einen weltweiten Bedarf an wissenschaftlicher Information zu decken hatte.

Die praktische Arbeit des Institutes besteht in der Beratung von Patienten, deren etwa notwendige stationäre Durchuntersuchung in der Klinik durchgeführt wird – einer vielbesuchten ambulanten Sprechstunde nach der Richtung der Ehe- oder Sexualberatung und einer ausgedehnten Gutachtertätigkeit für Gerichte und ähnliche Behörden.

Giese besaß einen attraktiven Einfallsreichtum, ohne deshalb im geringsten dem Einfall zuliebe zu Kompromissen in der Strenge wissenschaftlicher Maßstäbe zu neigen; auch dies – wie wohl jeder Wissenschaftler weiß – etwas sehr Seltenes. Und damit gewann er die Unterstützung vieler Kollegen, gewann er vor allem auch die Unterstützung hervorragender Juristen: des damaligen Generalstaatsanwalts Buchholz und der Strafrechtler Jäger und Brauneck (beide Gießen).

Als dann endlich der Paragraph 175 StGB fiel, wie kein zweiter Inbegriff problematischer Moraljustiz, hatte auch daran Giese entscheidenden Anteil. Wobei ja das Wort von der »Entmoralisierung des Strafrechts« immer wieder sehr mißverständlich ist. Es gibt in der Tat viel Entmoralisierung heute, in der Regel ein purer Verlust von Maßstäben, ohne daß man Geringstes an ihre Stelle zu setzen wüßte. Die Abschaffung des Paragraphen 175 StGB kommt dagegen einer – wie man sagen darf – echten Entrümpelung gleich, zugunsten einer neuen, aber durchaus auch moralischen Kategorie; jedenfalls wüßte ich nicht, daß Moral in keinerlei Verhältnis zu neu gewonnenen Einsichtsmöglichkeiten einer Zeit zu stehen brauchte. Und wir wissen eben heute, daß es sich bei jenen, die dieser Paragraph betraf, um eine gleichgeschlechtliche Ausrichtung handelt, deren Erwerb im einzelnen Fall komplizierte Fragen aufwirft; daß diese Ausrichtung zu bestrafen aber wirklich nicht viel »moralischer« ist, als schickte man die Linkshänder ins Gefängnis. Von einer charakterlichen oder sittlichen Minderwertigkeit zu sprechen, ist einfach fahrlässiges Geschwafel. Viel wichtiger für den Charakter ist es, ob man einen Menschen wegen einer sexuellen Verhaltensweise, die mit Gesundheit überhaupt nichts zu tun hat, unter einen gesellschaftlichen Druck setzt, der ja lange genug in eine völlig sinnlose Bestraferei ausartete und zahllose Menschen in unlösbare Konflikte stürzte.

Ein mehrjähriger Mitarbeiter Gieses, Professor Krause, leitet die »Sozialtherapeutische Anstalt« in Hamburg-Bergedorf, eine der beiden ersten Sonderanstalten dieser Art in Deutschland, in denen sogenannte Triebtäter behandelt werden. Das zweite Unternehmen besteht in Hohenasperg.

Die Bergedorfer Einrichtung geht zwar unmittelbar auf die großartige Initiative des damaligen Hamburger Justizsenators Schulz zurück; in praxi hieß das Vorbild Dänemark unter Stürup, dessen Erfahrungen wir natürlich vorher studierten. Aber der Entschluß zu allen diesen Dingen konnte sich nur auf einem Boden aufrichten, wie ihn Giese unermüdlich und mit viel Erfolg planieren half. Fälle wie Mac Guire sind ja nur herausragende Extreme einer Erscheinung, die sich eisbergartig nach unten verbreitert. Gerade gegen diese unteren Breiten aber wurde ähnlich wie gegen die Homosexuellen Jahrzehnte über Jahrzehnte etwas praktiziert, dessen Sinnlosigkeit ganz klar auf der Hand liegt: der »Sitten-

strolch« oder wie immer man ihn nannte, erhielt seine paar Monate oder Jahre zudiktiert, kam wieder frei, hatte sich natürlich in nichts »gebessert«, wurde also irgendwann wieder erwischt, verschwand wieder hinter Gittern, und so ging das weiter und weiter, bis er als Unverbesserlicher in der Sicherheitsverwahrung landete, nachdem er dreimal, fünfmal, zehnmal in die Gefängnisse hinein- und aus ihnen wieder herausspaziert war, Kindern und Halbwüchsigen in reicher Zahl Erlebnisse bereitend, deren Folgen sich oft – von vielem andern abgesehen – erst Jahre später in damals kaum korrigierbaren Fehlprägungen im sexuellen Erlebnisvermögen manifestierten (obwohl andererseits gerade diese Gefahr auch wieder überschätzt wurde; das haben sorgfältige Untersuchungen mit Sicherheit ergeben).
Daß die »Unverbesserlichkeit« des Triebtäters, als strafwürdige Uneinsichtigkeit oder Haltlosigkeit begriffen, in sich nicht stimmen konnte und der Automatismus der Gesetzesmühlen völlig an der Wirklichkeit vorbei funktionierte, konnte dem rein moralischen Denken damaliger Art kaum aufgehen. Erst im wissenschaftlichen Denken wurde der Ansatz möglich, Unterscheidungen zu definieren zwischen Vermögen und Unvermögen menschlicher Einsicht im jeweiligen Fall.
Man hört manchmal die Meinung von Außenstehenden, die heraufkommende »Sexwelle« habe der Sexualwissenschaft Vorteile gebracht, ihr die Wege geebnet.
Es war ziemlich genau umgekehrt. Denn nun hatte sich diese junge Wissenschaft erst recht des Verdachts zu erwehren, eine Modeerscheinung zu sein. Außerdem wurde es manchmal wirklich sehr schwierig, sich dem Sog von Presse und Massenmedien zu entziehen. Mit der Pflicht zur Information, auch dem Willen zur Information im Sinn von echter Aufklärung geriet man aber natürlich immer wieder in die Situation, daß nicht von vornherein sichergestellt sein konnte, was nun mit diesen Informationen geschehen würde. Und es geschah eben mitunter keineswegs das Richtige. Doch die von Gieses Institut klar organisierten, methodisch einwandfrei durchgeführten statistischen Untersuchungen lieferten ihm immer wieder die realen Unterlagen, auf denen bauend er vor allem in der forensischen Tätigkeit – einer der besten Prüfsteine – die Güte und den hohen Standard »seiner« Wissenschaft glänzend unter Beweis stellte.
Giese hatte einen reichen, sehr differenzierten Freundeskreis. Hier lebte er vor, wie man sich aus einem Außenseitertum in eine Gesellschaft einordnet, sofern diese Gesellschaft von entsprechendem

Niveau ist. In der Klinik hochgeschätzt, für mich ein guter Freund, vertrauenswürdig, zuverlässig auch dann, als in den letzten Jahren Schicksalsschläge einem Mann seiner Sensibilität das Äußerste abverlangten.

Analogien zum Tode von Gustaf Gründgens sind jedem Kenner der Situation evident. Der aus großen Prozessen bekannte Rechtsanwalt Bossi, München, äußerte in verständlicher Bitterkeit, daß nach dem Tode von Hans Giese die ja immer noch vorhandenen Gegner und Ablehner den Finger heben würden, um zu sagen: Siehe da, im Hintergrund ist eben doch nicht alles so ganz seriös.

Nun, die Inkompetenten sind durch keine Qualität zum Schweigen zu bringen. Man erkennt sie eben daran.

Über diesen Erinnerungen steht als Überschrift »Ein Psychiater berichtet«. Trotzdem könnte man fragen: Und sonst? Auch für Psychiater muß es doch noch anderes geben als Psychiatrie. Freunde, irgendeine Leidenschaft, die nicht mit dem Beruf zu tun hat.

Ja, ich hatte und habe sehr gute Freunde. Giese hatte ich, Arnold Gehlen und Helmut Schelsky habe ich noch.

Und eine Leidenschaft? Ja: mit diesen Männern nächtelang zu diskutieren. Worüber man Bücher schreiben könnte; ich für meinen Teil bin froh, dieses eine zustande gebracht zu haben. Dessen Gedanken so vieles enthalten, wozu ich mich in Diskussionen mit diesen Freunden buchstäblich hinraufte, immer wieder alles nochmals umwerfend, und wenn ich könnte, würde ich auch dieses Buch noch einmal schreiben. Die Unfertigkeiten jedes Gedankens sind gewiß der »Geistes Geißeln schlimmste«, um einmal zu großen Worten zu greifen.

Fest steht: Diesen Freunden verdanke ich sehr viel. Das meiste sicherlich Arnold Gehlen. Aber solche Freundschaften zu beschreiben – davor kapituliere ich. Das ging so vor sich, daß man sich oft ein oder mehrere Jahre nicht sah, nur telefonierte, aber eben jederzeit zum Hörer griff, ob tags oder nachts, wann immer man einen Einfall hatte wie »Du hast irgendwann mal das und das gesagt, und jetzt fällt mir dazu ein, daß dies und dies ja noch hinzukommt, also bitte, wie ist das dann?« und so weiter und weiter.

Diese Freundschaften waren und sind »wahre Materialschlachten der Diskussion«, ohne die ich wirklich wie ein Fisch auf dem trockenen hätte zappeln müssen; die Banalität des Vergleichs hingenommen.

Aber was überhaupt ist Banalität? Das Banalste liegt wohl in der Feststellung: in allem steckt etwas. Was gerade in einer meiner heißesten Leidenschaften, einer sehr »banalen«, am Ende wieder sehr deutlich wurde. Und man mag jetzt über dem thematischen Umschwung schlucken. Es war wirklich eine »außerberufliche« Leidenschaft und noch dazu eine absolut rasende.

Autofahren.

Und jetzt verspreche ich, ein Kapitel lang kein Wort mehr über Psychiatrie zu verlieren.

Mein erstes Auto kaufte ich in Leipzig, 1930. Es war ein kleiner zweisitziger Opel, im Volksmund »Frosch« genannt. Mit genauerer Typenbezeichnung kann ich nicht dienen. Daß ich Technik bewundere, aber nicht verstehe, darüber habe ich mich schon ausgelassen. Und von dem, wie ein Auto funktioniert, besitze ich bis zum heutigen Tag nicht die geringste Ahnung. Ein einziges Mal in meinem Leben raffte ich mich zu der verfluchten Arbeit auf, einen Reifen zu wechseln. Dazu goß es in Strömen. Und ich schuftete da an den elenden Radschrauben herum, nur weil ein Kollege dabei war, einer meiner Assistenten, und ich mich vor ihm schämte, meine Ignoranz einzugestehen. Zum Glück verstand er auch nicht mehr davon als ich, seine Hilfe war nicht viel wert, aber ich wahrte mein Gesicht.

Im übrigen, wenn mit meinem Auto etwas nicht stimmte, schloß ich den Wagen ab, stellte mich an den Straßenrand und wartete auf einen Barmherzigen. An der nächsten Tankstelle gab ich dann meine Wagenschlüssel ab, bat, man möge sich kümmern, und dann wollte ich nichts mehr davon wissen. Nur mein Auto wollte ich so schnell wie möglich wiederhaben.

Eine bezeichnende Geschichte passierte mir in Hof, wo ich einen Kollegen besuchte. Er war am dortigen Krankenhaus Chefarzt geworden, und wir verplauschten uns bis in die Nacht. Im Stockdunkeln bestieg ich mein Auto, es war damals ein sportliches BMW-Kabriolett, ein wahrlich todschicker Renner.

Ich setzte also im Dunkeln zurück. Dann trat ich beherzt aufs Gaspedal – Bumms! Noch ein Ruck, und das Ding stand wie festgenagelt. Ich drehte noch einmal den Anlasser, aber es tat sich nichts mehr. Kein Schnaufer.

Ich ging ins Hotel, drückte dem Nachtportier die Wagenschlüssel in die Hand: »Versuchen Sie um des Himmels willen eine Werkstatt wachzuklingeln, die den Wagen abschleppt und bis zum Morgen startklar macht!«

Ich beschwor den Mann mit Engelszungen. Ich mußte unbedingt anderntags in die Klinik zurück.

Als ich am Morgen herunterkomme, steht der BMW vor der Tür. Ein sympathischer Mann im blauen Overall überreicht mir den Schlüssel. »Was war denn los mit dem Ding?« frage ich.

»Oh – –, eigentlich gar nichts«, meint er, etwas schüchtern lächelnd. »Sie sind beim Zurücksetzen gegen einen Baum gestoßen – jedenfalls war das Auspuffrohr mit Baumrinde verstopft.«

Viele Jahre später fuhr ich in Griechenland auf einer abgelegenen Straße. Sie schlängelte sich an steilen Weinbergen entlang in einer

ziemlich gottverlassenen Gegend. Und plötzlich ging es nicht mehr weiter, die Straße war einfach zu Ende.
Auf sehr engem Raum mußte ich wenden, zwischen Steilwand und fast senkrechtem Abhang. Also hin – her, vor – zurück und blupp! Da stand ich wieder, tiefes Schweigen unter der Motorhaube.
Aber nicht lange. Von einem jähen Geistesblitz getroffen, sprang ich aus dem Wagen, marschierte nach hinten und zog einen – dicken Lehmkuchen aus der Auspuffröhre. Das war das einzige Mal in meinem Leben, daß mir eine technische Erfahrung geholfen hat.
Dennoch bin ich dieses Leben lang also ein wirklich leidenschaftlicher Autofahrer gewesen. Und mit Genugtuung las ich einmal in einer Zeitung, daß die berühmte schwedische Rallye-Fahrerin Evi Rosquist, die vor einigen Jahren in Amerika die männliche Weltelite deklassierte, dem Innenleben eines Autos auch nicht mehr Verständnis entgegenbringt als einem Küchenwecker. Das fand ich nett. Und beruhigend.
So wenig mich technische Funktionen interessieren, so sehr genoß ich den Umgang mit den herrlichen Exemplaren moderner Ingenieurkunst. Ich bin immer wieder kreuz und quer durch Europa gefahren, oft mutterseelenallein, und hatte ganz einfach einen riesigen Spaß daran, große Strecken »in einem Rutsch« durchzubrausen, ohne Pause – nur kurz tanken, Kaffee, Zigarette und weiter.
Heute wäre das trotz besserer Straßen kaum ratsam. Die längste Strecke, die ich einmal vor dem Krieg an einem Tag mit meinem BMW durchrauschte, waren 1200 Kilometer, das meiste damals natürlich noch auf Landstraßen. Zunächst hatte ich mir nur 900 Kilometer vorgenommen. Aber am Zielort fand ich das Bad meines vorbestellten Hotelzimmers ohne Handtücher vor. Snob, der ich war, gab ich dem Hotelboy fünf Mark und fuhr weiter. Also, heute muß man froh sein, wenn man überhaupt unterkommt.
Mein letzter BMW endete in Rußland. Es war das damals modernste Modell, in Schwarz mit rotem Leder, überdimensionierte Reifen. Der Wagen hatte eine unglaublich gute Straßenlage, spurtete wirklich rasant. Noch heute werden diese Sportcoupé-Oldtimer hoch gehandelt. Für meinen Geschmack eines der schönsten Modelle, die je gebaut wurden. Mein Exemplar erhielt dann im Gefolge einer Panzerspähtruppe auf dem Rückmarsch nach Rostow einen Volltreffer in den Motor. Der Fahrer blieb zum Glück unverletzt. Über irgendwelche Umwege sandte er mir ein

Telegramm über das Ende: »Tut mir leid, ein anständiger BMW fährt nicht wieder um.«
Insgesamt habe ich es in meinem Leben auf 24 verschiedene Typen und 34 Autos gebracht. Auf jedem Meter grauenhaft unvergeßlich ist mir die Fahrt mit einem alten Adler durch das brennende Hamburg, unmittelbar nach einem der katastrophalen Luftangriffe. Ich mußte zur Gesundheitsverwaltung, um Hilfe für die Klinik zu holen. Und so hart im Nehmen waren damals die Kutschen: Unterwegs knallten mir auf den verwüsteten, mit herabgebrochenen, glühenden Straßenbahndrähten übersäten Straßen nacheinander alle vier Reifen durch. Man mag es glauben oder nicht: auf donnernden Felgen kurvte ich durch die Riesenstadt und kam durch. Daß Achsen und Lenkung das aushielten, ist mir ein Rätsel.
Mir der liebste von allen, bei denen ich je ein Auto erstand, war Leopold v. Raffay. Er war eine seltene Mischung aus Gentleman und gewitztem Geschäftsmann. Ein äußerst origineller Mensch. Meine ersten Wagen nach dem Kriege stammten alle von ihm.
Eines Abends – ich weiß nicht mehr, welcher Anlaß uns paar Männer bei ihm versammelt hatte – verschwand Poldi mit seinem berühmten Spruch in den Keller: »Na, wir wollen endlich anfangen, ein Fest zu feiern.« Vollbeladen mit Flaschen entstieg er seinem wohlbestallten Underground.
Später, die Runde war schon beträchtlich in Gang gekommen, als sich da Poldi vor mir aufbaute und verkündete: »Professor, bringen Sie morgen Ihren Wagen zu mir auf den Hof und suchen Sie sich bitte ohne Zuzahlung eines der neuen Modelle aus!«
Diese neuen Modelle, sogenannte Luxus-Exportausführungen, waren soeben bei den Großhändlern eingetroffen; in den noch recht kümmerlichen Zeiten waren sie hochbegehrte Objekte.
Nun, ich kannte Poldis Großzügigkeit. Dennoch plagten mich morgens Zweifel, als ich in meinen einfachen VW stieg. Konnte man von einem in sektperlender Stimmung hinausgejubelten Angebot Gebrauch machen?
Also, ich war viel zu hungrig auf einen neuen Wagen und fuhr los. Als ich ankam, standen die Neuen schon alle in Reih und Glied auf dem Hof. Ein Herr empfing mich: »Welche Farbe bitte, Herr Professor?« Ich zeigte mit dem Finger stumm auf ein blaues Cabrio, übersiedelte meine Aktentasche aus dem Alten in den Neuen und brauste ab. Ich hatte ihn.
Nachmittags erschien ein Freund Poldis bei mir. »Wissen Sie, Professor«, meinte er vertraulich, »es ist schrecklich nett von dem

Poldi, daß er Ihnen den kostenlosen Umtausch ermöglichte, aber Sie brauchen sich keine Sorgen zu machen. Ich war eben dabei, wie er Ihren alten Wagen verkaufte. Er ist eben der Poldi, ich meine – er hat auch bei diesem Tausch – noch verdient.«
Poldi selbst war auf Sitzen und Sätteln sämtlicher heißer Fortbewegungsmittel zu Hause. Im Ersten Weltkrieg Angehöriger des Jagdgeschwaders Richthofen, kommandierte er im Zweiten Krieg ein Nachtjagdgeschwader, obwohl er nur noch einen Lungenflügel besaß. Lungenresektionen bedeuten natürlich selbst heute noch sehr gravierende Eingriffe, und Professor Hein, der damals die Operation durchgeführt hatte, erzählte später, wie er den Poldi nur mit großer Sorge aus seinem Krankenhaus entließ, mit tausend Schonungsverordnungen, es war eigentlich noch viel zu früh. Und dann wurden er und seine Assistenten von einem donnernden Geräusch alarmiert. Alle eilten ans Fenster. Unten an der Krankenhausvorfahrt saß der Schweroperierte auf einer Fünfhunderter BMW-Rennmaschine, gab Gas und sauste wie eine Rakete in den Genesungsurlaub.
Aber, trotz der wirklich besessenen Freude am Autofahren – nach dem Krieg änderte sich die Situation bald zusehends. Die Landstraßen bevölkerten sich mit Blech, der Verkehr auf den Autobahnen nahm trotz aller Ausbauten immer mehr zu. Allmählich wurde es schon ein Ereignis, 600 Kilometer hinter sich zu bringen, ohne einen schweren Unfall zu sehen. Und das war für jemanden, der noch so ganz andere Zeiten kannte, doch ziemlich beeindruckend. Es wuchs das Interessement, es wuchs die Frage: Um alles in der Welt – was ist da eigentlich los? Liegt es einfach an der Vermehrung der Autostückzahlen, oder woran sonst?
Aus der eigenen Erfahrung am Steuer lief es bald auf die Formulierung hinaus: wie fahren die Menschen eigentlich, wer kann es sich zutrauen, bei dieser Verkehrsdichte einem Fahrstil zu huldigen, als wäre er allein auf der Straße? Das Problem hieß also: Wer sitzt in den Autos?
Damals wurde ich Augenzeuge eines Unfalls, dessen Schlachtfeld mir noch heute vor Augen liegt. Ich kam von einem anstrengenden Kongreß zurück, es war einer der verkehrsmäßig sehr belebten Sonntage. Und da geschah es.
Bei Hannover. Vor mir krachten zwei Autos frontal ineinander. In dem einen Wagen saßen sechs, im anderen vier Menschen. Von diesen allen blieb ein einziger am Leben. Ich selbst hatte gerade noch bremsen können.
Aber: der Verkehrssituation nach bestand für diesen grauenhaften

Unfall keine Ursache. Es war keinerlei irgendwie verzwickte Lage, keinerlei unglücklich überraschende Situation gewesen. Ein junger Fahrer war schlichtweg bei Vollgas mit dem vollbesetzten Wagen ins Schwimmen gekommen, hatte dann ungeschickt reagiert. Das Ergebnis waren neun Tote, ein Schwerverletzter.

Solche Erlebnisse – es waren Fanale, Schlaglichter – führten dann zu weiteren, genaueren Beobachtungen. Langsam wurde klar: dieses Feld »Verkehr« ist keineswegs nur die Abwicklung eines technischen Prozesses. Es entwickelte sich vielmehr zu einem echten Sozialfeld.

Damit wuchs mein Interesse. Und es wuchs auch die eigene Konsequenz. Trotz des verständlichen Drängens einer Firma, die große, sehr schnelle Wagen baut, bin ich umgestiegen auf einen kleinen Wagen mit einer ausgezeichneten Automatik. Es war das Fazit aus einer recht simplen Tatsache: Man wird alt, man fühlt sich zwar noch stabil, aber wer weiß? ...

Ich fahre auch keine großen Strecken mehr. Denn hinzukommt etwas, das man – um dem hohen Wort von einer sozialen Ethik auszuweichen – als eine Basis purer sozialer Verständigung sehen muß: Um wen dreht es sich denn, wenn man in einen Unfall verwickelt wird, aber selbst keine Schuld hat? Um einen selbst? Doch mitnichten. Wir können uns hinstellen und uns auf die verkehrsvorschriftsmäßig unbescholtene Brust pochen und tönen: »Der dort, der gehört ins Loch, dem sollen sie das Portemonnaie ausräumen!«

In Wirklichkeit sind das meist nur Ausflüchte. Eine Spur von dem »Wie weit warst auch du daran beteiligt, inwieweit hast du das, was du daran hättest verhindern können – nicht verhindert?« bleibt doch immer übrig. Aber wer sagt sich schon: Stopp, ich bin sechzig, weg mit dem dicken Brummer. Wahrscheinlich bin auch ich viel zu lange einen solchen großen Wagen gefahren. Ich sehe fast täglich auf der Straße vor meiner Wohnung einen Herrn mit Glatze und grauem Haarkranz. Der Alte steuert einen riesigen US-Sportwagen. Mit diesem Prunkschiff kommt er vorbeigeschlichen, behindert den übrigen Verkehr, weil er mit normalem Tempo diese Dollar-Schaluppe gar nicht beherrscht. Und da tun mir nicht nur der Mann und die übrigen Verkehrsteilnehmer leid, sondern – auch das Auto. Solche Wagen verlangen, daß man sie wenigstens alle paar Tage auf freier Strecke einigermaßen ausfährt, »auf den Kopp haut«, wie's so in der Werkstatt heißt im Jargon. Doch wer kann das schon, in einem Alter, in dem sein Frisierbesteck nur noch Kleinarbeit zu leisten hat?

Sicher ist das, was heute auf Straßen abrollt, kaum weniger typisch für das Wesen Mensch als vieles andere, von dem wir das bereits nachweisen können, mittels bereits bewährter Methoden. Und daß Autos allein dem Ortswechsel dienten, wagt heute immerhin niemand mehr zu behaupten. Über das »Geständnis«, Auto bedeute Sozialprestige, sind wir allerdings noch kaum hinausgekommen im allgemeinen Bewußtsein. Und gemeint wird damit meist eine Mixtur aus ein bißchen verzeihlicher Eitelkeit und durchaus notwendiger Geschäftsetikette. Wäre es wirklich nur dies, hätten wir den Verkehrsfrieden auf Erden, leicht angeschrammt mit übersehbaren Schönheitsfehlern.
Wir haben jedoch etwas ganz anderes. Das ahnen mittlerweile viele Menschen. Wie es auch kein Geheimnis mehr ist, daß alle Maßnahmen zur Abhilfe – wie forcierter Straßenbau, technische Verbesserungen, Verkehrserziehung, verschärfte Strafbestimmungen und so weiter und weiter – in bisheriger Form relativ verschwindende Erfolge erzielten und erzielen. Wir gießen für viele Milliarden unsere Straßen mit allerlei juristischem und sonstigem Beton aus, eigentlich schon wissend, daß wir damit doch niemals verkehrssichere Straßen schaffen werden.
Mehr noch: ein gewisser Typ unterkühlter Intelligenz, allemal Meister im örtlichen Turnverein für scheinbezügliche Akrobatik, imponierend in der dahinhuschenden Sekunde des Alltags und so fern aller Klugheit (Klugheit hat immer das »Sich-selbst-verletzen-Können« zur Voraussetzung, ohne es andere vergelten zu lassen), fischt aus dieser heutigen Verkehrssituation bereits mit computerhafter Sicherheit genau das falsche Argument heraus. Diese Leute prägten die Formel von »dieser Gesellschaft, die jährlich 16-, 17- oder 18 000 Verkehrstote hinnimmt«. Und folgert daraus, es sei entsprechend unintelligent, von einer solchen Gesellschaft zu erwarten, sie werde auch noch für den Appell wider diesen und diesen und jenen und jenen anderen Mißstand ein Ohr haben. Hinter welcher Logik ein wahrhaft philiströser Kurzschluß, ein eindrucksvoller Irrtum horrender Quasi-Denker steht.
Wie die Gesellschaft jeweils reagiert, ist selbstverständlich jeweils so unterschiedlich wie Zeiten, Umstände und das, worauf es zu reagieren gilt. Auf den »Sittlichkeitsverbrecher« hat die Gesellschaft lange Zeit sehr scharf reagiert, auf den »Verkehrssünder« lange überhaupt kaum. Und wenn wir heute noch, wider bessere Ahnung, mit Milliardenausgaben für uneffektive Maßnahmen reagieren, so selbstverständlich nicht aus purem bösen Willen oder überhaupt aus einem Grunde, der sich ohne weiteres verallgemei-

nern ließe. Denn was hier »typisch« ist, muß eben überhaupt erst einmal festgestellt werden.

Und das allerdings ist bereits im Gange. Selbstverständlich sind die Aktivitäten, die hierzu von unserer Klinik ausgingen, bei weitem nicht die einzigen. Sie sind nur die einzigen, über die ich kompetent berichten kann.

Anstoß und Ausgangspunkt war das schon erwähnte Phänomen, daß sich das Verkehrsfeld so auffallend unbeeinflußbar, als so auffallend »resistent« erwies gegen alle Maßnahmen technischer, organisatorischer oder juristischer Art. Man kann ein Stopschild aufbauen, abbauen, an andere Stelle übersiedeln oder was immer sonst noch: man ändert damit allein noch nichts daran, daß ein nahezu konstanter Prozentsatz von Autofahrern dieses Stopschild überfahren wird. Und zwar keineswegs stets »aus Versehen«.

Mir selbst passierte es, daß ich in der Hamburger City, mitten auf der Lombardsbrücke, von einem ausscherenden Entgegenkommer gerammt wurde. Die Gefährlichkeit seines Ausscher-Manövers mußte für ihn klar ersichtlich sein, und obwohl er es hätte noch wieder rückgängig machen können – er tat es nicht. Für mich hingegen bestand keinerlei Ausweich-Chance, ich konnte nur bremsen, was den Rammstoß zwar milderte; es gab dann aber immer noch einen ganz schönen »Bumms«.

Was folgte? Der andere Wagen fuhr weiter, wurde dann aber von einer Verkehrsstauung gestoppt. Und nun das Entscheidende: Der Fahrer stritt alles rundweg ab. »Wo haben Sie sich denn die Beule an Ihrem Wagen geholt, die Sie mir hier in die Schuhe schieben wollen?« fragte er unbewegt. Auch der Umstand, daß sein eigener Wagen beschädigt war und mehrere Zeugen den Unfall genau beobachtet hatten, konnten ihn um nichts in der Welt davon abbringen, alles abzustreiten. Kurzum, er verhielt sich so, wie er sich zum Beispiel im Büro oder zu Hause höchstwahrscheinlich nicht, sondern eben ganz anders verhalten hätte.

Und da ist man schon bei einem wesentlichen Punkt. Kaum anderswo im menschlichen Zusammenleben wird heute so wie auf dem Verkehrsfeld etwas deutlich, was man als die »unterschiedliche Systematisierung von Verhaltensweisen« bezeichnet. Das heißt: Derselbe Mann, der zu Hause ein tadelloser, treusorgender Familienvater ist, derselbe Mann, der im Geschäft, im Büro, in der Werkstatt ein fleißiger, einsichtiger, beliebter Kollege ist, Tag für Tag gute Arbeit leistend – derselbe Mann setzt sich nach Dienstschluß ans Steuer seines Wagens und verwandelt sich in der Sekunde, da er auf den Anlasser drückt, in einen jeder Rücksicht, jeder Einsicht, oft jeder Selbstkontrolle nahezu entleerten Menschen. Er ist mit einem Schlag, wie man sagt, ein »ganz anderer«; um nur eines von vielen Problemen zu skizzieren, das mit der Zeit sehr dazu aufforderte, auch das Verkehrsfeld zum Gegenstand gründlicher wissenschaftlicher Untersuchungen zu machen.

Hinzu kam ein glücklicher Umstand: Unter meinen Schülern befand sich Herbert Lewrenz, besonders begabt, vielseitig und ausgestattet mit einer hier besonders unentbehrlichen Skepsis gegenüber sich anbietenden, voreilig bequemen Verallgemeinerungen.

Lewrenz habilitierte bei uns mit einer Arbeit über Weckamine – Preludin und eine Reihe ähnlicher Aufputschmittel, die im Rennsport eine Rolle spielen, aber auch im zunehmenden Maße im Straßenverkehr: wenn es »gilt«, auch nach einem anstrengenden Arbeitstag sich noch ans Steuer zu setzen, Hunderte von Kilometern nach XY durchzubrausen und – worauf es dabei immer mehr anzukommen schien – unterwegs eine allen anderen »überlegene« Fahrweise zu demonstrieren. Simpel gesagt: jeden, den man vor den Bug bekam, auf »Teufel komm raus« zu überholen.

Mit Lewrenz' Habilitation eröffneten wir dann die neue Dozentur für »Psychiatrie und Verkehrsmedizin«. Außerdem übernahm er ein medizinisch-psychologisches Institut des Technischen Überwachungs-Vereins (TÜV), arbeitete sich mit Psychiatern und Psychologen in hervorragender Weise in dieses Sondergebiet ein. Bearbeitete dann vor allem das eminent wichtige Gebiet des »jugendlichen Kraftfahrers«; wie sieht er aus, warum ist er so, wie er ist, und vor allem: wer ist es, der da fortgesetzt auffällig wird in seinem Fahrverhalten.

Ein besonderes Thema auch: »der alternde Kraftfahrer«, aus dessen Ergebnissen ich dann die beschriebenen Konsequenzen auch für mich persönlich zog; es war ja nicht etwa so, daß ich in »einsamer Einsicht«, braver als die Bravsten, darin allen vorangeeilt wäre. Gewiß nicht. Leider aber ist es tatsächlich doch so, daß trotz permanenter Veröffentlichungen viel zu wenige den inzwischen gegebenen Einsichtsmöglichkeiten folgen, so daß auch hier erst der Gesetzgeber wird zwingende Verhältnisse schaffen müssen.

Die Fragen nach Persönlichkeitsstrukturen und den Möglichkeiten ihrer Objektivierung durch Tests wurden genauso wichtig wie die psychiatrischen Erkenntnisse. In allem aber bekam man immer wieder die Bestätigung der Tatsache: Es ist ein ander Ding, ob Autofahren eine Ausnahme ist oder für eine Gesellschaft gilt, die allmählich – wie in Amerika etwa – ihre Beine verliert.

Besonders bedeutsam wurde für uns die Beziehung zum »Seminar für Verkehrswissenschaft«, das sich mit dem Schriftredakteur Seidewinkel als Promoter zusammen mit Herren der Industrie und der Justiz gründete. Daraus erwuchsen dann die »Deutsche Akademie für Verkehrswissenschaft in Hamburg« und die Goslarer Verkehrsrichtertagungen.
Das alles hat inzwischen internationales Format gewonnen, wurde mit Experten vieler Spezialgebiete auch auf Flug- und Schiffsverkehr ausgedehnt. Bezeichnend allerdings: Als ich einige Herren jener »Verkehrsakademie« dem Universitätsrektor vorstellte, fiel von seiten der Universität sofort die »klarstellende« Bemerkung: »Akademie ja, – aber nicht Hochschule.« Wir verneinten lächelnd, denn das war nun schon ein alter Refrain: Man war dankbar für die Initiative der Akademie, der Rang einer »Hochschule« aber hätte sie automatisch in den Bereich staatlicher Finanzierungspflicht gerückt. Und – nein – Geld durfte das so wichtige Unternehmen natürlich nicht kosten.
Tröstlich zu wissen: dank eben der ausgezeichneten Privatinitiative erfüllte und erfüllt meiner Erfahrung nach gerade diese Akademie die Funktion einer Hochschule in Lehre und Forschung auf diesem Gebiet mehr, als auf manchen anderen Gebieten die Hochschule. Über 80 Hochschullehrer aus ganz Deutschland beteiligten sich an den Seminaren und Kursen als Unterrichter. Diese Veranstaltungen reichen von der Verkehrsjustiz bis zum Straßenbau und stellen ein echtes Aufbaustudium dar.
Stellte sich im Laufe der Forschungen heraus, daß das Auto der große »Verwandler« ist, daß also wie erwähnt am Steuer auch Familienväter und Musterarbeiter zu »Hyänen« werden (wobei zunächst die Tatsache als solche gilt; das »warum« ist Gegenstand einer Forschung, die ständig den sich wandelnden sozialen Verhältnissen »hinterherforscht«), so gab es doch für ein bestimmt eingegrenztes Täter-Terrain ein aufschlußreiches Ergebnis: Das, was man verärgert im Jargon eine »kriminelle Fahrweise« nennt, gibt es tatsächlich. Es gibt eine ziemlich festumrissene Gruppe von Menschen, deren regelmäßige (!) und drastisch negative (!) Auffälligkeit im Verkehr tatsächlich nur die sozusagen motorisierte Variante von Eigentumsdelikten, Gewaltverbrechen und dergleichen mehr ist. Das heißt, der echte Verkehrsrowdy ist ein echter Krimineller. Und der Beweis läßt sich unschwer antreten. Der sehr typischen, wenn auch einsichtsmäßig kaum mehr nachvollziehbaren Drastik, Gewaltsamkeit und Permanenz seiner »Verkehrswidrigkeit« steht – durchblättert man die Akten – etwas simpel

Ablesbares oft nahezu symmetrisch gegenüber: ein reichhaltiges Vorstrafenregister, die im Jargon vielzitierte »Latte« krimineller Vergehen aus allen möglichen Bereichen.
Besonders wichtig wurden die von der Akademie geförderten Forschungen und Untersuchungen. Wesentlich waren z. B. die Resultate einer von Bochnik (jetzt Frankfurt) und Lewrenz durchgeführten Untersuchung, die klarstellt, wie unterschiedlich im Bundesgebiet vergleichbare Verkehrsdelikte juristisch geahndet wurden.

Eine Leidenschaft »außerhalb« des Berufs und kein Wort über Psychiatrie: Versprechen wie jenes anfangs dieses Kapitels gibt man, um zu zeigen, warum es sie nicht gibt. Was ist außerhalb eines Berufes, in dessen Zentrum der steht, der überall ist? Für keinen Menschen gibt es einen Ort ohne Menschen. Letztlich steht immer noch er selber da, auch am Nordpol. Seine zwei Menschenaugen sehen die Landschaft. Und Tausende schauen mit – aus ihm.
Keiner ist einer. So ist auch zu verstehen, daß man Psychiatrie nur treiben kann, wenn kein Gebiet, das über den Menschen Kenntnisse und Einsichten vermittelt, aus dem Geisteskreis ausgeschlossen wird.

Es war eine Szene von makabrer Bedeutungsfülle. Der große Archäologe Curtius hielt während des Krieges einen Vortrag in Rom. Und zwar sprach er vor einer Versammlung, in der politische und militärische Führer reichlich vertreten waren.
Ausgerechnet ihnen nun erläuterte Curtius im Rahmen seines Vortrages, wie noch relativ jung, im Maßstab entwicklungsgeschichtlicher Zeiträume gesehen, der Begriff des – Erbarmens sei. Noch aus der hohen Kultur der Assyrer, so führte Curtius als Beispiel an, kenne man nur ein einziges Kunstwerk, in dem ein Mitleid, ein Erbarmen mit der Kreatur zum Ausdruck komme. Und er zeigte ein Lichtbild von dem berühmten Relief der sterbenden, von einem Speer durchbohrten Löwin. Dazu sagte er dem Sinn nach: »Aber die Assyrer haben dieses Mitleid, wie Sie sehen, auch nur erst bei Tieren gekannt.«
Auch nur erst bei Tieren! Was er damit interpretierte, dürften manche als moderne Spätform eines »Assyrertums« zum Glück kaum begriffen haben. Ich meine, zum Glück für Curtius.
Der große Philosoph Max Scheler hat in einem Seminar, das ich besuchte, sehr gut dargestellt, wie das Mitfühlendsein, das Erbarmenhaben mit dem Menschen, erst durch das Christentum in die Welt gekommen ist. Heute stellt es, völlig unabhängig von dieser Religion, als das »Soziale« eine selbstverständliche Form unseres Denkens und Handelns dar. Gerade das Empfinden sozialer Mißstände belegt dies. Sofern es sich nicht überhaupt schon, in gewissen Fällen, um »soziale Verwöhnung« handelt.
So kommen völlig neue Kategorien in die Geschichte der Menschheit hinein, werden vom jeweiligen Zeitgeist gefärbt, werden wie das Licht vom Wellengang einer Zeit gebrochen – aber sie sind da, bleiben und werden nicht mehr zurückgenommen, nur verändert.
Und freilich, seit es das Erbarmen gibt, gibt es Erbarmen als pietistische Schablone. Zu gut deutsch: als bewußte oder unbewußte Heuchelei.
Bei den nach dem Kriege üblichen Einstellungsinterviews mit Studienanwärtern kam auf die Frage: »Warum wollen Sie Medizin studieren?« immer wieder die Antwort: »Weil ich den Menschen helfen will.« Nun muß man gewiß zugeben, daß die Frage selbst nicht viel taugte und zu Standardantworten geradezu her-

ausforderte. Immerhin, einmal lautete nach langem Nachdenken die plötzliche Antwort: »Aus Neugier.« Ich bin damals aufgesprungen, habe dem jungen Mann den Zeigefinger auf die Brust gesetzt und gerufen: »Du sagst die Wahrheit.« In dieser Impulsivität sicher auch wieder eine Übertreibung.

Aber ich muß bekennen, daß mich in meinem Leben wenige Sätze so mißtrauisch machen konnten wie die edle Aussage: um den Menschen zu helfen. Denen, die bereits einen echten Bezug dazu haben, sind solche Äußerungen meist nicht über die Lippen zu locken. Zum anderen fände ich es bestürzend, wenn ausgerechnet unter Medizinern die Neugierde, Ursprung allen Forschens, wirklich so selten vertreten wäre, wie sie eingestanden wird. Neugierde, Forscherdrang sind schließlich die Vorbedingungen zum tatsächlichen Helfenkönnen. Abgesehen davon, daß den denkenden Menschen die Neugier am Leben erhält.

Außerdem ist die menschliche Landschaft, mit der ein junger Arzt in der Psychiatrie konfrontiert wird, nicht »einfach« ein Panorama menschlicher Leiden. Sondern etwas, das durchaus geeignet ist, selbst dem Hartgesottenen, so er überhaupt den Weg hierher tatsächlich findet, sehr rasch den Weg zu seinem verschütteten Erbarmen zu öffnen.

Bei uns in der Klinik gibt es eine Redensart, die besagt: Der junge Arzt, der seine Fachausbildung in der Psychiatrie beginnt und nicht bald unter schweren depressiven Zuständen leidet – aus dem wird nie etwas.

Diese Sentenz, nicht selten mit makabrem Humor übersteigert, hat einiges für sich. Der junge Mann, der zu uns kommt, sieht nun Tag für Tag in jedem Zimmer, in jedem Bett psychotisch Kranke, reanimierte Selbstmörder, Süchtige, bis hin zum Kriminellen, zum Totschläger, seelisch als »Wesen Mensch« oft bis zur Unkenntlichkeit verzerrte Geschöpfe. Wie reagiert er?

Gerade wenn er ein Neugieriger ist, also jemand, der sehen und erkennen will, wird er von diesem suchenden Blick in die Nachtseite der Schöpfung jenen tiefgehenden, durchdringenden Schock empfangen, von dem wir glauben, daß er gewissermaßen eine Vorbedingung zu unserem Beruf darstellt.

Es ist die Einsicht in das Verzweiflungsvolle des »Unternehmens Mensch« bis hin zu dem banalen Ausruf: Was hat sich Gott eigentlich dabei gedacht!

Wem dies nicht für die ungeheure Verletzlichkeit, für die ungeheure Verzerrung, die die geringste Abweichung im »Gefüge Mensch« hervorruft, gleichsam einen Instinkt alarmiert, der sollte denn doch eher ein anderes Fach wählen. Und ich glaube, daß eben in diesem Sinn – drastisch ausgedrückt – der nur helfenwollende Typ nicht selten Gefahr läuft, lebenslang am Bett eines Kranken auszuharren, ohne im eigentlichen zu verstehen, an wessen Bett er da sitzt.

Arzt sein heißt – davon bin ich überzeugt –, nach bestem Vermögen kognitive Arbeit zu leisten. Erkennen! Erkennen, was es hier zu tun gilt. Das aber verlangt auch, die Kraft aufzubringen, sich an der Person eines Kranken nicht zu eng zu engagieren. Mangelnder Abstand trübt den Blick, schafft Verunsicherung des Urteils. Und diesen nötigen Abstand zu wahren, fällt eben oft außerordentlich schwer. Sich dieses Angerührtseins, das einen förmlich anspringt, zu erwehren, um das tun zu können, was nicht die eigenen Sentiments befriedigt, sondern zum Nutzen des Kranken ist.

Man berichtet, daß der große Internist Naunyn in Berlin kurz vor seinem Tode einen bezeichnenden Stoßseufzer getan habe. Eine seiner Schwestern kam zu ihm und vertraute ihm an, seine Patienten hätten so oft seinen »kühlen Abstand« beklagt. Fast verzweifelt rief Naunyn aus: »Ach, wenn die wüßten, was mich das gekostet hat!«

Ich bin überzeugt, daß erst dieser nüchterne, aber überhöhende Blick die echte Einsicht in die tiefe Notwendigkeit des Helfens bringt und sie steuern kann. Natürlich, damit auch kommt die Einsicht in die Grenzen des Helfenkönnens. Es kommt der Blick in die Nacht, gegen die unüberwindliche Mauer. Das ist der Schock. Das tiefe Verzagen.

Woran ich, in einem Fall, eine fast heitere Reminiszenz bewahre. Auch mein alter, uns hier schon vertrauter Klinikchef in Leipzig, Paul Schröder, stand noch in späten Jahren immer wieder einmal nahe vor dem Zusammenbruch. Und eines Tages erschien er in meinem Zimmer und erklärte: »Doktor, das ist alles nicht mehr zum Aushalten! Ich muß raus! Ich muß ganz raus, was ganz anderes tun!«

In solchen Momenten bot der Mann ein Bild derartiger Verzweiflung, daß ein Außenstehender sicher überzeugt gewesen wäre, er hängt jetzt alles an den Nagel und betritt nie wieder eine Klinik.

Nun kannte ich meinen lieben Paul Schröder gut. Ich entwarf also eine große, wunderschöne Reise für ihn nach Ägypten, besorgte auch eine Menge Literatur, denn er mußte immer über alles ganz genau nachlesen. Und eines Tages zog Paul Schröder los, mit Koffern und Büchern, gen Kairo.

Er logierte im herrlichen Shephards Hotel, machte die berühmten Dampferfahrten auf dem Nil, die Kamelritte zu den Pyramiden, absolvierte schlechthin alles, was ein Tourist erster Klasse geboten bekam und bewegte sich damit im Grunde fast in den gleichen Environs wie zu Hause; nämlich das Leben eines wohlgenährten, verwöhnten Mitteleuropäers führend, nur eben mit Ausblick auf Königsgräber und Sphinx.

Aber er kam zurück, als hätte er das Abenteuer einer Aussetzung auf dem Nordpol bestanden. Er strahlte! Er war in Ägypten gewesen! Ausgesöhnt mit sich und aller Psychiatrie, stürzte er sich wieder in die Arbeit. Und zu dieser herrlichen Naivität gehört ein großes Stück Selbstlosigkeit. Sich nämlich so brav renovieren zu lassen von Dingen und Illusionen, von einer Sonnenseite, die schließlich als Gegengewicht in keinem Verhältnis stand zu jener Düsternis, aus der er kam und in die er wieder zurückkehrte, zu seiner Aufgabe, der er mit Leib und Seele verfallen war; er war es wirklich.

Ich selber habe – ohne mich hier vergleichen zu wollen – meine erste verzweifelte Anwandlung, alles aufzugeben, alles hinzuwerfen und nie wieder daran zu rühren, mit Glück im Unglück durchgestanden. Ich wurde krank. Meine Lungenschüsse aus dem Krieg meldeten sich wieder. Und das war im Moment wahrscheinlich das Beste, was mir passieren konnte.

Denn es bedeutete ein halbes Jahr Sanatorium und drei weitere Monate Rekonvaleszenz. Also zunächst einmal Wochen um Wochen im Bett liegen, sich nicht rühren dürfen. Ich las und las. Und langsam gewann man wieder den Abstand zu den Dingen und zu dem Erlebten – und zu der grundsätzlichen Frage: In der Psychiatrie bleiben? Oder?

Man bleibt. Die meisten bleiben. Gewiß, es gibt manchen, der flüchtet still, geht in die Neuropathologie, wo er zwar auch die schrecklichsten Krankheiten zu sehen bekommt, aber eben nur unter dem Mikroskop (womit kein Mann dieses Fachs und seiner großen Aufgaben abgewertet sei; so kurzschlüssig wird sicher niemand diesen Zusammenhang auslegen). Oder man geht etwa in die Neurophysiologie, macht dort seine elektrischen, sinnesphysiologischen Untersuchungen und schafft sich damit ein Feld, auf dem man gewissermaßen befreit ist vom Menschen in seiner Gesamterscheinung.

Aber die meisten bleiben. Denn wer einmal in diesem Fach stand, kommt so leicht nicht mehr davon los. Ich selbst habe dann wie internatsmäßig elf Jahre lang nur in Kliniken zugebracht. Nicht gezwungenermaßen, keineswegs. Zusammen mit Gruhle fuhr ich einmal nach Wien zu einem Kongreß, auf dem Gruhle ein Referat hielt. Danach stellte er mich einem Wiener Kollegen vor, der mich dann in irgendeinem Zusammenhang fragte, ob ich in Heidelberg in der Klinik wohne. Woraufhin Gruhle für mich antwortete: »Was heißt wohnen? Der lebt in der Klinik!« Auch an Festtagen. So daß gar nicht mehr die Frage aufkam, wer zum Beispiel Heiligabend Dienst mache, es galt als selbstverständlich, daß »der BP« das erledigt; wozu allerdings gehört, daß ich eben besonders Feiertage draußen immer geradezu gehaßt habe, diese datumsmäßigen Gehirnabschaltungen, wie sie jedenfalls so begangen werden. Einmal auch habe ich wirklich zwei Jahre lang die Klinik kaum verlassen, außer zu einem kurzen Spaziergang oder ähnlichem, saß auch nächtelang in der Klinikbibliothek und arbeitete, schlief manchmal dabei am Arbeitsplatz ein, so daß es am nächsten Tag hieß, »den BP haben die Putzfrauen aus der Bibliothek hinausgefegt«.

Freilich, später dann gab es zwischendurch immer Zeiten, da bin ich einfach verschwunden. Ich bin leidenschaftlich gerne gereist. Größte Leidenschaft aber blieb zweifellos dieser Beruf, der da aus der grenzenlosen Frage besteht: Wer, wie und was ist der Mensch? Wozu der Gesunde genauso gehört, der Umgang mit dem Gesunden, die Beobachtung des hier Möglichen. Den Kranken erkennen heißt ja doch immer auch fragen: Wie müßte er eigentlich sein? Also Maß nehmen am Gesunden.

Bald auch kam außer dem Umgang mit den Kranken die eigene Lehrtätigkeit hinzu – nicht als zusätzliche Last oder Selbstbestätigung (Letzteres ist sie zweifellos am Anfang), sondern vor allem als die nun an sich wieder faszinierende Möglichkeit, diesen Beruf, all dieses am Menschen gesehene anderen mitzuteilen (zu dessen Grundlage dann natürlich auch die Neuorganisation oder der Neuaufbau der Hamburger Klinik gehörte). Und es war ein Umstand, der einen immer wieder mit Genugtuung erfüllte, daß von den Dozenten, die an unserer Klinik ausgebildet worden waren, mit der Zeit insgesamt acht auf Ordinariats-Lehrstühle berufen wurden; mehr als ein Dutzend der Mitarbeiter wurden Leiter selbständiger Betriebe und Institute, dazu einige auf ganz neuen Feldern, wie Professor Lewrenz, der sich wie berichtet dann in Psychiatrie und Verkehrsmedizin ein selbständiges großes Arbeitsgebiet im Zusammenhang mit dem TÜV und der Akademie für Verkehrswissenschaften aufbaute. (Bereits geschildert habe ich den Weg Hans Gieses, der bei uns habilitierte und sein neues

Institut für Sexualwissenschaft nun zum Tragen brachte.) Auch Professor Burchardt schuf sich bei uns ein Laboratorium für ganz neuartige Verhaltensforschungen, mit Einrichtungen – zum Beispiel dem schalldichten Raum, der sogenannten Camera silens –, um deren technische Vollendung der nahezu totalen akustischen Umweltabschirmung uns sogar ein großes Raumfahrtzentrum beneidet.

Man muß einfügen: Die Abgabe vieler ausgezeichneter Männer an Lehrstühle nach außerhalb bedeutete natürlich einen ständigen, schwer wettzumachenden Aderlaß im wissenschaftlichen Potential der Klinik. Hinzu kam – der Tod.

Mit Giese starb der fünfte Dozent aus unserer Crew. Männer wie Riebeling, Lenhartz, Albrecht und Bonhoff waren sämtlich Forscher von höchst eigener Prägung. Bonhoff war wohl der feinste Psychopathologe, den wir je im Hause hatten. Er verfolgte dann jahrelang bei sich selbst das Wachsen eines Hirntumors und die Zerstörung seiner Persönlichkeit mit Distanz und beinahe unfaßlicher Einsicht in die Folgen seiner Krankheit. Es gibt Tagebuchnotizen und Briefsätze von ihm, die einen Menschen vor dem ihm sich nähernden Tode in einer geistigen Haltung zeigen, die wahrhaft Ehrfurcht abzwingt. Entlassen aus einer inneren Klinik, wo man als Grund für vorhandene Fieberschübe nichts gefunden hatte, schrieb er mit klarsichtiger Hartnäckigkeit: »Glauben die denn, es sei das Nichts, das mich innerlich auffrißt?« Als Sprachstörungen einsetzten, notierte er kurz: »Lyrik geht nicht mehr, Kafka geht noch.«

Auch Lenhartz starb an einem Hirntumor, den er selbst diaganostizierte. Als er mit den ersten Symptomen zu uns in die Klinik kam, meinte er: »Chef, wenn ich Glück habe, ist es der Schub einer multiplen Sklerose, wenn nicht, dann ist es ein Tumor.« In seiner unerbittlichen Nüchternheit war er zeitlebens eine ausgezeichnete Korrektur für uns alle in der Klinik.

Dies zu berichten ist keine Pflichtübung. Diese Männer waren und sind schon recht typisch für eine Profession, nicht nur in der geistigen Ausfächerung, sondern auch in der Art, darin zu leben.

Man kann berichten und seine Meinung haben darüber, was diese Profession und überhaupt ein Klinikbetrieb verlangen. Aber wer schon bringt von vornherein auch nur die Hälfte des Erforderlichen mit sich? Man taucht ein, man hat sein Canossa, jeder auf seine Art und mancher mehrmals und manche immer wieder. Doch wer in diesem Beruf bleibt, erlebt nicht nur die Faszination, den Sog der Auseinandersetzung mit dem Menschen und seiner Gefährdung, seinem Gefährdetsein, sondern er wird in dieser Auseinandersetzung auch selbst zu erheblichen Graden zurechtgerückt – vor allem im Sinne einer Distanzgewinnung, zu sich, zu allem und besonders zu jeder vorgefaßten Meinung. So wie Max Scheler einmal sagte, ein Buch, in dem ein Satz mit »Alles ist ...« beginnt, könne man getrost wegwerfen. Denn alles kann immer noch ganz anders sein.

Viel wurde und wird immer wieder kolportiert von Psychiatern, die selbst psychiatrisch im Sinne von Psychosen erkranken. Natürlich gibt es das, wie auch nicht? Wobei sich der Psychiater genauso verhält wie jeder andere Mensch. Er vermag seine Krankheit nicht zu erkennen, kann sein Kranksein nicht selbst bemerken. Das können nur die anderen.

Vor allem der junge Psychiater aber unterliegt oft noch dem Trugschluß: er wäre trotz und alledem im Fall der Fälle zu einer rechtzeitigen Selbstdiagnose imstande. Jedenfalls habe ich die Erfahrung gemacht, daß man diesem Trugschluß huldigt, eine ganze Zeit lang.

Man hat zwar brav gelernt: Der psychisch Kranke besitzt kaum eine Chance zur Selbstdiagnose. Aber man beruhigt sich: »Du kennst die Symptome, weißt, wie das alles aussieht. Solltest du selbst einmal eine endogene Depression bekommen oder manisch werden – du wirst es schon rechtzeitig bemerken, wirst es kontrollieren und in Grenzen halten.«

Leider, man muß es wirklich erst an Kollegenschicksalen miterleben, wie falsch dieser Optimismus ist. Man muß erleben, wie sehr eine psychiatrische Selbstdiagnose voraussetzte, sich selbst von außen zu sehen, und wie wenig der kranke Mensch eben hierzu imstande ist; der beste Psychiater nicht ausgenommen.

Im Grunde jedoch: Nicht einmal solche Kollegenschicksale allein bringen die Einsicht. Man gewinnt diese Einsicht vielmehr erst in einem gewissen Alter. Dem jungen Verstand nutzen da seltsamerweise keine Wissenschaft und keine bösen Beispiele. Man bleibt zunächst Optimist. In bezug auf sich selbst. Es fehlt einfach das Vermögen, diese schlimme Entdeckung der außerordentlich geringen menschlichen Eigenkontrolle auch auf sich selbst zu beziehen.

Bei aller Unmöglichkeit gibt es aber auch wieder Grenzfälle, die allerdings kaum ganz zu klären sind. Und es gibt seltene, echte Ausnahmen.

Ein Grenzfall war dieser: Ein hochbegabter Assistent, wissenschaftlich bereits glänzend ausgewiesen, macht eines Morgens mit seinen jüngeren Kollegen Visite.

Bei einem psychotischen Kranken – er litt an einer paranoid-wahnhaften Psychose – bleibt dieser Assistent stehen, setzt sich ans Bett und spricht mit dem Kranken.
Spricht mit ihm zehn Minuten lang, zwanzig Minuten. Nach einer halben Stunde, als er in diesem Gespräch mit dem Kranken alles andere vergessen zu haben schien, entfernten sich die Kollegen, um den Rest der Visite ohne ihn zu erledigen. Es war aus praktischen Gründen nicht üblich, eine so lange Unterhaltung, eine regelrechte Exploration, während der Visite zu erledigen.
Erst weit nach einer Stunde erschien der Assistent plötzlich im Untersuchungszimmer, hochgespannt, und sagte: »Also, den verstehe ich bis zuletzt!«
Offenbar war dies doch so gemeint, daß er einiges von dem, was aus den Schilderungen des Kranken hervorgegangen war, auch schon an sich selbst entdeckt hatte; oder zumindest glaubte, entdeckt zu haben.
Jedenfalls: Unmittelbar nach diesem Ausspruch sammelte er hastig von allen Schreibtischen im Untersuchungszimmer sämtliche Krankengeschichten und warf sie zum Fenster hinaus.
Anderntags kam er nicht zum Dienst. 48 Stunden später fand man ihn irgendwo am Stadtrand. Tot. Er hatte sich vergiftet. Wahrscheinlich der Fall einer akuten Psychose. Seine Schwester litt übrigens ebenfalls an einer Schizophrenie.
Nach dem ziemlich aufsehenerregenden Todesfall eines Kollegen, als man uns Klinikärzte mit Fragen bestürmte, ob wir denn nicht gemerkt hätten, daß jener Kollege an schweren Depressionen litt, da sagte ich: »Ein Psychiater ist unter Psychiatern nicht unbedingt am besten aufgehoben.«
Das hat wieder etwas mit jener Distanz zu tun, von der schon oft die Rede war. Man verliert sie natürlich zu gewissen Maßen unter sich, im vertrauten Kollegenkreis. Und besonders im Falle von Depressionen mag noch hinzukommen, daß man sie unter Kollegen mitunter wohl auch gar nicht zu Gesicht bekommt. Gleichsam gehalten von der hochgespannten Arbeitsatmosphäre, gehalten von den ihm gewohnten Environs, mag einen Depressiven zudem die eigentliche Belastung, die auslösende Beschwernis erst anfallen, wenn sich die dunklen Bilder und Einsichten erst wirklich in ihrem ganzen Gewicht, in ihrer ganzen Dunkelschwere abzeichnen – also außerhalb der Klinik, in der Wiederbegegnung mit der »ahnungslosen Welt der Gesunden«, mit »dieser Welt«.

Zum Abschluß einige Gedanken zu einem Problem, das heute mehr denn je uns alle bewegt: Der Arzt hat dem Tod zu wehren. Wann aber hat er ihn gewähren zu lassen?

Aktuell ist die Frage, seitdem die medizinischen Möglichkeiten einen Stand erreichten, daß man den Auszug des Lebens zwar nicht gänzlich verhindern, den Eintritt des Todes aber noch weit hinauszögern kann. Ein in seiner Bedeutung hart umstrittener Zustand. Grenzen des Sinnvollen im ärztlichen Tun werden sichtbar. Jedenfalls erscheint es vielen so.

Also die schwerwiegende, die gefürchtete Frage der Euthanasie.

Sie stellt sich heute nicht nur im umstrittenen Endstadium zwischen Leben und Tod. Die Kunst der Lebensverlängerung dehnt ja auch das Vorangehende, den gesamten Weg zum Ende. Und niemand wird bestreiten, daß dadurch insgesamt mitunter eine quälende Art »Zeitlupe des Sterbens« entsteht, von der zumindest der Laie uns fragt und fragen darf – nachdem er Mutter, Frau oder einen Freund über Wochen oder viele Monate am Krankenbett bis zum Letzten begleitet hat: »Doktor, warum dieses endlose Martyrium? Konnten Sie es nicht rascher, gnädiger geschehen lassen?«

Viele auch werfen uns vor, daß wir der ganzen Frage, trotz ihres sich ständig erhöhenden Aktualitätsgrades, ausweichen. Weil wir den politischen Geruch, den Makel des Verdachtes scheuten, »nationalsozialistisches Gedankengut« zu reanimieren.

Den Vorwurf halte ich für falsch. Unsere Zeit ist insgesamt nicht sehr verantwortungsfreudig. Sie scheut viele andere, dringende Probleme nicht minder. Und eines scheue auch ich als Arzt heute entschieden: das Euthanasie-Problem in der Öffentlichkeit zu diskutieren.

Nicht, weil ich es für kein Diskussionsproblem hielte, überhaupt. Aber ich scheue solche öffentlichen Debatten in einer Zeit, da man leider nicht mehr allzuselten, sondern allzuhäufig Demokratie mit totaler Redefreiheit verwechselt.

Die Gewähr, daß jedermann frei aussprechen darf, was er denkt, seine Überzeugungen, seine Überlegungen, diese Gewähr und Versicherung stellt meines Erachtens keineswegs jene Befreiung dar, als die man sie nimmt und dies dann ja auch oft genug in schauerlichen Beispielen herausgeredeter Suaden und entgleister Diskussionen demonstriert.

Vielmehr stellt jene vom Gesetz gewährte Redefreiheit, davon bin ich überzeugt, nichts anderes dar oder sollte nichts anderes darstellen, als daß nunmehr die Verantwortung und das Wissen für

Formen und Inhalte des Sagbaren jeder selbst zu übernehmen, zu tragen hat.
Sofern man dem Wort »Denken« noch eine ernsthafte Bedeutung zubilligt, muß man sich der möglichen Folgen ausgesprochener Gedanken bewußt sein. Wer ist es? Viele Gesetze wurden diskutiert und werden diskutiert. Aber wann hat man sich je, so gesehen, der ungeheuren Diskussionswürdigkeit der Redefreiheit angenommen?
Statt dessen gilt die Redefreiheit als eine doch ganz klare Sache. Eine ganz einfache Sache. Ich kenne, für meinen Teil, aber wenige »Sachen«, die weniger einfach wären.

Denn wie bei jeder Freiheit bedeutet auch diese, daß man sich Grenzen selber setzt. Dinge, die man sagt, gewinnen ein Eigenleben, das von uns selbst unabhängig wird. So daß wir lernen müssen und sicher einmal lernen werden, von hundert vorgehabten Worten stets neunzig still zu streichen. Vorerst aber tun wir allzuhäufig das Gegenteil. Statt vorgehabter hundert Worte auch noch weitere hundert unkontrolliert hinzuzureden.
Auch Formen des »Wie-Sagens« gewinnen ein Eigenleben, indem sie Schule machen. Und ja sehr wohl nicht »bloße Form« sind (o ewiges deutsches Mißverständnis! Hier kann man bekannntlich viel von Franzosen lernen), sondern einen geistigen Habitus darstellen und zur Wirkung bringen.
Über all das herrscht meinem Gefühl nach noch so wenig Klarheit, daß ich eine öffentliche Diskussion eines so schwierigen Problems wie der Euthanasie nicht ratsam finde und ihr auch dort, wo sie mitunter stattfindet, nichts abgewinnen kann. Wie man sich auch für mein Gefühl eben noch zu wenig der Folgen bewußt ist, die eine schiefgelaufene Diskussion haben kann.
Gutes Beispiel dafür ist mancher Strafprozeß. Prozesse sind ja im Grunde auch eine Form von Diskussion. zunächst. Und man weiß, wie manchmal hier Erhebliches schiefläuft. Aber auch hier ist noch zu wenig klar, daß ein Revisionsprozeß und eine etwaige Urteilsaufhebung die Dinge durchaus nicht alle wieder ins Lot bringen, zumindest nicht immer und nicht automatisch. Nach einer einmal schiefgelaufenen prozessualen Diskussion können die Dinge derart verschüttet sein, daß später niemand mehr die Ausgangssituation wiederherstellen kann. Weil es sie nun de facto auch gar nicht mehr gibt.
Etwas für mich Grundsätzliches aber darf ich zum Euthanasie-Problem doch ausführen. Persönlich bin ich dafür: Wenn ein

Mensch dem sicheren Tode entgegengeht und von schweren Schmerzen und grauenhaften Eindrücken nicht mehr freigehalten werden kann, dann darf sich der Arzt die Frage stellen, ob sein lebensverlängerndes Tun noch geboten ist. Jeder Arzt auf einer sogenannten Intensivstation erlebt das täglich.

Jedoch: Nie würde ich zustimmen, daß jemand als Vorgesetzter – als Klinikchef oder was immer – einem anderen Arzt dahingehende Weisungen erteilt. Ihn also geradezu beauftragt, die lebensverlängernde Versorgung eines Kranken einzustellen, abzubrechen.

Man kann, wie ich glaube, nur sagen: »Doktor, wenn Sie jetzt dies oder jenes nicht mehr tun, dann ist das auch meine Meinung, dann haben Sie dafür meine Billigung und meine Deckung in der Verantwortung.«

Mehr nicht. Weiter kann man nicht gehen. Ein Arzt mit der religiösen Überzeugung, daß jede Erlösung durch Menschenhand undenkbar sei, geriete sonst durch eine solche Weisung in einen Konflikt, den ich ihm ja niemals lösen könnte. Wollte man gar solche Weisungen generalisieren, würde man für eine große Zahl von Ärzten – auch angehender Ärzte – diesen Beruf schlechthin unmöglich machen; wohl auch im Sinne der Patienten kein anzustrebendes Resultat.

Wie das ganze Problem meines Erachtens überhaupt unlösbar ist. Und diese Einsicht halte ich nachgerade für die wichtigste Voraussetzung, bevor man sich dem Euthanasie-Problem auch nur nähert (wodurch dereinst eine Diskussion keineswegs von vornherein sinnlos wäre).

Wer nämlich hier nach Thesen, nach Generalisierungen, festen Standpunkten, verbindlichen Schlüssen und Ergebnissen sucht, wird immer Grauenhaftes anrichten. Vor allem, wenn er Ergebnisse sucht, nur um endlich »mit der Sache fertig zu werden«, um das Problem aus der Welt zu schaffen. Und nach Ende aufreibender Debatten neigt der Mensch leicht dazu, wenigstens zu »irgendeinem« Ergebnis oder wenigstens Teilergebnis zu kommen; das dann schon der Anfang sein kann zu einer verheerenden Schiene.

Aus einer großen Zone eigener Verantwortung wird der Arzt dem Menschen und dem Leben gegenüber nie entlassen sein. Und da wird ihm weder der Jurist jemals folgen noch der Theologe ihn jemals salvieren können.

Namenregister

Desmond Morris

Liebe geht durch die Haut

Die Naturgeschichte des Intimverhaltens

Droemer Knaur

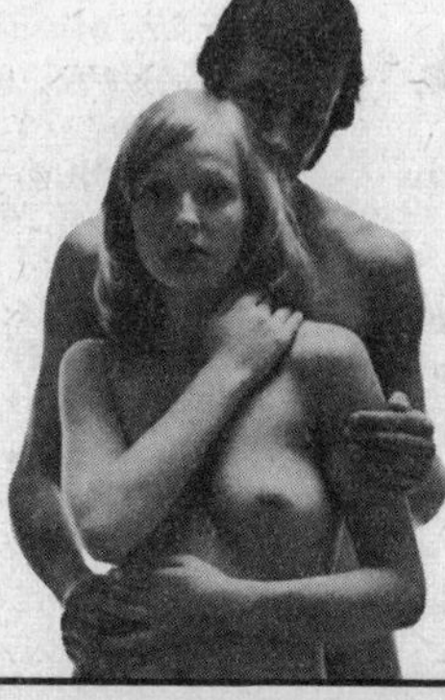

Knaur-Taschenbücher
Vollständige
Textausgaben

243 ::	Edwin O'Connor	Es hatte ein Mann drei Söhne. *Roman*
244 ···	Jürgen Thorwald	Die Traum-Oase
245 ·	John K. Galbraith	Die McLandress-Dimension *Mit 32 Illustrationen*
246 ···	Morris L. West	Der Turm von Babel. *Roman*
247 ···	Jan de Hartog	Kapitän Harinx. *Roman*
248 ··	Peter F. Drucker	Die ideale Führungskraft
249 ···	Hans Wilh. Vahlefeld	100 Millionen Außenseiter *Mit 14 Abbildungen*
250 ·	C. Northcote Parkinson	Mrs. Parkinsons Gesetz
251 :·:	Elia Kazan	Das Arrangement. *Roman*
252 ·	Gilbert K. Chesterton	Der Mann der Donnerstag war. *Roman*
253 ··	Erich von Däniken	Erinnerungen an die Zukunft *Mit 26 Abbildungen*
254 ··	Klaus Harpprecht	Willy Brandt. *Porträt u. Selbstporträt*
255	Walter R. Fuchs	Knaurs Buch der modernen Physik *Mit 300 meist farbigen Abb.* DM 7.80
257 ··	Gerhard Zwerenz	Erbarmen mit den Männern. *Roman*
258 ::	Helen MacInnes	Das Spiegelbild. *Roman*
259 ··	Henry Jaeger	Der Club. *Roman*
260 ::	Verner Arpe	Knaurs Schauspielführer
261 :·:	Master/Houston	Psychedelische Kunst. *Mit 140 teils farbigen Abbildungen*
262 :·:	Johannes Mario Simmel	Alle Menschen werden Brüder. *Roman*
263 ::	John O'Hara	Lunch am Samstag. *Novellen*
264 ··	Fritz Zwicky	Entdecken, Erfinden, Forschen. *Mit 34 Abbildungen und Diagrammen*
265 ::	Peter Bamm	Alexander der Große. Ein königliches Leben. *Mit 250 Abbildungen*
266 ···	William Styron	Die Bekenntnisse des Nat Turner *Roman*
267	Walter R. Fuchs	Knaurs Buch der modernen Mathematik. *Mit 200 meist farbigen Abbildungen.* DM 7.80
268 ::	Peter F. Drucker	Die Zukunft bewältigen. *Aufgaben und Chancen im Zeitalter der Ungewißheit*

·	Einfachband	DM 2.80
··	Zweifachband	DM 3.80
···	Dreifachband	DM 4.80
::	Vierfachband	DM 5.80
:·:	Fünffachband	DM 6.80

Knaur-Taschenbücher
Vollständige
Textausgaben

269 ::	Charlotte Bühler	Psychologie im Leben unserer Zeit *Mit 116 Abbildungen*
270 ··	Reinisch/Hoffman (Hrsg.)	Führer und Verführer
271	Neil Sheehan (Hrsg.)	Die Pentagon-Papiere. DM 9.80
272 ·	Peter Bamm	Adam und der Affe. *Essay*
273 ::	Clay Blair	Die Aufsichtsratssitzung. *Roman*
274	Vance Packard	Die sexuelle Verwirrung. DM 7.80
275 ···	Jürgen Thorwald	Das Jahrhundert der Chirurgen
276 ···	Charlotte Bühler	Wenn das Leben gelingen soll *Psychologische Studien über Lebenserwartungen und Lebensergebnisse*
277 ::	Hans Habe	Das Netz. *Roman*
278 ···	Michael Crichton	»Andromeda«. *Roman*
279	Hans-Joachim Bogen	Knaurs Buch der modernen Biologie *Mit166 meist farbigen Abbildungen* DM 9.80
280 ···	Martin Beheim-Schwarzbach	Knaurs Schachbuch
281 ::	Jürgen Thorwald	Das Weltreich der Chirurgen
282 ···	Ernst Augustin	Mamma. *Roman*
283 ··	Håkan Hedberg	Die japanische Herausforderung
284 ···	Ernst von Khuon (Hrsg.)	Waren die Götter Astronauten? *Wissenschaftler diskutieren die Thesen Erich v. Dänikens*
285 ·	Jerzy Kosinski	Aus den Feuern. *Roman*
286 ··	John O'Hara	Danke für gar nichts. *Roman*
287 ::	Fletcher Knebel	Von der Nacht verschlungen. *Roman*
288 ···	John Galsworthy	Jenseits. *Roman*
289 ··	Stephen W. Meader	Alle Achtung, kleiner Bud *Mit 31 Aufzeichnungen*
290 ··	Erich von Däniken	Zurück zu den Sternen. Argumente für das Unmögliche. *Mit 74 Abb.*
291 ···	Wolfgang Wickler	Sind wir Sünder? Naturgesetze der Ehe. *Mit 72 Zeichnungen*
292	Hellmuth Bögel	Knaurs Mineralienbuch. Das Haus-u. Handbuch für Freunde und Sammler von Mineralien *Mit 154 farb. Abb.* DM 7.80

·	Einfachband	DM 2.80
··	Zweifachband	DM 3.80
···	Dreifachband	DM 4.80
::	Vierfachband	DM 5.80

Knaur-Taschenbücher
Vollständige
Textausgaben

293 ∷	MacKinlay Kantor	Schönes Biest. *Roman*
294 ··	Mary McCarthy	Ein Blitz aus heiterem Himmel. *Essays*
295	Walter R. Fuchs	Knaurs Buch der Denkmaschinen. *Mit 70 meist farbigen Abbildungen.* DM 9.80
296 ···	Desmond Morris	Der Menschen-Zoo
297	Vogt/Wermuth	Knaurs Aquarien- und Terrarienbuch Das Haus- und Handbuch der Vivaristik. *Mit 280 farb. Abb.* DM 7.80
298 ··	Norman Mailer	... am Beispiel einer Bärenjagd *Roman*
299	Angus Wilson	Kein Grund zum Lachen. *Roman* DM 7.80
300 ∷	Reinhard Gehlen	Der Dienst. Erinnerungen 1942–1971 *Mit 26 Abbildungen*
301 ··	Johannes Lehmann	Jesus-Report Protokoll einer Verfälschung
302 ···	Robert Charroux	Unbekannt – Geheimnisvoll – Phantastisch. Auf den Spuren des Unerklärlichen. *Mit 21 Abbildungen*
303	Bodo W. Jaxtheimer	Knaurs Mal- und Zeichenbuch. *Mit 310 meist farb. Abb.* DM 7.80
304 ∷	Helen MacInnes	In Salzburg stirbt nur Jedermann *Roman*
305 ··	G. K. Chesterton	Das Paradies der Diebe. *Roman*
306 ⁙	Ulrich Klever	Knaurs Hundebuch
307 ···	Albert Rosenfeld	Die zweite Schöpfung. *Neue Aspekte des menschlichen Lebens*
308 ··	Robert Townsend	Hoch lebe die Organisation. *Aus der Trickkiste eines Erfolgsmanagers*
309 ···	Jean-François Revel	Uns hilft kein Jesus und kein Marx *Mit einem ausführlichen Nachwort von Mary McCarthy*

Als weitere Bände erscheinen:

310 ··	Pearl S. Buck	Wo die Sonne aufgeht. *Roman*
311 ·	Mary Stewart	Wind von den kleinen Inseln. *Roman*
312 ⁙	Linus Zeitlmayr	Knaurs Pilzbuch. *Mit 70 farbigen Abb.*

·	Einfachband	DM 2.80
··	Zweifachband	DM 3.80
···	Dreifachband	DM 4.80
∷	Vierfachband	DM 5.80
⁙	Fünffachband	DM 6.80

Knaur-Taschenbücher
Vollständige
Textausgaben

313	Walter R. Fuchs	Knaurs Buch vom neuen Lernen *Mit 90 meist farbigen Abbildungen* DM 9.80
314 ::	David Reuben	Alles, was Sie schon immer über Sex wissen wollten . . . *aber bisher nicht zu fragen wagten*
315 ··	James Oliver Curwood	Neewa das Bärenkind
316	Irving Wallace	Die sieben Minuten. *Roman.* DM 7.80
317 ···	Mario Szenessy	Lauter falsche Pässe oder Die Erinnerungen des Roman Skorzeny. *Roman*
318 ::	Prof. Dr. Hans Bürger-Prinz	Ein Psychiater berichtet
319 ::	Hoimar v. Ditfurth	Kinder des Weltalls. *Der Roman unserer Existenz*
320 ·	Elisabeth Flickenschildt	Kind mit roten Haaren. *Ein Leben wie ein Traum*
321 :·:	Gerald Leach	Medizin ohne Gewissen? *Macht und Ohnmacht der Ärzte*

·	Einfachband	DM 2.80
··	Zweifachband	DM 3.80
···	Dreifachband	DM 4.80
::	Vierfachband	DM 5.80
:·:	Fünffachband	DM 6.80